CB068183

VITÓRIA CONTRA A
CELULITE

CIP-BRASIL. CATALOGAÇÃO NA PUBLICAÇÃO
SINDICATO NACIONAL DOS EDITORES DE LIVROS, RJ

C422v   Chacur, Roberto
           Vitória contra a celulite / Roberto Chacur. – 1. ed. –
          Porto Alegre [RS] : AGE, 2023.
          303 p. ; 21x28 cm.

          ISBN 978-65-5863-170-5
          ISBN E-BOOK 978-65-5863-171-2

          1. Celulite – Tratamento. I. Título.

                                   CDD: 616.77
          22-81602   CDU: 616-008.847.9

Meri Gleice Rodrigues de Souza – Bibliotecária – CRB-7/6439

Dr. ROBERTO CHACUR

e colaboradores

VITÓRIA CONTRA A
CELULITE

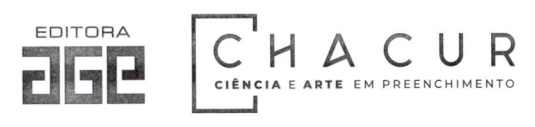

Editora AGE

CHACUR
CIÊNCIA E ARTE EM PREENCHIMENTO

PORTO ALEGRE, 2023

© Roberto Chacur, 2023

Capa:
Leticia Gonçalves Carneiro

Diagramação:
Nathalia Real
Julia Seixas

Supervisão editorial:
Paulo Flávio Ledur

Editoração eletrônica:
Ledur Serviços Editoriais Ltda.

Reservados todos os direitos de publicação à
LEDUR SERVIÇOS EDITORIAIS LTDA.
editoraage@editoraage.com.br
Rua Valparaíso, 285 – Bairro Jardim Botânico
90690-300 – Porto Alegre, RS, Brasil
Fone: (51) 3223-9385 | Whats: (51) 99151-0311
vendas@editoraage.com.br
www.editoraage.com.br

Impresso no Brasil / Printed in Brazil

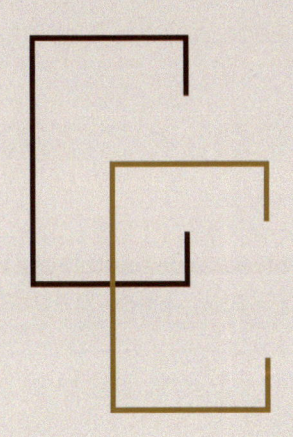

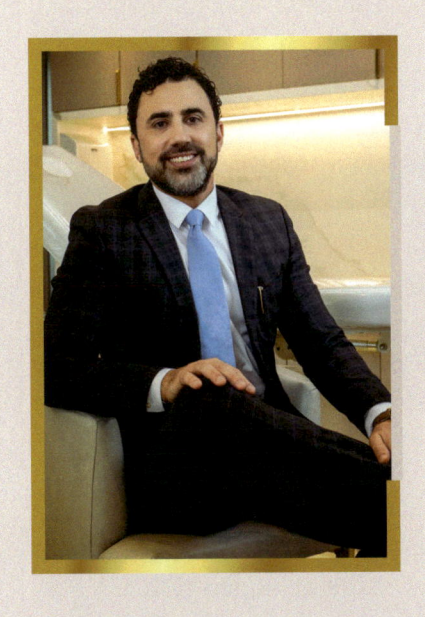

O AUTOR

Roberto Chacur é médico, cirurgião, pesquisador, escritor, diretor das clínicas LEGER e idealizador do método GOLDINCISION® – tratamento avançado da celulite. Palestrante nos principais congressos do Brasil e do exterior, é também autor do livro *Ciência e Arte do Preenchimento* (Editora AGE, de Porto Alegre), onde reúne fantásticos resultados na arte de transculpir, "esculpir de dentro para fora", demonstrando possibilidades de transformação não apenas na atratividade, mas também no rejuvenescimento não cirúrgico, seja ele facial ou corporal.

Neste livro, Chacur faz o detalhamento do método GOLDINCISION®, aprimorado ao longo de 16 anos, de experiência e dedicação diária buscando a "excelência de si mesmo" no combate à celulite. Com a colaboração de colegas médicos experientes, esta obra reúne uma abordagem em torno do tema que vai desde a gênese da celulite, método próprio de avaliar e classificar, doenças associadas, modulação hormonal, tratamentos até então existentes, o que realmente funciona, e por qual motivo a GOLDINCISION® oferece resultados tão surpreendentes.

Contatos com o autor:
roberto.chacur@clinicaleger.com.br
www.robertochacur.com

COLABORADORES

Dra. Cibele Tamietti Durães
Médica, dermatologista pela Universidade Federal Fluminense (UFF-RJ). Membro titular da SBD e Goldincision® Expert. Pós-graduada em medicina estética pela Souza Marques (SBME).

Dra. Danuza Alves
Médica pós-graduada em Dermatologia e Cosmetologia. Diretora e proprietária da Clínica Leger de Porto Alegre, RS. Mais de 10 anos de atuação e experiência em preenchimento facial e corporal e na aplicação da técnica Goldincision®. Participa dos principais congressos nacionais e internacionais como ouvinte e *speaker*. Reúne vasta produção científica.

Dra. Fernanda Federico
Médica, cirurgiã vascular. Especialista em Cirurgia Vascular e Endovascular pela AMB/SBACV. Especializada no tratamento de lipedema.

Dra. Gabriela Camargo
Médica, endocrinologista e nutróloga. Realiza tratamentos de preenchimento corporal, incluindo o tratamento Goldincision®.

Dra. Gina Matzenbacher
Médica, dermatologista. Diretora técnica da Clínica Leger do Rio de Janeiro. Membro titular da SBD e Goldincision® Expert. Autora de diversos artigos, entre eles relato de caso sobre bioestimulação associada com PMMA e *laser* para tratamento de aderência pós-lipoaspiração e substituição de implante de silicone por PMMA no glúteo.

Dr. Gottfried Lemperle
Médico, cirurgião plástico. Uma autoridade em cirurgia plástica, contribuiu muito para a medicina de campo. Escreveu mais de 250 publicações científicas e é coautor de vários livros, além de atuar como editor de vários livros-texto sobre cirurgia plástica e estética. Dr. Lemperle também realizou mais de 600 apresentações científicas e dirigiu 12 filmes e vídeos científicos sobre novos métodos de operação em cirurgia plástica. Também envolvido na indústria de biotecnologia estética, o Dr. Gottfried Lemperle atua como diretor médico da AscentX Medical, Inc. e consultor médico chefe da Hafod Bioscience BV. Ele também atua como membro honorário do Conselho de Pesquisa em Cirurgia Plástica Estética Chinesa.

Dr. Hamilton Couto
Médico, ortopedista. Membro da Sociedade Brasileira de Ortopedia e Traumatologia. Atualmente uma das maiores referências em Harmonização Corporal, principalmente na região glútea.

Dra. Luciene Oliveira
Médica, cirurgiã plástica. Membro da Sociedade Brasileira de Cirurgia Plástica (SBCP). Pós-graduada em Laser e Cosmiatria no Hospital Albert Einstein, em São Paulo.

Dra. Manoela Fassina
Médica pós-graduada em Dermatologia e Cosmetologia. Atua em tempo integral na Clínica Leger de São Paulo, sendo responsável pelos tratamentos de preenchimento facial e corporal, incluindo remodelação glútea. Também faz parte da equipe de tratamento para celulite com Goldincision®.

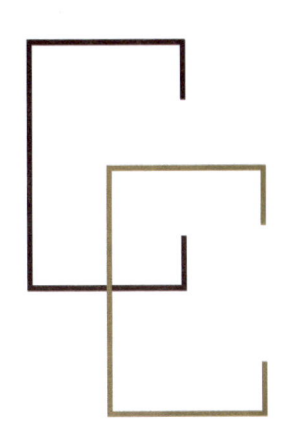

APRESENTAÇÃO

É uma honra especial para mim ser um dos primeiros a ver o novo livro do Dr. Chacur. Sempre que participava de um congresso brasileiro de preenchimento dérmico, as apresentações do Dr. Chacur eram o destaque. É por isso que me lembro tão bem desse excelente cirurgião brasileiro.

O novo livro do Dr. Chacur sobre a sua técnica Goldincision®, criada para ser a solução de todas as formas de celulite, incluindo-se aquelas mais severas, apresenta um grande destaque: mostra não apenas a importância da técnica de subcisão para a ruptura contundente feita com uma agulha afiada, mas também a forma de realizar, com o paciente em pé, cada um dos septos de forma seletiva, além de apresentar todo um protocolo, desde a avaliação, passando pelo procedimento e acompanhamento pós-intervenção. Antes do descolamento dos septos, é realizada a bioestimulação em toda a região, objetivando a melhora na pele como um todo, na reestruturação do colágeno, na neovascularização e no metabolismo local, atuando, assim, na gênese da celulite.

Os resultados desse tratamento são insuperáveis. Vejam neste livro imagens realmente surpreendentes de pacientes que tiveram suas vidas mudadas após o procedimento. O Dr. Chacur consegue demonstrar que seu método alcança realmente a vitória contra a celulite, um problema que afeta, em grande parte, as mulheres, sendo considerada até então um grande desafio. A ferramenta não é o mais importante aqui, mas, sim, a empatia e a habilidade do injetor.

O segredo no desenvolvimento de uma nova técnica é que ela seja simples e possa ser facilmente utilizada por outras pessoas. É por esse motivo que a Goldincision® segue rumo ao absoluto sucesso.

O Dr. Chacur acredita que a neocolagênese é o segredo do volume estável que ele acrescenta a todos os injetáveis separadamente. Contudo, como tento demonstrar em meu capítulo, apenas as microesferas de PMMA estimulam uma formação tardia de colágeno pelos fibroblastos. Todos os outros injetáveis, como Sculptra®, Radiesse® ou Ellansé®, estão causando reações temporárias de corpo estranho sem novas fibras de colágeno, e seu volume adicional desaparece quando a última microesfera é absorvida. Portanto, o meu conselho é que optem pelas microesferas de PMMA brasileiras limpas, econômicas e permanentes.

Este livro, que é ilustrado maravilhosa e convincentemente, contém capítulos de fácil compreensão acerca de conceitos básicos de suavização de pele minimamente invasiva ensinados por muitos especialistas em nosso campo. Os leitores irão apreciar a técnica de tratamento avançado de celulite do Dr. Chacur e poderão aplicá-la com sucesso em seus pacientes, com uma visão completamente inovadora e ampla sobre o assunto. Diante disso, este especialista deve ser parabenizado pela grande conquista.

Tenho a certeza de que este livro se tornará o novo padrão ouro mundial para o tratamento da celulite, juntamente com a sua técnica de aumento de glúteos. Esta é mais uma importante peça do quebra-cabeça do Brasil no campo até então vazio que é o do tratamento para a celulite, o qual tem sido amplamente negligenciado até hoje.

Dr. Gottfried Lemperle
Frankfurt, Alemanha

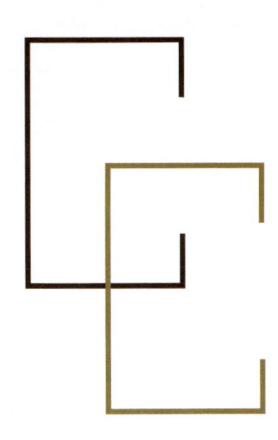

PREFÁCIO

Há aproximadamente 20 anos, conheci a minha colega de turma Nívea Chacur enquanto cursávamos Medicina e, há 16 anos, quando ela já havia se tornado médica, minha amiga, esposa e sócia, fundamos as Clínicas Leger. Somos "1 em 2", uma unidade interdependente, em que, inseparavelmente, sempre nos completamos, e o tempo só aprimorou esse relacionamento, "fundindo" o que existe de melhor em cada um dos dois. As Clínicas Leger vieram desde o início com um princípio básico nas escolhas: ou oferecemos o que existe de melhor, ou não ofereceremos. Esse posicionamento foi fundamental na escolha das tecnologias. O crescimento pode ter sido mais lento, pois não tínhamos recurso financeiro para a aquisição de *lasers* de última geração, mas foi sólido e gradual. Oferecendo tratamentos e objetivando resultados, com segurança, buscamos sempre o melhor, pensando no paciente como se fosse da nossa família.

Pensando nisso, além de estarmos sempre estudando e pesquisando novas tecnologias e procedimentos, fomos aprimorando e modificando técnicas existentes, associando tratamentos e principalmente a forma como realizá-los. O tratamento para a celulite vinha sendo um desafio nos consultórios médicos dermatológicos e cirúrgicos, nos quais muitos profissionais preferem não tratá-la ou oferecem tratamentos sem resultados significativos.

Ninguém faz nada sozinho. Hoje, temos uma equipe de médicos fantásticos, que se complementam e que constantemente trocam experiências, o que foi fundamental para o bom desenvolvimento do nosso método bem como para o tratamento de efeitos adversos. Sim, efeitos adversos. Todo tratamento, mesmo que seja minimamente invasivo, apresenta seus riscos. A nobreza está em conseguir contorná-los. O resultado que vocês encontrarão neste livro perante o tratamento da celulite com a Goldincision® é incontestável e paira acima de todas as críticas.

Dr. Roberto Chacur

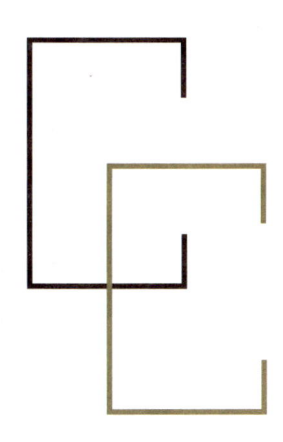

SUMÁRIO

APRESENTAÇÃO..7
Dr. Gottfried Lemperle

PREFÁCIO 9
Dr. Roberto Chacur

1 DEFINIÇÃO, HISTÓRIA E NOMENCLATURA............................ 13
Dra. Gina Matzenbacher

2 QUESTIONÁRIO *ON-LINE* PARA CLASSIFICAÇÃO DA CELULITE 27
Dra. Cibele Tamietti Durães
Dra. Manoela Fassina
Dr. Roberto Chacur

3 LIPEDEMA: DESCRIÇÃO, DIAGNÓSTICO E TRATAMENTO 35
Dra. Fernanda Federico Rezende
Dr. Roberto Chacur

4 ANATOMIA DA REGIÃO DOS GLÚTEOS APLICADA NA PRÁTICA 55
Dr. Roberto Chacur
Dra. Danuza Dias Alves
Dr. Hamilton Couto

5 MODELAMENTO DE GLÚTEOS 71
Dra. Danuza Dias Alves
Dr. Roberto Chacur

6 TRATAMENTOS INJETÁVEIS PARA CELULITE..........................101
   Dra. Cibele Tamietti Durães

7 *LASER*-LIPO: TECNOLOGIA INVASIVA 115
   Dra. Luciene Oliveira
   Dr. Roberto Chacur

8 OUTROS TRATAMENTOS PARA CELULITE................................129
   Dra. Cibele Tamietti Durães
   Dr. Roberto Chacur

9 EFEITOS BIOESTIMULADORES DE INJEÇÕES DE MICROESFERAS EM ESTRUTURAS DE PELE SOBREJACENTES 153
   Dr. Gottfried Lemperle

10 INFLUÊNCIA DOS HORMÔNIOS NA CELULITE: COM ÊNFASE NA ADIPONECTINA 175
   Dra. Gabriela Camargo
   Dr. Roberto Chacur

11 GOLDINCISION®: UMA ABORDAGEM MULTIFATORIAL NO TRATAMENTO DA CELULITE..191
   Dr. Roberto Chacur

12 MANCHAS PÓS-GOLDINCISION®... 255
   Dra. Manoela Fassina
   Dr. Roberto Chacur

13 EFEITOS ADVERSOS E INTERCORRÊNCIAS NA GOLDINCISION®... 291
   Dr. Roberto Chacur
   Dra. Manoela Fassina

ÍNDICE ALFABÉTICO..301

1

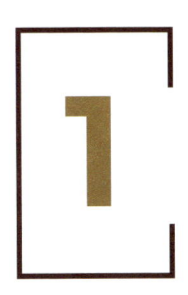

DEFINIÇÃO, HISTÓRIA E NOMENCLATURA

Dra. Gina Matzenbacher

A celulite é uma condição multifatorial que afeta milhões de mulheres no mundo todo. Estima-se que de 80 a 98% das mulheres pós-púberes, de todas as idades e etnias, sejam acometidas por esse quadro. A celulite é uma das principais queixas estéticas da população feminina e, apesar de ser uma condição geralmente benigna, ela pode causar graves distúrbios de ordem psicológica, afetando significativamente a qualidade de vida das pacientes. Um quadro de celulite é caracterizado por ondulações na superfície da pele, com aspecto de "colchão", "casca de laranja" ou "queijo *cottage*"; nódulos palpáveis podem ocorrer e ser doloridos em alguns casos. A celulite acomete especialmente glúteos, coxas e quadris.

O termo *celulite* apareceu pela primeira vez em 1873, especificamente na 12ª edição do *Dicionário de Medicina,* editado por Littré e Robin. No dicionário francês, essa palavra significava "inflamação do tecido celular". Iniciava-se aí o uso desse termo para caracterizar um estado inflamatório da pele, de comprometimento eminentemente estético.

Na década de 20, na França, Alquier e Paviot fizeram a primeira publicação científica sobre o tema. Eles descreveram a celulite como sendo uma desordem mesenquimal não inflamatória devida a anormalidades no metabolismo hídrico. O também francês Lagése, em 1929, a partir de um estudo histológico das fases evolutivas da celulite, fez uma célebre descrição dessa condição, que ainda hoje é considerada parcialmente válida, na qual ele propôs três etapas sucessivas: a primeira seria um edema intersticial difuso, que evoluiria para um processo de *colagenização*, resultando no aspecto nodular e *acolchoado* da pele; e, por fim, numa retração esclerótica cicatricial, com vasos e nervos enclausurados. Ainda em 1929, Laroche considerou que a celulite poderia ser uma reação do organismo às toxinas resultantes de insuficiência renal ou hepática.

Em 1958, Merlen propôs a teoria circulatória, que reconhece a origem hemodinâmica da celulite. Essa foi mais bem formulada e publicada em 1968 pelo próprio Merlen, juntamente com Curri. Em 1960, Kermongant desenvolveu a teoria bioquímica, segundo a qual a celulite seria resultado de um distúrbio metabólico da substância fundamental do tecido conjuntivo. A partir daí, várias hipóteses foram publicadas para tentar elucidar a etiopatogenia da celulite (GRAU, 1964; FALCO, 1972; CAMBAR, 1976; RIBUFFO, 1983; BINAZZI, 1977; CURRI, 1976, 1983, 1991), entretanto, até hoje ela segue incerta, embora se saiba que é multifatorial.

Do ponto de vista etimológico, o termo *celulite* sempre gerou debate, uma vez que é formado pelo latim *cellula* (que significa "pequena câmara") e pelo grego *ite* (que significa "inflamação"). Portanto, *celulite* significa inflamação das células. Apesar dessa origem, esse termo é utilizado para descrever o processo infeccioso da derme profunda e do tecido subcutâneo.

Na tentativa de alcançar uma denominação mais fidedigna à condição, diversas nomenclaturas foram propostas, dentre elas: lipodistrofia; lipoedema; fibroedema geloide; hidrolipodistrofia; hidrolipodistrofia ginoide; paniculopatia edemato-fibro-esclerótica; paniculose; lipoesclerose nodular; adiposidade edematosa; dermatopaniculose deformante, lipodistrofia ginoide. Embora se destaque a denominação *hidrolipodistrofia ginoide*, que define uma alteração patológica da hipoderme, com presença de edema e com função veno-linfática alterada, esse é o termo mais amplamente utilizado na literatura médica. *Ginoide* é o que melhor contempla o predominante acometimento feminino. Atualmente, a comunidade científica aceita também o termo *celulite*, já que publicações

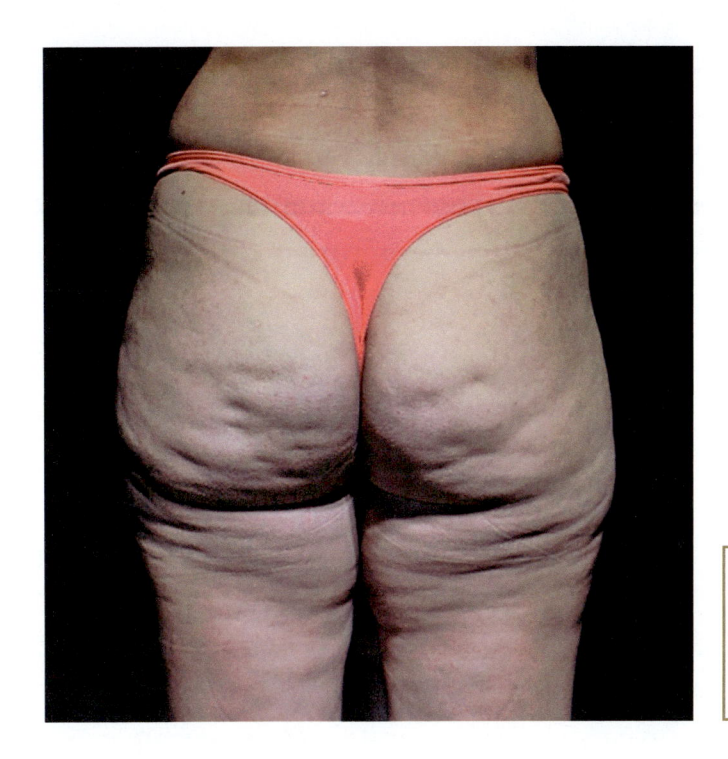

FIGURA 1.1 | Paciente com paniculopatia edemato-fibro-esclerótica (celulite) bem acentuada (antes e depois, p.50).
Fonte: acervo do autor.

com essa terminologia advêm da década de 20 do século passado, e entende-se que se geraria uma confusão ainda maior corrigir todos os artigos científicos já publicados até então.

FATORES PREDISPONENTES

A celulite é uma condição complexa e multifatorial; sua etiopatogenia ainda não é clara, no entanto sabe-se que pode ser influenciada por vários fatores predisponentes – desencadeantes, perpetuadores e exacerbantes. O estilo de vida, a ação hormonal (especialmente do hormônio estrogênio nas mulheres), o tecido adiposo – sua disposição, função endócrina e arquitetura –, bem como alterações da microcirculação sanguínea e processos inflamatórios são os principais fatores envolvidos na celulite.

Sexo feminino

As mulheres são o grande alvo da fatídica e odiada celulite. Algumas se incomodam mais, outras nem tanto; uma minoria das mulheres não sofre com essa condição. Embora existam alguns fatores já bem elucidados do porquê da predileção da celulite pelo sexo feminino, o fato é que basta ser mulher (e consequentemente ter estrogênio circulante) para ter celulite. Além do importante papel do estrogênio, o acúmulo de gordura nos quadris, glúteos e coxas, assim como a arquitetura do tecido adiposo feminino contribuem para o maior acometimento das mulheres.

Estilo de vida

Hábitos de vida considerados não saudáveis estão totalmente associados ao surgimento e ao agravamento da celulite. A ingestão excessiva de alimentos ricos em gordura, sal e conservantes está ligado ao desenvolvimento de várias desordens metabólicas, incluindo hiperinsulinemia – condição que piora a celulite. O sedentarismo, por sua vez, desempenha papel semelhante: a falta de atividade física regularmente enfraquece a camada muscular dos vasos sanguíneos e causa hemostasia local. Esta condição leva à hipóxia e à isquemia do tecido adiposo, perpetuando e agravando a celulite.

O consumo de álcool estimula a lipogênese e causa desidratação de todas as células corporais, resultando em excessivo e inadequado armazenamento de gordura. O tabagismo gera um significativo aumento de radicais livres no corpo e a vasoconstrição da rede microcirculatória. Todos esses fatores contribuem para o desenvolvimento da celulite, bem como para sua progressão e piora clínica.

Distúrbios emocionais, como o estresse, provocam aumento de catecolaminas (adrenalina e noradrenalina), que, em altas concentrações, estimulam a lipogênese. Alguns autores classificam a celulite como uma alteração psicossomática, sugerindo que modificações circulatórias e hormonais nos centros hipotalâmicos originariam as alterações metabólicas. Esses centros poderiam ser afetados por frustrações, ansiedade, depressão e estresse (PINTO *et al.*, 2002).

Hormônios

Os hormônios sexuais femininos desempenham papel fundamental na gênese da celulite; é uma das explicações para o acometimento essencialmente em mulheres. Os primeiros sinais de alteração no tecido adiposo iniciam na puberdade, quando ocorre o aumento fisiológico do estrogênio, considerado por muitos autores o grande vilão e gatilho inicial para o desenvolvimento da celulite.

O aumento do estrogênio na fase inicial da puberdade ativa a fase de diferenciação dos caracteres sexuais secundários. Nas mulheres, devido à presença de receptores de estrogênio nos adipócitos, ocorre a replicação dessas células e o acúmulo de tecido adiposo nas regiões de gordura tipicamente femininas – quadril, glúteos e coxas.

O estrogênio também ativa o ciclo menstrual e todas as modificações cíclicas decorrentes dele. Espera-se piora da celulite durante a menstruação em função da retenção de líquido e do ganho de peso observados nessa fase do mês, tudo especialmente orquestrado pelo aumento fisiológico do hormônio estrogênio durante esse período.

O agravamento da celulite também é observado durante a gestação, na qual ocorre aumento substancial do estrogênio circulante. Situação semelhante ocorre em terapias estrogênicas, com o uso exógeno de estrogênio, como nos tratamentos com anticoncepcionais orais, por exemplo. Quanto mais estrogênio circulante, maior a replicação de adipócitos e maior acúmulo de gordura corporal. Quanto mais gordura corporal, maior o número de receptores de estrogênio com possibilidade de maior replicação de adipócitos. Devido a esse ciclo vicioso estrogênio-adipócito-acúmulo de gordura-estrogênio, é possível explicar a piora da celulite nas condições de hiperandrogenismo e ganho de peso corporal.

Os níveis baixíssimos ou ausentes de estrogênio circulante nos homens é uma das explicações para o pouco acometimento da população masculina pela celulite. No entanto, essa condição pode ocorrer em indivíduos que apresentam deficiência androgênica, como na síndrome de Klinefelter (XXY), em situações de hipogonadismo e em pacientes que fazem o uso de terapias estrogênicas para câncer de próstata.

Embora a função primária do tecido adiposo esteja associada ao metabolismo dos ácidos graxos, ele também exerce muitas funções endócrinas. As substâncias secretadas pelos adipócitos – conhecidas como adipocitocinas – incluem leptina; adiponectina; angiotensinogênio; resistina; necrose tumoral; receptor do fator α (TNF-α); interleucina-6 (IL-6); fator de crescimento semelhante à insulina (IGF-1); lipoproteína lipase (LPL), entre outras. A secreção dessas adipocitocinas tem efeitos parácrinos e/ou endócrinos, afetando o metabolismo do tecido conjuntivo, no que envolve função endotelial, inflamação e a própria deposição da matriz extracelular.

Em 2011, Emanuele *et al.* identificaram a reduzida produção e liberação da adiponectina mRNA nos tecidos afetados pela celulite, em comparação com regiões adiposas sem ela. A adiponectina é uma adipocitocina secretada exclusivamente pelo tecido adiposo e tem papel na melhora da circulação sanguínea, sendo potente agente vasodilatador, anti-inflamatório e antiaterogênico. Baixos níveis desse peptídeo são observados na obesidade, no diabetes, na hipertensão arterial e na doença coronariana, enquanto altas concentrações estão documentadas em casos de longevidade.

Gordura corporal e flacidez da pele

Estudos mostram que mulheres portadoras de celulite apresentam gordura corporal total ou regional maior que mulheres sem essa condição. O sobrepeso e a obesidade são fatores de piora da celulite, entretanto não são fatores desencadeantes. Alguns estudos mostram que a perda de peso significativa não necessariamente promove a melhora clínica da celulite. Uma investigação conduzida por Smalls *et al.* (2006) examinou quantitativamente a celulite em mulheres que passaram por grandes processos de emagrecimento acompanhados por médicos.

A maioria das pacientes analisadas teve melhora na celulite com a perda de peso, mas a condição piorou para outras. A melhora foi associada a reduções significativas no peso e porcentagem de gordura da coxa, Índice de Massa Corporal (IMC) inicial e gravidade inicial significativamente maior. A celulite piorou com um IMC inicial consideravelmente menor, reduções menores no peso acompanhadas por nenhuma alteração na porcentagem de gordura da coxa e aumentos importantes na flacidez da pele.

Rudolph *et al.* (2019) recentemente publicaram um estudo que investigou as diferenças sexo-específicas no arranjo arquitetural do tecido adiposo da região glútea e suas propriedades biomecânicas. Esse es-

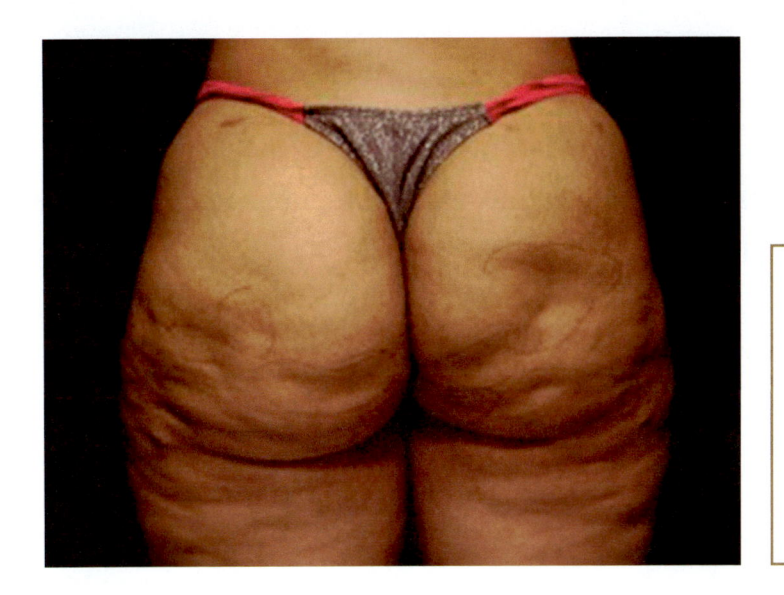

FIGURA 1.2 | Em paciente com sobrepeso as celulites ficam mais evidentes, com a gordura mais compactada e mais retrações dos septos, além de uma estase vascular e diminuição do metabolismo local (antes e depois, p.50).
Fonte: acervo do autor.

tudo trouxe implicações importantes no entendimento da patofisiologia da celulite. No que tange à flacidez da pele e sua relação com a celulite, quanto mais fina a pele, maior a propensão ao aparecimento e agravamento desse quadro. Conclui-se, assim, que igualmente homens e mulheres apresentam um afinamento significativo da espessura da derme de 0,3% ao ano, independentemente do IMC. Em outras palavras, quanto maior a idade, mais fina é a pele; logo, maior a flacidez e mais aparente fica a celulite.

Tecido adiposo

Além da função endócrina do tecido adiposo e da íntima relação do acúmulo de gordura corporal com a celulite, a diferença da arquitetura da camada adiposa feminina e masculina é um dos pilares para o entendimento dessa condição. É nessa diferença que se baseia uma das teorias mais aceitas acerca da etiopatogenia da celulite – a Teoria Anatômica, publicada por Nürnberger e Müller em 1978.

TEORIA ANATÔMICA

Se a celulite é simplesmente a expressão de excesso de tecido adiposo (como tentavam defender alguns estudiosos até a década de 70), por que, então, essa condição ocorre quase exclusivamente no sexo feminino e somente em algumas regiões corporais?

Foram exatamente essas questões que dois médicos alemães, Nürnberger e Müller, tentaram elucidar com sua célebre publicação de 1978, que veio a se tornar a famosa Teoria Anatômica, a qual explica a gênese da celulite baseada nas peculiaridades da arquitetura do tecido subcutâneo feminino. A partir do exame histopatológico de 180 amostras (150 cadáveres e 30 *in vivo*) de tecido subcutâneo com celulite, os autores não evidenciaram fenômenos de edema e/ou fibrose – teorias aceitas até então.

Esse trabalho atribuiu à celulite a combinação de dois fatores causais: o excesso de gordura (defendendo a ideia de que não há celulite sem adiposidade) e as peculiaridades anatômicas do tecido subcutâneo feminino. Enquanto nos homens se observaram lóbulos de gordura com fibras colágenas dispostas obliquamente à superfície da pele, formando uma rede altamente interconectada, nas mulheres evidenciaram-se fibras colágenas dispostas perpendicularmente à superfície da pele, formando uma rede menos densamente conectada, com lóbulos de gordura volumosos e retangulares projetando-se em direção à derme e formando a ondulação característica da celulite.

As diferenças arquiteturais entre o tecido subcutâneo masculino e o feminino seguiram sendo alvo de estudos. Querleux *et al.* analisaram 70 indivíduos por meio da ressonância nuclear magnética (RNM), usando imagens e espectrometria. O estudo confirmou a diferença na orientação das fibras colágenas entre homens e mulheres, embora não a tenha considerado tão extrema como descreveram Nürnberger e Müller. Em 2004, Mirrashed *et al.*, usando imagens de RNM, reforçaram a herniação dos lóbulos de gordura femininos em direção à pele como fundamentais no processo da celulite. Além disso, esse estudo trouxe à luz dois importantes conceitos: o primeiro é que o IMC acima de 30 kg/m^2 não tem relação direta com o surgimento da celulite; o segundo sugere que a magreza constitucional e a frouxidão da pele e das fibras viscoelásticas presentes no tecido subcutâneo também são elementos patogênicos da celulite.

Uma análise multicêntrica publicada em 2019 investigou com grande propriedade a estrutura e a resistência biomecânica do tecido subcutâneo, com foco na patofisiologia da celulite. Foram estudadas 20 amostras de biópsia da região subcutânea glútea (10 homens e 10 mulheres, caucasianos, com idades variando de 36 a 92 anos e IMC variando de 16,70 a 40,80 kg/m^2). Embora a casuística do estudo não tenha sido grande, os resultados foram de extrema valia para o entendimento da celulite. Foram identificadas cinco diferentes camadas até chegar no músculo glúteo máximo: derme, gordura superficial, fáscia superficial, gordura profunda e fáscia profunda, igualmente para ambos os sexos. Como já era sabido, os lóbulos de gordura estão enclausurados pelas fibras de tecido conjuntivo, formando uma estrutura em *favo de mel*. Nas amostras femininas, a quantidade de lóbulos de gordura foi significativamente menor, entretanto estes se apresentaram mais volumosos e pesados em comparação com o tecido subcutâneo masculino.

Esse estudo também analisou a força necessária para o lóbulo de gordura romper o septo fibroso e projetar-se em direção à derme. A ruptura septal nas amostras masculinas exigiu uma força estatisticamente mais alta do que nas das mulheres. Isso significa dizer que quanto menor a força necessária para a ruptura septal, maior a facilidade de projeção do lóbulo de gordura em direção à derme e maior a propensão à celulite. Com relação ao IMC, alguns pontos foram esclarecidos. O estudo evidenciou que quanto maior o IMC, maior o tamanho e o peso dos lóbulos de gordura e, portanto, maior a projeção deles em direção à pele sobrejacente.

Bem recentemente, em 2021, Whipple *et al.* avaliaram as bases anatômicas para a formação da celulite por meio de exame de ultrassom nas próprias ondulações. De 173 celulites examinadas, 169 (97,68% dos casos) estavam associadas à presença de septo fibroso formando a lesão. Querleux *et al.*, em 2002, usando as imagens de RNM, já haviam demonstrado que as áreas de celulite apresentavam alta concentração de septos fibrosos no tecido subcutâneo em comparação com áreas sem celulite. A presença de septos contribui para a piora clínica das lesões, mesmo em pacientes muito magras. A associação da celulite com septos fibrosos é um dado muito significativo, especialmente no que tange à escolha do método terapêutico para cuidar desse quadro. Sabe-se que o único tratamento eficaz para os septos fibrosos é a sua ruptura por meio de subincisão.

Baseado na Teoria Anatômica e em todas as publicações acerca das peculiaridades e diferenças arquiteturais dos tecidos subcutâneos masculino e feminino, conclui-se que a celulite é um desequilíbrio entre as forças de contenção e de extrusão na junção subdérmica. Independentemente do IMC e da idade, mulheres têm maior propensão à formação de celulite devido à redução da estabilidade biomecânica na arquitetura do tecido subcutâneo em comparação aos homens. Somada a isso, a presença dos septos fibrosos em maior concentração nas áreas celulíticas contribui para o agravamento das lesões.

Juntamente com a Teoria Anatômica, existem outras duas teorias que tentam esclarecer a etiopatogenia da celulite: a Teoria Microcirculatória e a Teoria Inflamatória.

TEORIA MICROCIRCULATÓRIA

A associação da celulite com alterações da microcirculação sanguínea foi inicialmente proposta pelo angiologista Merlen J. F. em 1958; e novamente publicada por ele, juntamente com o também angiologista Curri S. B., na revista francesa *Phlebologie* em 1979. Eles propuseram a classificação nosológica da celulite como uma doença do tecido conjuntivo microvascular. Entendiam-na como uma dermo-hipodermose e uma paniculopatia edemato-esclerótica.

Binazzi contribuiu para a força e popularidade dessa teoria após avaliar histologicamente uma série de amostras e identificar variação no tamanho e na forma dos adipócitos, edema da derme, dilatação dos vasos linfáticos e hiperfolículo-ceratose. Em condições normais, nos capilares, o sistema arterial une-se ao sistema venoso de maneira que o sangue nunca fique livre nos tecidos. Na zona de união, os vasos deixam filtrar o líquido intersticial (que envolve todas as células do corpo). O que resta desse líquido é recolhido pelos vasos linfáticos, processo conhecido como drenagem linfática.

No tecido subcutâneo com celulite, devido a alterações nos esfíncteres pré-capilares arteriolares e a depósito de glicosaminoglicanos na parede dos capilares dérmicos e entre as fibras colágenas, a microcirculação é dificultada. Segue-se a isso o aumento da pressão nos capilares, que resulta em aumento também da permeabilidade destes assim como das vênulas e, por fim, a retenção de líquido na derme.

De acordo com a Teoria Microcirculatória, uma drenagem linfática inadequada, permitindo a retenção de líquido no interstício dérmico, é a primeira alteração na etiopatogenia da celulite. A derme passa a estar permanentemente infiltrada pelo líquido intersticial e seus resíduos, configurando um estado de edema. O edema comprime os capilares, dificultando o retorno venoso. Isso acentua a estase e a permeabilidade vascular, piorando o edema. Instaura-se, assim, um círculo vicioso no qual a "celulite causa a própria celulite".

TEORIA INFLAMATÓRIA

As Teorias Microcirculatória e Inflamatória interligam-se em alguns pontos. Ocorre que o depósito de glicosaminoglicanos na parede dos capilares, situação que dificulta a microcirculação sanguínea e linfática, também deflagra a liberação de citocinas pró-inflamatórias e o recrutamento de células inflamatórias para o local de celulite.

As primeiras publicações sobre a celulite, na década de 1920, já a descrevia como uma doença inflamatória da pele. Entretanto, foi mais recentemente – com o melhor entendimento das doenças inflamatórias propriamente ditas, bem como do caráter inflamatório de inúmeras afecções e situações, como, por exemplo, a síndrome plurimetabólica, alguns cânceres, ou mesmo uma alimentação baseada em *junk food* – que a Teoria Inflamatória ganhou ênfase.

A publicação de Gruber e Huber, em 1999, serviu como grande alerta à comunidade médica, especialmente aos médicos ginecologistas, da necessidade de esses especialistas adotarem abordagens multidisciplinares, especialmente no que tange à ação hormonal. Evidenciou-se que os hormônios ovarianos estão implicados na gênese ou no agravamento de várias doenças (autoimunes, vasculares, dislipidêmicas, etc.), entre elas a celulite. Em 2005, Draelos Z. *et al.* reforçaram a relação dos hormônios ovarianos com inflamações, demonstrando que o processo inflamatório crônico em mulheres é resultante da ativação do estrogênio e do depósito de glicosaminoglicanos pelos fibroblastos dérmicos.

Na Teoria Inflamatória, o estrogênio desempenha papel fundamental na etiopatogenia da celulite. Ele é considerado o gatilho inicial do processo e protagonista na evolução, perpetuação e agravamento das lesões. Uma vez que os adipócitos são repletos de receptores de estrogênio, esse hormônio desempenha ação lipogênica no tecido adiposo, ativando a replicação dos adipócitos e o acúmulo de gordura nos quadris, glúteos e coxas. Quanto maior o acúmulo de gordura, maior a quantidade de receptores de estrogênio e maior a ação desse hormônio no próprio tecido adiposo. O estrogênio também exerce ação hidrofílica nesse tecido, levando ao acúmulo de líquido intersticial, edema que, por sua vez, deflagra toda a cascata das alterações microvasculares na etiopatogenia da celulite. Em ambas as ações do estrogênio no tecido adiposo – lipogênica e hidrofílica –, observa-se novamente o ciclo vicioso no qual a "celulite causa a própria celulite".

NOVAS DESCOBERTAS

Um estudo publicado em 2020 identificou as células *muse* (multilinhagem de células diferenciadas resistentes ao estresse) no tecido afetado pela celulite. As células *muse* são células-tronco mesenquimais pluripotentes e tolerantes ao estresse, com especial capacidade de regeneração. Para Conti *et al.* (2020), essa capacidade regenerativa desempenha papel importante na modificação do tecido adiposo e é considerada o primeiro passo na cascata de eventos implicados na etiopatogenia da celulite.

De acordo com a hipótese levantada por esse estudo, as células *muse*, após estimulação pelo estrogênio, ativam toda a cascata bioquímica da produção de prostaglandinas, expressão das ciclo-oxigenases e estimulação de metaloproteinases e elastases. Essas citocinas inflamatórias estimulam os fibroblastos, que, por sua vez, aumentam a formação e o depósito de colágeno fibrótico nos septos do tecido adiposo, agravando a celulite. Aqui, novamente, temos um círculo vicioso (celulite – células *muse* – estrogênio – cascata inflamatória – fibroblastos – colágeno fibrótico – celulite), com a "celulite causando a própria celulite".

A conclusão, após extensa revisão bibliográfica, é que a celulite é um processo distrófico do tecido adiposo, resultante de múltiplos fatores interligados, que atuam por diferentes mecanismos em vários elementos-alvo dentro do próprio tecido adiposo. Não existe teoria mais certa que outra. O que claramente se conclui é que todas as teorias já publicadas se complementam e estão envolvidas na etiopatogenia da celulite. Contudo, o que ainda se questiona é sobre qual o gatilho inicial do processo. Qual seria o primeiro evento na cascata de formação da celulite? Seria esse *first step* o mesmo para todas as mulheres? Por que algumas mulheres têm celulite e outras não?

REFERÊNCIAS

Alquier L. Ce qu'est la cellulite: comment la traiter? Monde Méd, 1949, déc. 59 (960): 344. (Revue classée au dossier cellulite).

Amore R, Amuso D, Leonardi V, Sbarbati A, Conti G, Albini M, Leva F, Terranova F, Guida A, Gkritzalas K, Gavashely L, Velichenko R. Treatment of Dimpling from Cellulite. Plast Reconstr Surg Glob Open. 2018 May 18;6(5):e1771.

Bass LS, Kaminer MS. Insights Into the Pathophysiology of Cellulite: A Review. Dermatol Surg. 2020 Oct;46 Suppl 1(1):S77-S85.

Bass LS, Kaminer MS. Insights Into the Pathophysiology of Cellulite: A Review. Dermatol Surg. 2020 Oct;46 Suppl 1(1):S77-S85.

Christman MP, Belkin D, Geronemus RG, Brauer JA. An Anatomical Approach to Evaluating and Treating Cellulite. J Drugs Dermatol. 2017 Jan 1;16(1):58-61.

Conti G, Zingaretti N, Amuso D, Dai Prè E, Brandi J, Cecconi D, Manfredi M, Marengo E, Boschi F, Riccio M, Amore R, Iorio EL, Busato A, De Francesco F, Riccio V, Parodi PC, Vaienti L, Sbarbati A. Proteomic and Ultrastructural Analysis of Cellulite-New Findings on an Old Topic. Int J Mol Sci. 2020 Mar 18;21(6):2077.

Curri SB, Merlen J.F. Microvascular disorders of adipose tissue. *J. MalVasc.* 1986; 11, 303–309.

de la Casa Almeida M, Suarez Serrano C. Rebollo Roldán J, Jiménez Rejano JJ. Cellulite's aetiology: a review. J Eur Acad Dermatol Venereol. 2013 Mar;27(3):273-8.

Draelos Z. The disease of cellulite. J. Cosmet. Dermatol. 2005, 4, 221–222.

Emanuele E, Minoretti P, Altabas K, Gaeta E, Altabas V. Adiponectin expression in subcutaneous adipose tissue is reduced in women with cellulite. Int J Dermatol. 2011 Apr;50(4):412-6.

Ghigi R. Le corps féminin entre science et culpabilisation. Autour d'une histoire de la cellulite. Travail, genre et sociétés, vol. 12, n. 2, 2004, p. 55-75.

Godoy JM, de Godoy Mde F. Evaluation of the prevalence of concomitant idiopathic cyclic edema and cellulite. Int J Med Sci. 2011;8(6):453-5. doi: 10.7150/ijms.8.453. Epub 2011 Aug 2.

Gruber DM, Huber JC. Gender-specific medicine: the new profile of gynecology. Gynecol. Endocrinol. 1999, 13, 1-6.

Lageze P. Sciatique et infiltrate cellilalgique, Thèse Med., Lyon, 1929.

Laroche G, Vacher H. Cellulite et troubles endocriniens. Gaz. Med. Fr., 1935, (12):523-532.

Layt C. A Study of a Novel Controlled Focal Septa Release Method for Improving Cellulite. Plast Reconstr Surg Glob Open. 2022 Apr 8;10(4):e4237.

Littré E, Robin, Ch. Dictionnaire de médecine, de chirurgie, de pharmacie, de l'art vetérinaire et des sciences qui s'y rapportent, 13.ed. Paris, Baillière et Fils, 1873.

Merlen JF. La cellulite. Entité Clinique et mecésisme pathogènique. Cone. Med., 10 mai 1958, 80, n.19, 2311-2317.

Merlen JF, Curri, B. et al. La cellulite, affection microvasculo conjonctive. Phlébologie, 1968, 32(3):279.

Merlen JF, Curri SB. Anatomico-pathological causes of cellulite. J. MalVasc. 1984, 9, 53–54.

Nürnberger F. Practically important diseases of the subcutaneous fatty tissue (including so-called cellulite). Med. Welt. 1981, 32, 682–688.

Nürnberger F, Müller G. So-called cellulite: an invented disease. J. Dermatol. Surg. Oncol. 1978, 4, 221–229.

Paschoal LHC, Cunha MG. Fisiopatologia e Atualização Terapêutica da Lipodistrofia Ginoide Celulite. 2.ed. Revisada e ampliada. 2012, DiLivros.

Paviot J. Cellulagie. J. Méd. Lyon, 1929, 10.

Paviot J. Les cellulites, leurs rapports avec les troubles hépatodigestifs, leurs terrains, J. Méd. Lyon, 1926, 7.

Pérez Atamoros FM, Alcalá Pérez D, Asz Sigall D, Ávila Romay AA, Barba Gastelum JA, de la Peña Salcedo JA, Escalante Salgado PE, Gallardo Palacios GJ, Guerrero-Gonzalez GA, Morales De la Cerda R, Ponce Olivera RM, Rossano Soriano F, Solís Tinoco E, Welsh Hernández EC. Evidence-based treatment for gynoid lipodystrophy: A review of the recent literature. J Cosmet Dermatol. 2018 Dec;;17(6):977- 983.

Quatresooz P, Xhauflaire-Uhoda E, Piérard-Franchimont C. and Piérard GE. Cellulite histopathology and related mechanobiology. International Journal of Cosmetic Science, 28: 207-210, 2006.

Rossi ABR, Vergnanini AL (2000). Cellulite: a review. Journal of the European Academy of Dermatology and Venereology, 14: 251-262.

Rudolph C, Hladik C, Hamade H, Frank K, Kaminer MS, Hexsel D, Gotkin RH, Sadick NS, Green JB, Cotofana S. Structural Gender Dimorphism and the Biomechanics of the Gluteal Subcutaneous Tissue: Implications for the Pathophysiology of Cellulite. Plast Reconstr Surg. 2019 Apr;143(4):1077-1086.

Scherwitz C, Braun-Falco O. So-called cellulite. J Dermatol Surg Oncol. 1978 Mar;4(3):230-4.

Schonvvetter Bianca, Soares Juliana Laudicéia Marques, Bagatin Ediléia. Longitudinal evaluation of manual lymphatic drainage for the treatment of gynoid lipodystrophy. An. Bras. Dermatol. 2014 Oct; 89(5): 712-718.

Smalls LK, Hicks M, Passeretti D, Gersin K, Kitzmiller WJ, Bakhsh A, et al. R. Effect of Weight Loss on Cellulite: Gynoid Lypodystrophy. Plast Reconstr Surg. 2006;118:510-6.

Terranova F, Berardesca E, Maibach H. Cellulite: nature and aetiopathogenesis. Int J Cosmet Sci. 2006 Jun;28(3):157-67.

Tokarska K, Tokarski S, Woźniacka A, Sysa-Jędrzejowska A, Bogaczewicz J. Cellulite: a cosmetic or systemic issue? Contemporary views on the etiopathogenesis of cellulite. Postepy Dermatol Alergol. 2018 Oct;35(5):442-446. doi: 10.5114/ada.2018.77235. Epub 2018 Jul 19. PMID: 30429699; PMCID: PMC6232550.

Whipple LA, Fournier CT, Heiman AJ, Awad AA, Roth MZ, Cotofana S, Ricci JA. The Anatomical Basis of Cellulite Dimple Formation: An Ultrasound-Based Examination. Plast Reconstr Surg. 2021 Sep 1;148(3):375e-381e.

2

QUESTIONÁRIO *ON-LINE* PARA CLASSIFICAÇÃO DA CELULITE

Dra. Cibele Tamietti Durães
Dra. Manoela Fassina
Dr. Roberto Chacur

O questionário *on-line* sobre celulite foi desenvolvido e implementado pela equipe das Clínicas Leger. Ele avalia diferentes aspectos físicos e visuais da celulite, além de analisar como ela afeta a vida social e emocional dos pacientes.

Embora existam diversas classificações conceituadas para essa condição, a primeira delas é a descrita por Nürnberger e Müller em 1978, baseada no aspecto clínico das lesões. Outra classificação foi desenvolvida pelas dermatologistas brasileiras Doris Hexsel, Camile Hexsel e Taciana Dal Forno, na qual se avaliam os graus de celulite por meio de uma escala denominada Cellulite Severity Scale, que considera outras características clínicas da celulite, fazendo uma avaliação quantitativa e qualitativa. Mais recentemente, utilizando um instrumento de avaliação de qualidade de vida em pacientes com celulite (Celluqol®), também descrito por Doris Hexsel e colaboradores. Eu, juntamente com o cirurgião Roberto Chacur e equipe, com base na Cellulite Severity Scale e na avaliação de qualidade de vida Celluqol, ambos desenvolvidos pela Dra. Doris Hexsel, adaptamos uma nova classificação para essa condição e incluímos alguns itens nesse questionário, como o índice de massa corporal do paciente (IMC) e a presença ou não de aderência cicatricial pós-trauma (além das retrações de pele causadas pela própria celulite), o que diferencia no resultado e no prognóstico do tratamento, além de essa definição ser voltada para o paciente leigo, em que ele próprio responde o questionário, independentemente da avaliação médica, com o intuito de ser orientado sobre as possíveis formas existentes de tratamento para cada caso específico da sua queixa.

O questionário proposto por Roberto Chacur e colaboradores é *on-line* (www.tratamentodacelulite.com.br) e pode ser respondido a qualquer momento por pacientes do mundo todo. Ele se baseia em dez perguntas sobre o tipo de celulite que a pessoa apresenta e como isso afeta sua vida. Em cada uma das dez perguntas, o paciente terá algumas opções de respostas; de acordo com a opção escolhida, ele receberá uma resposta direcionada e personalizada, indicando o melhor tratamento para o caso sinalizado. Essa resposta individualizada será passada pelo próprio *link* do questionário e será direcionada para o *e-mail* do paciente, para que ele possa vir a conhecer as opções de tratamento indicadas para seu tipo e grau de celulite, e assim poder buscar um tratamento médico adequado.

Nas perguntas voltadas para o tipo de lesão da celulite, cada opção de resposta do questionário é ilustrada com fotos de situações parecidas, para que o paciente possa identificar seu caso da melhor forma possível e responder cada pergunta da maneira mais precisa. Todas as fotos apresentadas no questionário são de pacientes do próprio Roberto Chacur, sendo seu uso para divulgação autorizado por eles.

Na pergunta um, o paciente é questionado sobre o número de focos de celulite que ele apresenta, ou seja, o número de depressões profundas que ele observa ao se olhar no espelho, com três opções de resposta: de 1 a 3 focos; de 4 a 6; ou mais de 6 focos de celulite. Como opção para intervir nesses focos, o paciente é orientado a buscar um tratamento pontual com o método Goldincision®.

QUANTOS FOCOS DE CELULITE VOCÊ TEM?

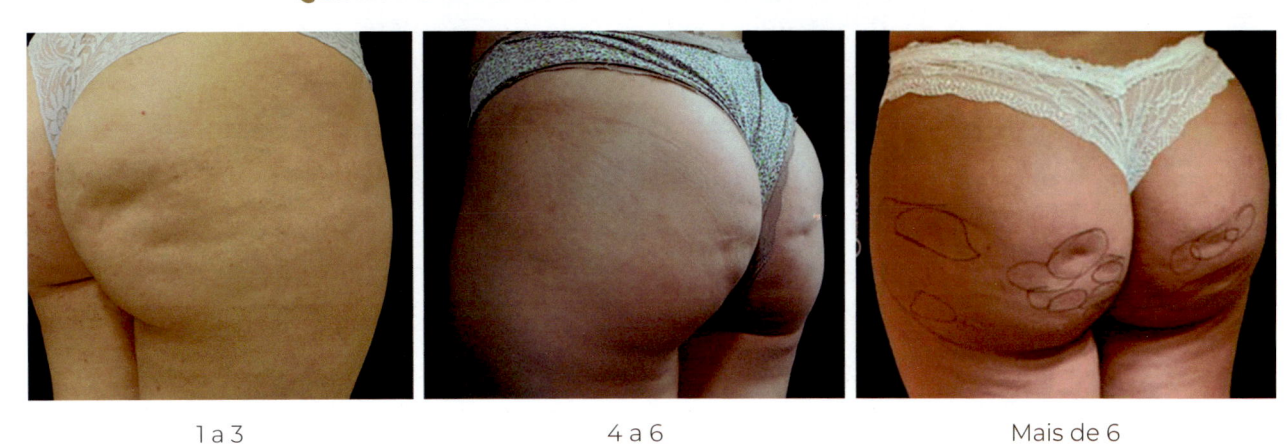

1 a 3   4 a 6   Mais de 6

FIGURA 2.1 | Fotos selecionadas para auxiliar na classificação do número de depressões evidentes.
Fonte: acervo do autor.

Na área afetada pela celulite é aplicado um bioestimulador de colágeno injetável, associado com o descolamento dos septos fibrosos em cada depressão (foco) de celulite. Essa técnica de Goldincision® está descrita em detalhes em outros capítulos deste livro.

Na pergunta dois, o paciente é questionado sobre a profundidade da celulite que ele apresenta, podendo ser superficial, moderada ou profun-

QUAL A PROFUNDIDADE DA SUA CELULITE?

Superficial   Moderada   Profunda

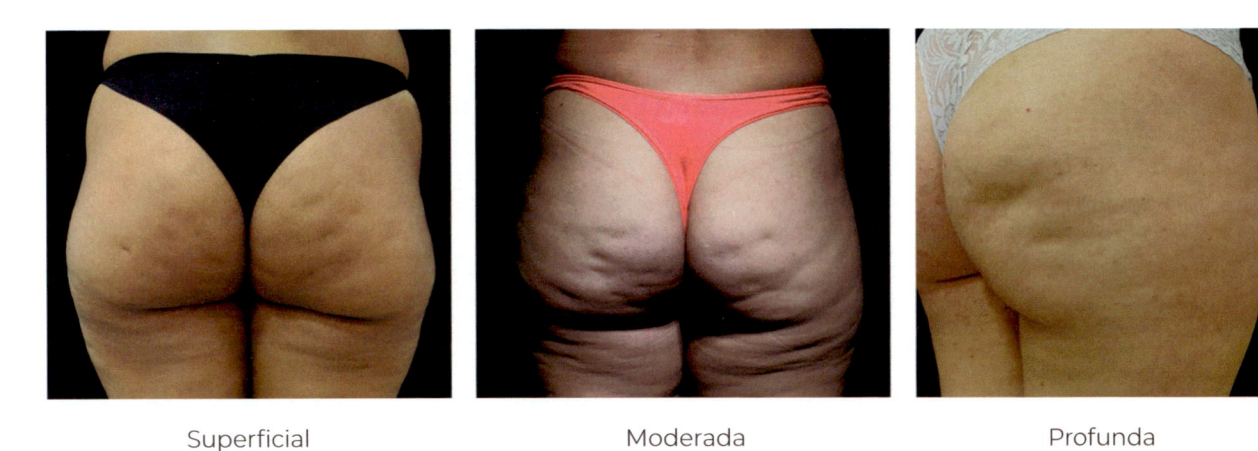

FIGURA 2.2 | Fotos selecionadas para auxiliar na classificação da profundidade das depressões visíveis.
Fonte: acervo do autor.

da. Como a celulite pode ser superficial a profunda, independentemente do grau da flacidez associado, separamos essas perguntas no questionário. A profundidade da celulite, na pergunta dois, se refere à profundidade de cada depressão apresentada pelo paciente, conforme as fotos mostradas no questionário *on-line*, com o objetivo de ajudá-lo na identificação e seleção da sua resposta. O paciente é orientado a utilizar bioestimuladores de colágeno injetáveis para melhorar o aspecto da celulite bem como as suas ondulações e depressões na região afetada e, sempre que necessário, sobre a importância de procedimentos complementares após 45 dias de intervalo, ou, conforme o caso, sobre a necessidade de reaplicação dos bioestimuladores de colágeno injetáveis; isso de acordo com a durabilidade do produto escolhido, caso o paciente e/ou seu médico tenha optado por produtos absorvíveis.

Os bioestimuladores indicados podem ser os absorvíveis, como: Ácido Poli-L-Lático ou Hidroxiapatita de Cálcio, ambos com durabilidade de 1,5 ano; ou Policaprolactona, com durabilidade de 3 anos. Também é possível utilizar os não absorvíveis, como o Polimetracrilato (PMMA); neste caso o implante é permanente.

A todo momento, o paciente é avisado no questionário sobre a importância de buscar tratamentos com profissionais médicos habilitados e atentar para a importância do uso de produtos incluídos nas regulamentações da ANVISA. Estes devem ser abertos na frente do paciente com o lote do produto e a validade conferidos; seu uso deve ser único, sem armazenamento depois de abertos.

Na pergunta três, o paciente é questionado sobre o grau da flacidez que ele apresenta, podendo ter quatro opções de respostas: ausência de flacidez, pouca flacidez, flacidez moderada ou flacidez severa.

Se a resposta do paciente for de ausência de flacidez, é informado de que não há necessidade de uso de aparelhos, exceto para a gordura localizada, se necessário, utilizando-se criolipólise e aplicação de enzimas. Caso sua opção for pouca flacidez, é sugerido que ele faça drenagem manual e use aparelhos indicados para tratamento de flacidez, tais como Velashape III®, Freeze® (radiofrequência), carboxiterapia, corrente-russa, entre outros. O paciente é informado que a escolha do aparelho varia conforme avaliação individual e que para esse grau de flacidez é recomendado um protocolo anual **mínimo** de tratamento.

QUAL A INTENSIDADE DA FLACIDEZ DA SUA PELE?

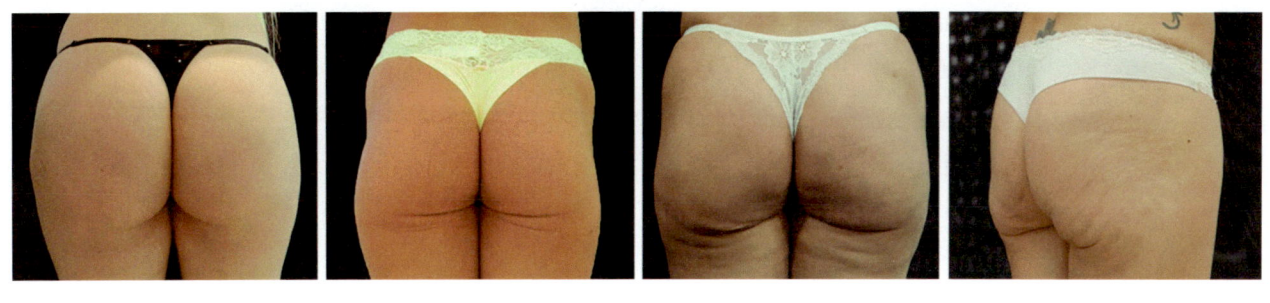

Ausência de flacidez   Pouca   Moderada   Severa

FIGURA 2.3 | Fotos selecionadas para auxiliar na classificação da gravidade da flacidez cutânea.
Fonte: acervo do autor.

Quando o paciente informa flacidez moderada, além dos procedimentos previamente indicados, é sugerido o uso de aparelhos de ultrassom microfocado (tais como Ultraformer® e Uthera®) e um mínimo de dois protocolos anuais de tratamento. Já para aqueles que apresentam flacidez severa, além de todos esses aparelhos, é indicado um mínimo de três protocolos anuais de tratamento, sugerindo-se ainda poder ser necessária a avaliação de um cirurgião plástico para uma possível dermolipectomia.

Na pergunta quatro é abordado o Índice de Massa Corporal (IMC), que o próprio sistema do questionário calcula de acordo com os dados fornecidos pelo paciente referentes a peso e altura, os quais são preenchidos no início do questionário. De acordo com esse cálculo, o questionário *on-line* orienta o paciente sobre seu IMC: se está normal ou se está com sobrepeso, obesidade ou obesidade grave. De acordo com essa informação, ele é orientado sobre o melhor tratamento para o seu caso.

Quando o IMC do paciente está normal, ele é parabenizado. Explica-se a ele que o IMC está dentro da normalidade, que ele está na faixa de peso ideal para a sua altura. No entanto, ele é lembrado da importância de manter hábitos saudáveis, como atividade física regularmente e alimentação equilibrada, com vistas a manter o IMC dentro da normalidade.

Para o paciente com o IMC de sobrepeso, é proposto que um efeito mais expressivo e duradouro de tratamento poderá ser observado se houver adoção de hábitos saudáveis, como a prática regular de atividades físicas e alimentação equilibrada. Ademais, informa-se que a orientação de um nutricionista colabora com a transição gradual para uma nova rotina, a qual ajuda a antecipar a definição do melhor contorno corporal.

O paciente com IMC de obesidade, além de receber a sugestão da adoção de hábitos saudáveis, como a prática regular de atividades físicas e alimentação equilibrada, é-lhe proposto considerar a orientação de um médico nutrólogo ou endocrinologista. Além disso, orienta-se esse paciente a realizar exames laboratoriais com o objetivo de verificar a existência de doenças associadas e/ou de seu perfil hormonal que podem estar associadas à sua obesidade. No caso do paciente com IMC de obesidade grave, este recebe as mesmas orientações do anterior, mas acrescidas da sugestão de que ele deve considerar também uma possível avaliação com um cirurgião bariátrico.

Na pergunta quatro, questiona-se também se o paciente é portador de alguma irregularidade secundária, como, por exemplo, má cicatrização após injeção, acidente, lipoaspiração ou qualquer outro tipo de cirurgia. Nessa questão, embora a forma de realizar o descolamento do septo fibroso durante o procedimento de Goldincision® seja um pouco diferente, uma vez que a fibrose possui maior rigidez e requer uma ferramenta diferenciada para seu rompimento, como, por exemplo, a agulha ultrafina usada em cirurgias oftalmológicas ("ultra fine eye foreign body needle"), não se sugere nenhum tratamento distinto para o paciente; e é mais um dado coletado que poderá ser usado em futuras publicações.

Na pergunta cinco, é verificado se o paciente faz algum tratamento hormonal. Caso responda que sim, é alertado que a utilização de tratamento hormonal pode contribuir de forma expressiva para o acúmulo de gordura localizada – uma das causas da celulite –, sendo importante realizar acompanhamento dos níveis hormonais com um médico nutrólogo ou endocrinologista.

Nas perguntas seis, sete e oito, pergunta-se ao paciente sobre como a celulite afeta a vida dele e como isso interfere na sua rotina. Em cada uma dessas perguntas, ele tem duas opções de resposta: sim ou não. Na pergunta seis, em específico, questiona-se se a celulite interfere no modo de ele se vestir; na pergunta sete, se ela interfere no bem-estar social dele, como, por exemplo, nos relacionamentos íntimos ou na convivência com os amigos; e, na pergunta oito, se ele sente algum desconforto no local da celulite.

Na pergunta nove, questiona-se o paciente sobre os aspectos emocionais da celulite, ou seja, como a celulite afeta os sentimentos dele ao se olhar no espelho. Como opções de resposta "sim" ou "não", ele é questionado se sente raiva, culpa, tristeza, frustração e/ou vergonha diante do espelho. Por fim, na pergunta dez, o paciente tem um espaço para escrever o que o motivou a buscar o tratamento para celulite.

Sendo assim, após a pessoa receber algumas orientações para as principais queixas apresentadas, ela passará a ter ciência de que o tratamento para a celulite é multidisciplinar. Assim, o respondente terá a seu dispor diversas orientações de possíveis tratamentos que deve buscar para tratar aquilo que o incomoda, sendo esses adequados para o seu grau de celulite, mesmo que ele não saiba classificá-la com termos médicos.

Com isso, esse é um questionário desenvolvido para os pacientes se autoclassificarem, o que se contrapõe aos demais questionários propostos ao longo desta literatura, os quais requerem uma avaliação médica para a classificação clínica da celulite. Essa ferramenta tem o intuito de orientar o paciente e direcioná-lo para possíveis tratamentos de acordo com o tipo e o grau de celulite que ele apresenta.

REFERÊNCIAS

Afonso JPJM, Tucunduva TCM, Pinheiro MVB, Bagatin E. Cellulite: a review. Surg Cosmet Dermatol. 2010;2(3) 214-19.

Bacci PA, Leibaschoff G. La Celulitis. Medical Books, Cáscon: 19-196, 2000.

Celulite. Sociedade Brasileira de Dermatologia. Sbd.Org, 2017.

Hernandes ASN, dos Santos GF, Vila MMDC (2022). Celulite: uma breve revisão / Cellulite: a brief review. Brazilian Journal of Development, 8(1), 4201–4212. https://doi.org/10.34117/bjdv8n1-277.

Hexsel D, Weber MB, Taborda ML, Dal'Forno T, Zechmeister-Prado D. Celluqol® - instrumento de avaliação de qualidade de vida em pacientes com celulite. Surg Cosmet Dermatol. 2011; 3 (2):96-101.

Hexsel DM, Dal'forno T, Hexsel CL. A validated photonumeric cellulite severity scale. J Eur Acad Dermatol Venereol. 2009 May; 23(5):523-8. DOI: 10.1111/j.1468 3083.2009.03101.x.

Rawlings AV. Cellulite and its treatment. Int J Cosmet Sci. 2006; 28: 175-190.

Rossi ABR, Vergnanini AL. Cellulite: a review; J Eur. Acd Dermatol Vener 14: 251-262, 2000.

Zerini I, Sisti A, Cuomo R et al. Cellulite treatment: a comprehensive literature review. J Cosmet Dermatol. 2015; 14: 224-240.

3

LIPEDEMA: DESCRIÇÃO, DIAGNÓSTICO E TRATAMENTO

Dra. Fernanda Federico Rezende
Dr. Roberto Chacur

INTRODUÇÃO

Lipedema é uma doença vascular inflamatória caracterizada pelo depósito anormal de gordura, sobretudo nos tecidos subcutâneos dos quadris, das nádegas e dos membros inferiores, de forma crônica, progressiva e com forte caráter hereditário. O lipedema também pode ocorrer nos membros superiores, porém sua presença não é tão comum quanto nos inferiores.

Esse quadro clínico pode ser acompanhado de dor, edema e sensibilidade ao toque nas áreas acometidas. Quando não tratado, o lipedema, em estágios mais avançados, pode evoluir com acometimento dos sistemas linfático e vascular, causando deformidades, redução da mobilidade e dor crônica nos membros inferiores.

O lipedema foi descrito pela primeira vez em 1940 pelos cirurgiões cardiovasculares Dr. Edgar Allen e Dr. Edgar Hines, na Mayo Clinic. Eles o descreveram como um depósito de gordura nos tecidos subcutâneos das nádegas e membros inferiores acompanhado de edema ortostático. Apesar de descrito há mais de 80 anos, o lipedema ainda é pouco diagnosticado e tratado no Brasil e no mundo, tanto que, somente em 2022, a patologia foi incluída na 11ª revisão da Classificação Internacional de Doenças (CID-11), E F 02.2 Lipedema, BD93.1e Lipo-linfedema (DUDEK; Białaszek; GabrieL, 2021).

Diante disso, neste capítulo, apresentarei o lipedema e minha experiência como cirurgiã vascular no tratamento dessa patologia que ainda é pouco conhecida em nosso meio e é, muitas vezes, confundida com outras condições, como o linfedema, a insuficiência vascular e a obesidade. Para tanto, o capítulo conta com oito seções. Contando a partir da segunda seção, esta apresenta as características gerais da doença. A terceira descreve os achados clínicos sobre o lipedema. Já a quarta aponta alguns impactos psicológicos dessa patologia. A quinta relata seus estágios e tipos. A seção seis releva a etiologia e a patogênese. As seções sete e oito trazem o diagnóstico e o tratamento. Por fim, têm-se as considerações finais.

CARACTERÍSTICAS GERAIS

O lipedema é uma doença quase exclusiva das mulheres. Há somente dois relatos de lipedema em homens na literatura (Wold, Hines, Allen, 1951; CHEN *et al.*, 2004). Estima-se que no Brasil 12,3% das mulheres possuam lipedema (Amato *et al.*, 2022), ao passo que na Europa essa taxa varia entre 0,06 e 39% (Fife, Maus, Carter, 2010; Schwahn-Schreiber, Marshall, 2011). A prevalência desse quadro em mulheres ocorre porque, em relação aos homens (Bano, 2010), elas apresentam maior quantidade de tecido adiposo subcutâneo e, consequentemente, maior expressão dos hormônios esteroides. Além disso, os hormônios femininos determinam uma distribuição corporal de tecido adiposo característica nas mulheres (Van Pelt *et al.*, 2006; Gavin, Cooper; Hickner, 2013).

A queixa mais frequentemente apresentada em consultório é a dificuldade em perder medida nos quadris e nas pernas, apesar de dieta e exercícios físicos. As pacientes relatam constante desproporção entre as partes superior e inferior do corpo. Apesar da incidência maior em membros inferiores, o lipedema pode acometer exclusivamente os braços ou se desenvolver concomitantemente neles e nos membros inferiores. As pacientes que sofrem com esse problema apresentam edemas nos membros inferiores que não melhoram mesmo com o repouso noturno, fato que caracteriza o alargamento dos membros pelo depósito de gordura e não por acúmulo de líquidos neles.

Além disso, muitas pacientes queixam-se de dor ao tocar as pernas, principalmente nas laterais das coxas, além do surgimento de equimoses espontâneas. Elas também se queixam de irregularidades nas pernas e nádegas, com presença de celulites (cujo nome técnico sempre reportado é lipodistrofia ginoide). Muitas relatam palpação de nódulos nas pernas, descritos como saco de ervilhas, feijões ou bolinhas de isopor (Meier-Vollrath; Schmeller, 2004). Aproximadamente 50% das pacientes com lipedema têm obesidade (Wold, Hines, Allen, 1951; Harwood, 1996), fato que dificulta o diagnóstico e pode atrasar o tratamento adequado. Por sinal, na obesidade, a distribuição da gordura corporal é mais homogênea ao longo de todo o corpo, não havendo relatos de dor e equimoses frequentes. Contudo, pacientes obesas e portadoras de lipedema apresentam aumento da gravidade dos sintomas e redução da mobilidade. Em minha experiência, fadiga, fraqueza muscular e dificuldade de alcançar hipertrofia dos músculos são sintomas reportados pelas pacientes.

O lipedema frequentemente se desenvolve no início da puberdade e se agrava em períodos em que há flutuações hormonais, como no uso de anticoncepcionais orais, gravidez, menopausa e reposições hormonais (Meier-Vollrath, Schmeller, 2004). Infelizmente, as pacientes procuram tratamento médico somente quando a doença já está em estágios mais avançados. Para piorar, são comuns relatos de inúmeras tentativas frustradas de perder medidas corporais por meio de dietas restritivas, exercícios físicos de alto impacto, hipertrofia muscular com altas cargas e tratamentos diversos para fibroses e gordura localizada. Muitas relatam uma ou mais lipoaspirações de pernas e quadris, com posterior recidiva da doença e piora das fibroses, principalmente nos quadris.

Quando questionadas se têm algum familiar com quadro semelhante, a maioria das respostas é positiva. Estudos apresentam estimativas entre 16 e 64% com história familiar positiva autorrelatada. Este fato sugere forte caráter hereditário do lipedema (Suga, 2009; Herbst, 2012; Rudkin, 1994).

ACHADOS CLÍNICOS

A principal característica do lipedema é a presença de alargamento simétrico e bilateral dos membros inferiores, poupando os pés. Essa característica é importante para diferenciar lipedema de obesidade. Na obesidade, os pés são atingidos; no lipedema, não. Dessa forma, pacientes com lipedema apresentam membros inferiores com aspecto de pantalonas ou calças alargadas, sendo possível visualizar um degrau entre os tornozelos e os pés, local em que normalmente o depósito de gordura se cessa (Hild *et al.*, 2010). Nota-se, também, a formação de coxins adiposos anteriormente aos maléolos laterais e o apagamento, por depósito lipídico, dos sulcos dos músculos retromaleolares.

Não há escurecimento ou espessamento da pele (Langendoen, 2009), exceto quando o lipedema é acompanhado de linfedema ou de insuficiência venosa. Frequentemente, as pacientes apresentam dor à palpação das áreas acometidas, principalmente em laterais das coxas e dos tornozelos. Elas também relatam piora álgica nos períodos menstruais (Woodliffe, 2013). Há ausência do sinal de Godet. Ademais, são comuns equimoses puntiformes ao longo dos membros inferiores, sem histórico de traumas conhecidos e telangiectasias em laterais das coxas (Ourke, Langford, White, 2015).

O lipedema desenvolvido exclusivamente nos braços é muito raro. Mais frequentemente, esse tipo de lipedema acomete não só os braços, mas também a poupa, os antebraços e, simultaneamente, os membros inferiores. Em estudo com 144 pacientes (Herpertz, 1997), verificou-se que 31% de pacientes têm lipedema em membros inferiores e braços e somente 3% exclusivamente nos braços.

Com a progressão da doença, coxins gordurosos são formados medialmente aos joelhos, causando o afastamento dos pés, o que é compensatório ao desnível medial dos joelhos. Tal característica, se agravada progressivamente, causa redução significativa da mobilidade das pacientes (Stutz, Krahl, 2009).

Outra característica comum no lipedema são queixas álgicas, o que fez com que o lipedema ficasse conhecido como síndrome da gordura dolorosa (Allen, Hines, 1940). Nesse sentido, queixas comuns são dor à dígito-pressão, peso e desconforto. Também é normal a queixa de edema leve a moderado com pouca melhora ao elevar os membros inferiores, porém com melhora significativa dos sintomas álgicos com repouso. Estudo (Schmeller, Meier-Vollrath, 2008) com 50 pacientes portadoras de lipedema estágio II mostrou que os níveis de dor reportados por essas mulheres foram semelhantes aos de pacientes portadores de dor crônica. Nesse estudo, Schmeller e Meier-Vollrath (2008) relatam que a forma pela qual as pacientes com lipedema mais intensamente se referiram à dor foi com palavras como "pesado, exaustivo, extenuante, violento". Isso sugere um quadro álgico mais impactante na vida das pacientes com lipedema.

IMPACTOS PSICOLÓGICOS DO LIPEDEMA

Pacientes com lipedema são muitas vezes consideradas gordas, bem como sofrem com diagnósticos errados, como linfedema e insuficiência venosa crônica. Esses diagnósticos errados levam a tratamentos falhos e geram angústia e frustração nelas. Muitas se submetem a dietas extremamente restritas, usam diuréticos excessivamente, realizam exercícios físicos de alta intensidade e mesmo assim não conseguem perder medidas nas pernas.

Outras muitas são desnecessariamente submetidas a cirurgia de varizes. Várias não toleram as terapias compressivas indicadas para quadros de insuficiência venosa crônica e linfedema. Como se não bastasse, frequentemente atendo em consultório pacientes portadoras de lipedema sem diagnóstico prévio e que já se submeteram a inúmeras lipoaspirações, com resultados insatisfatórios. Elas apresentam fibroses profundas e recidiva da doença pouco tempo após os procedimentos.

Pacientes ainda relatam dificuldade em usar botas de cano longo. Também usam frequentemente roupas de tamanhos diferentes, pequena (P) na parte superior e média (M) ou grande (G) na parte inferior do corpo. Elas dizem que sonham usar *shorts* curtos, mas não o fazem pelas fibroses e irregularidades nas coxas.

A frustração e o julgamento de pessoas que desconhecem a doença levam essas pacientes a desenvolverem quadros de bulimia nervosa, anorexia e pseudossíndrome de Barterr (Foldi E., Foldi M., 2006). Essas mulheres precisam ser acolhidas e ouvidas; para isso, muitas vezes é necessária a indicação de psicoterapia adjuvante.

ESTÁGIOS DO LIPEDEMA

O lipedema é classificado em estágios, que vão do I, II, III ao IV, de acordo com a gravidade da doença. Esse estadiamento proposto por Meier-Vollrath e Schmeller (2004) classifica a gravidade da doença. O estágio I é descrito como pele normal com alargamento da hipoderme. No estágio II, há irregularidade na pele e no tecido adiposo, com formação de grandes montes de tecidos não encapsulados. O estágio III apresenta espessamento e endurecimento do tecido subcutâneo, presença de nódulos e formação de grandes coxins gordurosos protrusos e aparentes, especialmente nas coxas e em volta dos joelhos.

O estágio IV é o mais avançado da doença, com a presença de edema linfático associado ao lipedema, chamado de linfolipedema. Contudo, a categorização dos estágios por Meier-Vollrath e Schmeller (2004) não dá o prognóstico de evolução para lipolinfedema. Esse estágio pode progredir gradualmente ou subitamente (Fife, Carter, 2009). Nesse sentido, apesar de ainda pouco especificados, muitos fatores podem ser gatilhos para o desenvolvimento do linfedema secundário, sendo o principal e mais comum deles a obesidade.

O lipedema pode ser classificado de acordo com a área de acometimento no corpo. São cinco tipos diferentes de padrão de depósito de gordura. Alguns pacientes podem ser classificados em mais de um tipo.

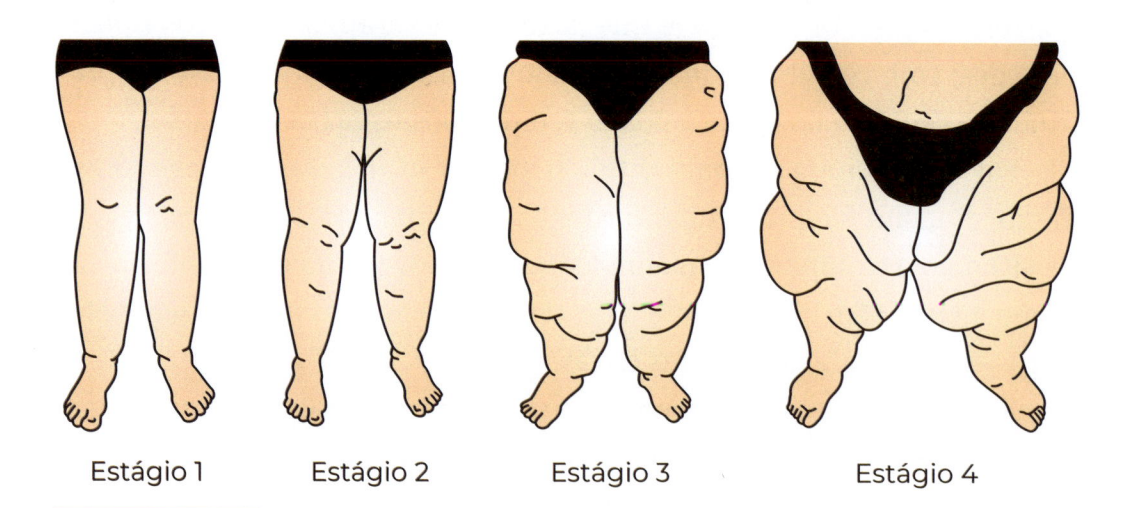

FIGURA 3.1 | Estágios do lipedema.
Fonte: acervo do autor.

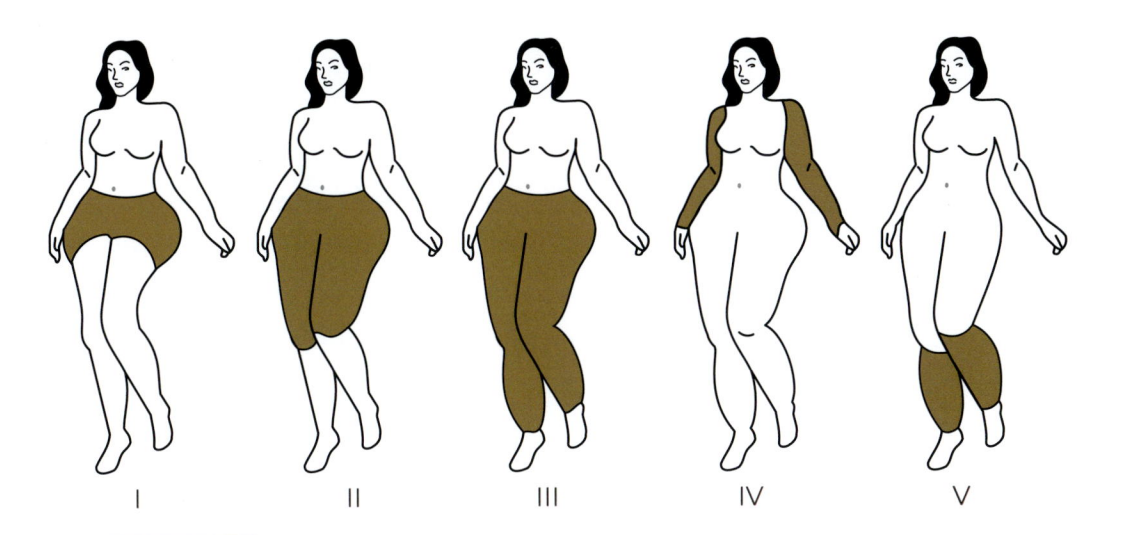

FIGURA 3.2 | Tipos de lipedema.
Fonte: acervo do autor.

O tipo 1 acomete pelve, glúteos e quadril. Já o tipo 2 atinge dos glúteos aos joelhos, com protrusão de gordura dobrada na parte interna do joelho. O tipo 3 envolve a região dos glúteos aos tornozelos, enquanto o tipo 4 acomete exclusivamente os braços. Por fim, o tipo 5 atinge somente a perna inferior.

Foldi E. e Foldi M. (2006) apontam dois principais fenótipos do lipedema: o colunar e o lobar. O primeiro, e o mais comum, é caracterizado pelo aumento das proporções das extremidades inferiores com irregularidades cônicas sequenciais. O lobar é mais raro e se caracteriza pela presença de grandes protuberâncias de gordura que se dobram sobre os quadris, membros inferiores e, por vezes, inclusive, nas porções superiores dos braços.

ETIOLOGIA E PATOGÊNESE

A etiopatogenia do lipedema ainda não é clara. A esse respeito, várias teorias têm sido conjecturadas; uma delas relaciona o desenvolvimento do lipedema a um distúrbio do eixo hormonal feminino. Observa-se que o lipedema se desenvolve no início da puberdade (Mayes, Watson, 2004), momento em que há a atuação do estrogênio nos tecidos adiposos, por meio dos receptores de estrogênio (Herbst *et al.*, 2015). Desse modo, acredita-se que o estrogênio possa ter papel importante na formação de tecido adiposo e outros tecidos que apresentam receptores de estrogênio (Shin *et al.*, 2011). Portanto, uma possível alteração no padrão dos receptores de estrogênio e até mesmo uma falha na responsividade central podem justificar a distribuição anormal de gordura em indivíduos predispostos a isso, assim como a dificuldade que as pacientes com lipedema apresentam em perder gordura ginecoide e dos braços (Herbst, 2012).

Outra teoria, estudada por Földi M. e Földi E. (2006), alvitrou que a microangiopatia no tecido gorduroso aumenta a permeabilidade capilar e consequentemente aumenta o extravasamento de proteínas, causando fragilidade capilar e aumento de equimoses. Os autores observaram também que a diminuição do reflexo venoarterial, presente no lipedema, está associada ao aumento da formação de equimoses e hematomas (Szolnoky *et al.*, 2008). Dessa forma, a hipóxia tecidual presente no lipedema induz a angiogênese, que é considerada patológica pela fragilidade desses novos capilares formados. Como o fator de crescimento endotelial vascular é um dos que controlam a angiogênese, encontram-se níveis anormalmente elevados desse fator de crescimento no lipedema (Frank, 1994). Altas taxas de malonil dialdeído e proteínas carbonilas (Zhao *et al.*, 2003) foram encontradas nos adipócitos cronicamente inflamados, o que evidencia estresse oxidativo crônico e peroxidação lipídica acelerada nos tecidos lipedematosos (Knudsen, 2008).

Suga *et al.* (2009) demonstraram que o tecido lipedematoso tem adipócitos de formas mais variadas, isto é, maiores e com macrófagos ao redor em comparação aos tecidos adiposos normais. Os autores verificaram também, em estudos imuno-histoquímicos, a presença de adipócitos necróticos, com proliferação de células-tronco. Tal quadro pode gerar adipogênese, a qual pode gerar hipóxia similar à encontrada nos tecidos dos obesos, resultando em necrose e mobilização de macrófagos nessas áreas. Macrófagos CD68+ e células positivas para CD34 e KI67 foram encontrados nos adipócitos necróticos no tecido lipedematoso. Esses resultados reforçam a hipótese de que o ambiente isquêmico e necrótico com intensa atividade fagocitária é resultado da rápida adipogênese nos tecidos de lipedema.

Crescenzi *et al.* (2018) mostraram em um protocolo multimodal de ressonância nuclear magnética em mulheres com lipedema que há aumento na concentração de sódio, tanto no tecido adiposo quanto no muscular. Esses níveis altos podem ser justificados pelas depurações vascular e linfática ineficientes ou pelo aumento da deposição do sódio na inflamação crônica do lipedema. Os níveis aumentados de sódio nos músculos podem justificar a fadiga crônica e a força muscular reduzida encontradas nas pacientes. O estudo (Crescenzi *et al.*, 2018) ainda sugere que o sódio tecidual pode ser importante marcador inflamatório da doença.

Uma etiologia genética é fortemente sugerida no lipedema, com 64% de história familiar autorrelatada por mulheres portadoras da doença (Herbst, 2012). Um estudo em 2010 avaliou seis famílias com mais de três gerações com lipedema. Foi encontrado padrão com herança autossômica dominante com penetrância incompleta limitada ao sexo (Criança *et al.*, 2010).

Michelini *et al.* (2020) sugerem que a ação da aldo-ceto-redutase (1C1) na regulação dos hormônios esteroidais está diretamente relacionada ao acúmulo de tecido gorduroso no subcutâneo. Resultados também apontam que a mutação do gene 1C1 pode estar relacionada com o desenvolvimento do lipedema devido à falha na inativação da progesterona, regulando indiretamente a adiposidade da gordura subcutânea (Michelini, 2020). Como resultado, esse é o primeiro gene candidato a ser associado ao lipedema não sindrômico.

DIAGNÓSTICO DO LIPEDEMA

Os critérios de diagnóstico do lipedema, segundo minha própria experiência com a doença, são:

1. Relato de adiposidade (gordura) inflamada, que forma um edema não depressivo e tem distribuição simétrica e bilateral.
2. Esse edema ocorre sobretudo nos membros inferiores, porém poupando os pés (mas não os tornozelos).
3. Lembre-se de que a adiposidade edemaciada não é tão recorrente nos braços, mas neles pode ocorrer. Nesse caso, contudo, a adiposidade poupa as mãos.

4. O edema é resistente à dieta, ao exercício físico e à elevação dos membros. Essa resistência faz com que as regiões acometidas se alarguem progressivamente.
5. Ademais, os pacientes têm sensibilidade aumentada nas áreas com lipedema, sentindo mais dor ao toque ou a traumas leves.
6. Há surgimento de equimose espontânea, sem causa identificada.
7. Percebem-se também varizes reticulares, sobretudo telangiectasias, nas laterais das coxas.
8. Além disso, nota-se sinal de Stemmer negativo.
9. Presenciam-se muitas fibroses (celulites).
10. Ocorrem irregularidades na pele, com aspecto de casca de laranja.
11. Há notável depósito de gordura ao redor dos quadris, joelhos e tornozelos.
12. Ao se apalpar a pele do paciente, percebem-se certa maciez, elasticidade e nodulações (semelhantes à sensação de se tocar um saco com bolinhas de isopor).

É importante notar que essas características que indiquei com base em minha experiência com lipedema se assemelham àquelas apontadas por outras referências, como Wold, Hines e Allen (1951); Harwood *et al.* (1996); Meier-Vollrath e Schmeller (2004); Hild *et al.* (2010); e Fife, Maus e Carter (2010).

Diante disso, salienta-se que a falta de um teste laboratorial, genético ou de imagem para o diagnóstico do lipedema e a pouca familiaridade médica com os critérios para tanto fazem com que essa doença seja altamente subnotificada e muitas vezes confundida com outras patologias, como linfedema, insuficiência venosa e, mais frequentemente, com a obesidade. Essas possíveis confusões levam a diagnósticos médicos errados, que, por sua vez, implicam tratamentos ineficientes, gerando frustração nas pacientes. Por isso, introduzo no Quadro 3.1 os diagnósticos diferenciais do lipedema em relação às patologias com que ela é mais comumente confundida.

Em síntese, a distribuição da adiposidade corporal na obesidade é troncular e não poupa pés e mãos. Pacientes obesos perdem peso de forma homogênea e apresentam boa resposta a dieta hipocalórica e a exercícios físicos (CORNELY, 2006). A adiposidade lipedêmica é extrema-

QUADRO 3.1 | Diferenças para o correto diagnóstico do lipedema

Possível causa de confusão no diagnóstico	Sinais no lipedema	Linfedema	Obesidade	Insuficiência venosa
Gênero	Quase que exclusivamente em mulheres; observado em homens apenas com uma causa feminizante endócrino-hormonal.	Homens e mulheres.	Homens e mulheres.	Homens e mulheres.
Localização	Quadris, nádegas e pernas. Afeta também as extremidades superiores, porém com menos frequência.	Extremidade superior e inferior. Pode ocorrer em qualquer parte do corpo.	Todo o corpo.	Membros inferiores.
Envolvimento nos pés	Não há, exceto no lipolinfedema (estágio IV).	Sim.	Não é habitual, embora ocorra às vezes.	Sim.
Lados	Bilateral.	Comumente unilateral, podendo ser bilateral assimétrica.	Bilateral.	Bilateral.
Dor	Sim.	Não frequentemente.	Não.	Sim, na forma de peso nos membros inferiores.
Alterações na pele	Não.	Sim, em estágios mais tardios.	Não.	Sim (lipodermato-esclerose).
Sinal de Stemmer	Negativo.	Positivo.	Negativo.	Negativo.
Edema	Não depressível ou pouco depressível.	Depressível nos estágios 1 e 2; não depressível no estágio 3.	Normalmente não tem.	Ao final do dia (vespertino e noturno), reversível com elevação dos membros.

Fonte: das colunas 1 a 3 adaptado de Dayan *et al.* (2017); a coluna 4 baseada em experiência própria.

mente resistente a dietas restritivas e a exercícios físicos, assim como a adiposidade de extremidades é persistente.

Telangiectasias, varizes e quadros de tromboflebites podem desenvolver-se nas pacientes com lipedema, porém é baixa a taxa de insuficiência venosa crônica nelas (Harwood *et al.*, 1996). Comumente verifico, em meu consultório, pacientes sem o diagnóstico de lipedema que associam o quadro álgico e o edema característicos desse quadro às varizes. Muitas são submetidas a tratamento cirúrgico e escleroterápico de varizes e mesmo assim permanecem sintomáticas. Equimoses espontâneas são comuns e a dor à digito-pressão é queixa frequente (Wold, Hines, Allen, 1951). É importante salientar que, na insuficiência venosa crônica, o edema é simétrico, bilateral, o quadro álgico é referido como peso e cansaço no fim do dia e o edema é revertido com a elevação dos membros.

Linfedema é uma patologia em que o retorno linfático é lento por causa congênita ou decorrente de traumas, infecções ou cirurgias. O linfedema, estase do fluido intersticial rico em proteínas, é majoritariamente unilateral, envolve toda a extensão do membro afetado, inclusive extremidade distal. Em estágios iniciais, o edema é compressível com sinal de Godet, regride espontaneamente com a elevação do membro e a pele é macia. Em estágios avançados, o edema é permanente, a pele é mais espessa, há sinais inflamatórios, formação de fibrose e o sinal de Stemmer é positivo (incapacidade de formar uma prega ao plissar a região dorsal dos dedos dos pés) (Fife, Carter, 2008). Em paciente com lipedema em estágio inicial, o edema é mínimo, a adiposidade poupa pés e mãos e o sinal de Stemmer é negativo. Em quadros de lipedema que se agravam e evoluem concomitantemente com linfedema, linfolipedema, o sinal de Stemmer é positivo (Fife, Carter, 2008).

Diferenciar lipedema de linfedema em quadros como obesidade mórbida ou lipolinfedema pode ser um desafio. Ambos geram sobrecarga e lentificação do sistema linfático, criando edema crônico. Na obesidade mórbida, o edema pode ser por estase, insuficiência venosa, insuficiência cardíaca, entre outras causas. A obesidade pode agravar tanto o lipedema quanto o edema crônico. Apesar da dificuldade diagnóstica, é indispensável o tratamento do sobrepeso e do edema (Helyer *et al.*, 2010).

TRATAMENTO DO LIPEDEMA

O lipedema é uma doença crônica, progressiva e incurável. Não obstante, existem tratamentos que melhoram seus sintomas e evitam a progressão da doença (quando não tratada, ela pode levar a mobilidade reduzida e deformidades físicas, o que gera sequelas irreversíveis e impactos psicossociais na paciente). Portanto, é muito importante a boa relação entre o médico e a paciente, para que ela desenvolva expectativas realistas sobre os resultados do tratamento, que podem, muitas vezes, ser lentos. A paciente precisa estar ciente de que esse é um processo contínuo e que, prioritariamente, envolve mudança no seu estilo de vida.

O tratamento que passo a indicar baseia-se em minha experiência clínica com pacientes acometidas por lipedema. Os pilares dele são: 1) dietoterapia; 2) exercícios físicos; 3) terapia compressiva; 4) drenagem linfática; 5) suplementação nutricional e, se necessário, 6) medicamentos; e 7) tratamentos cirúrgicos.

Em termos da dietoterapia, não há evidência científica de que a perda de peso melhore o lipedema, porém o contrário não é verdadeiro: o ganho de peso agrava a doença. Dessa forma, caso a paciente tenha IMC normal, não são indicadas dietas restritivas, mas apenas dietas não inflamatórias. Nesse caso em particular, indico e tenho obtido bons resultados com a dieta mediterrânea. Para pacientes com IMC alto e muito alto, dietas hipocalóricas devem ser prescritas, a exemplo de regimes cetogênicos e *low carb*.

Os exercícios físicos recomendados são os de baixo impacto, para evitar sobrecarga em articulações, como joelho e tornozelo. Exercícios aquáticos têm apresentado baixo impacto e as pacientes apresentam boa tolerância a eles. Exercícios aeróbicos ativam as circulações venosa e linfática e melhoram o edema – sobretudo quando há lipolinfedema.

A recomendação de compressão elástica deve ser individualizada. O estágio do lipedema e a presença, ou não, de insuficiência venosa crônica determinarão a intensidade em milímetros de mercúrio da elastocompressão. Pacientes muito inflamadas geralmente não toleram a terapia compressiva com meia elástica, por queixa de dor. Nesse caso, recomenda-se *legging* de baixa compressão, por serem mais confortáveis. Fife, Maus e Carter (2010) apontaram que a terapia compressiva é a mais usada na Europa.

A drenagem linfática deve ser prescrita, necessariamente, na presença de lipolinfedema. Entretanto, minha experiência tem mostrado que as pacientes com estágios menos avançados de lipedema que fazem drenagem relatam conforto físico, sobretudo de relaxamento e melhora álgica, além de descanso emocional.

Já a suplementação nutricional é individualizada de acordo as condições particulares das pacientes – ou seja, não há protocolo único de suplementação. Exames laboratoriais e bioimpedância ajudam a personalizar esse pilar do tratamento; por exemplo, hipovitaminoses atestadas em laboratório devem ser corrigidas por reposição vitamínica. Por sua vez, fitoterápicos, cujos componentes ativos serão sempre indicados caso a caso, auxiliam a desinflamar a paciente e têm apresentado bons resultados em minha experiência clínica.

Já a medicação é outro aspecto individualizado no tratamento do lipedema e está relacionada à averiguação da possibilidade de a paciente ter comorbidades associadas; dentre tais, as que mais aparecem em meu consultório são obesidade, disfunção tireoidiana, síndrome metabólica, deficiência de ferro e insuficiência venosa crônica. Para o lipedema em específico, Reich-Schumple *et al.* (2017) mostraram que não há indicação de tratamento medicamentoso. Eles apontam também que o uso de diurético não é recomendado, pois piora a condição.

Em termos de tratamentos cirúrgicos, a lipoaspiração é o mais utilizado. Contudo, ela é apenas indicada quando as pacientes apresentam falha terapêutica no tratamento clínico ou quando têm restrição de mobilidade nos quadros avançados de lipedema. Visa-se, assim, a melhorar a autonomia de locomoção da paciente. Quando indicada, a lipoaspiração a ser feita é a vibroaspiração, com generosa tumescência anestésica local.

Novas tecnologias a *laser*, inclusive as voltadas para lipoaspiração, podem auxiliar nos resultados, não apenas esteticamente, mas funcionalmente, pois, além de reduzir o volume local, há melhora da mobilidade, do metabolismo local e melhora da flacidez. O *laser* tem o objetivo de atuar seletivamente na gordura, tornando-a liquefeita, além de retrair a pele através do estímulo de colágeno por emissão de calor local. É importante salientar que é necessário extrema cautela para evitar excesso de calor durante o procedimento com vistas a evitar a piora da inflamação e formação de fibroses cicatriciais.

Outras tecnologias, como ultrassom microfocado, radiofrequência agulhada, radiofrequências isoladas, eletroestimulação, endermoterapia e drenagens podem auxiliar no tratamento e controle do lipedema, sendo indicadas individualmente de acordo com o estágio da doença.

Para tratamento cirúrgico de fibroses relacionadas ao lipedema pode ser indicado o descolamento delas. Nesse caso, minha experiência tem sido a associação de técnicas conhecidas como Goldincision®. Quando a paciente apresenta baixos níveis inflamatórios, ou seja, está com a doença compensada, as fibroses residuais – frequentemente numerosas podem ser tratadas com bioestimulação de colágeno e ruptura dos septos fibrosos via Goldincision®. O bioestímulo, como discutido mais profundamente em outro capítulo deste livro, é realizado pela aplicação de micropartículas que, além de estimular o depósito de colágeno tecidual, promovem a neovascularização, melhorando assim o metabolismo e a hipóxia tecidual. A gordura local é descompactada pela ruptura dos septos fibrosos com o método Goldincision®.

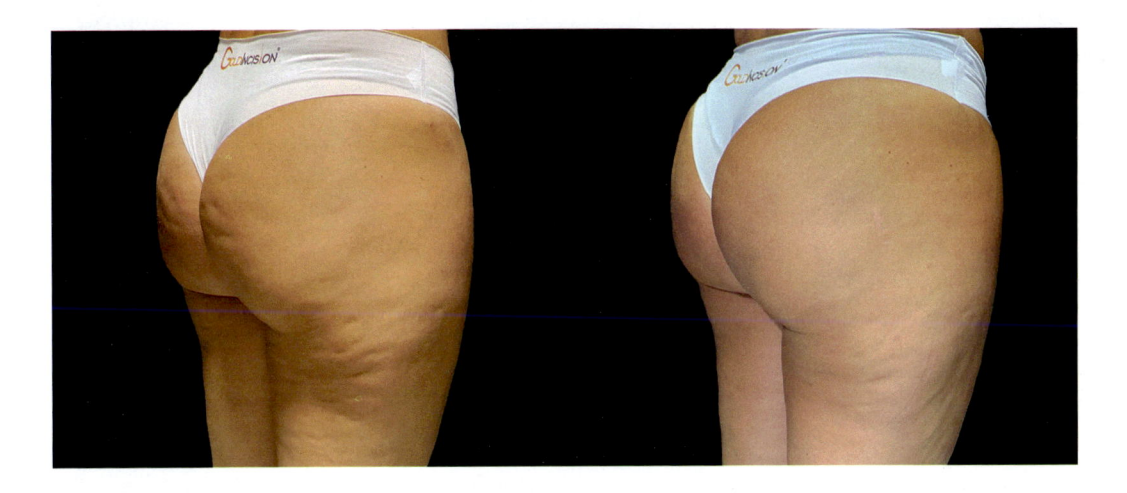

FIGURA 3.3 | Goldincision® realizado em paciente portadora de lipedema estágio 1 com processo inflamatório controlado. Notam-se fibroses lineares em região lateral e posterior de coxa e irregularidades na região glútea. Resultado após a primeira sessão.
Fonte: acervo do autor.

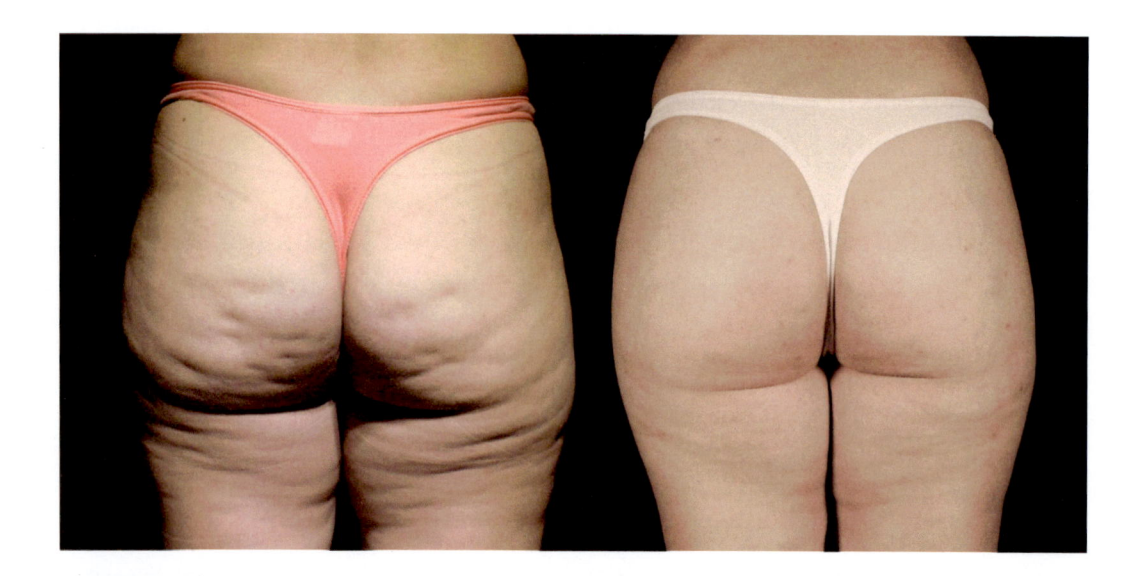

FIGURA 3.4 | Um caso de lipedema grau II tratado com Goldincision®, demonstrando não apenas a melhora estética das irregularidades, mas a melhora geral da qualidade da pele pela reestruturação do colágeno e do metabolismo local, inclusive confirmada pelo exame PET-CT, demonstrando o aumento do metabolismo local pela presença de produtos bioestimuladores que são espalhados de forma subdérmica com microcânulas (agulhas de ponta romba) por toda a região acometida.
Fonte: acervo do autor.

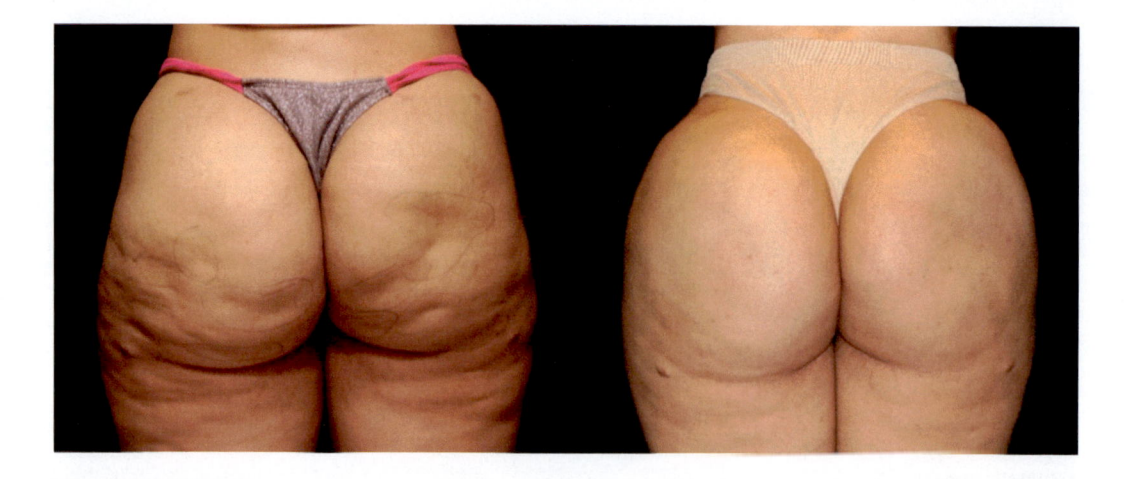

FIGURA 3.5 | Goldincison® demonstrando sucesso mesmo em casos severos e com lipedema (no caso lipedema estágio 2 tipo 3) acometendo quadril, coxas e panturrilhas. Neste caso, paciente manteve o mesmo peso e as mesmas atividades, ou seja, o resultado se deu pelo método que associa o uso de bioestimuladores, melhorando circulação e metabolismo, reestruturando colágeno e descompactando a gordura quando do descolamento do septo fibroso.
Fonte: acervo do autor.

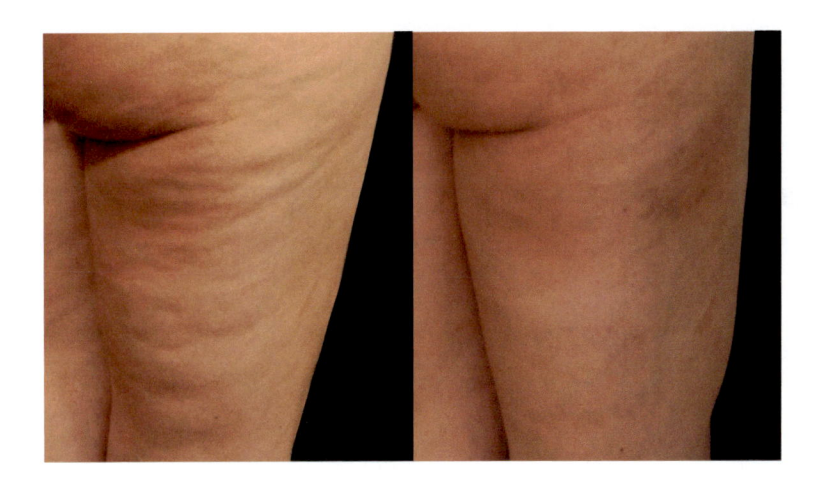

FIGURA 3.6 | Mais um caso de lipedema associado a flacidez. Percebam que ainda há uma equimose residual no pós-45 dias da foto da direita. O nivelamento da irregularidade é visível de imediato e para tanto é necessário que o procedimento seja feito com o paciente em pé e com uma iluminação apropriada, e a qualidade da pele fica ainda melhor com o passar de até 3-4 meses, devido ao bioestímulo de colágeno e melhor vascularização com aumento do metabolismo local.
Fonte: acervo do autor.

Por fim, uma boa saúde do sono, um bom funcionamento intestinal e controle do estresse são cruciais para melhorar o lipedema. Todos esses aspectos atuam no tratamento da inflamação e na sua prevenção.

CONCLUSÃO

O lipedema é uma doença vascular inflamatória crônica cuja primeira descrição aconteceu há muito tempo, mas que apenas recentemente ganhou maior reconhecimento. Embora poucos profissionais tenham se especializado em diagnosticá-la e tratá-la, por ser uma doença vascular crônica, ela deve ser tratada por médicos vasculares, pois são eles os profissionais capacitados para isso.

Há tempos tratando lipedema, sei como as mulheres que sofrem com essa doença se sentem culpadas e angustiadas. Tive, inclusive, casos de julgamento de mulheres que, ao não conseguirem arrefecer os sintomas corpóreos do lipedema, foram tratadas como mentirosas. Por não terem um diagnóstico correto, que deve ser feito por médicos vasculares que conhecem a doença, as mulheres com lipedema muitas vezes não conseguem resultados positivos ao tentarem melhorar os aspectos decorrentes dessa doença, sendo submetidas a tratamentos com técnicas reconhecidamente ineficientes.

Novas abordagens como a Goldincision® e novas tecnologias vêm avançando para resultados cada vez melhores no tratamento do lipedema.

REFERÊNCIAS

Allen EU, Hines EA Jr. Lipedema of the legs. A syndrome characterized by fat legs and orthostatic edema. Proc Staff Meet Mayo Clin 1940; 15:184-7

Allen EV, Hines EA, Hines EA. Lipedema of the legs: a syndrome characterized by fat legs and orthostatic edema. Proc Staff Meet Mayo Clin. 1940; 15:184-7.

Amato ACM, Amato FCM, Amato JLS, Benitti DA. Lipedema prevalence and risk factors in Brazil. J Vasc Bras. 2022.

Bano G, Mansour S, Brice G, Ostergaard P; Mortimer OS, Jeffery S, Nussey, mutação S. Pit-1 e lipoedema em uma família. Exp. Clin. Endocrinol. Diabetes 2010, 118, 377-380.

Chen SG, Hsu SD, Chen TM, Wang HJ. Painful fat syndrome in a male patient. Br J Plast Surg 2004; 57:282-6.

Cornely ME. Lipedema and lymphatic edema. In: Shiffman MA, Di Giuseppe A, eds. Liposuction. Principles and Practice. New York, NY: Springer-Verlag; 2006.

Crescenzi R, Mahany HB, Lants SK, Wang P, Donahue MJ, Marton A, Titze J, Donahue PMC, Beckman JA Tissue. O teor de sódio é elevado na pele e no tecido adiposo subcutâneo em mulheres com lipedema. Obesidade 2018; 26, 310-317.

Criança, AH, Gordon KD, Sharpe P, Brice G, Ostergaard P, Jeffery S, Mortimer OS. Lipedema: Uma condição hereditária. Sou. J. Med. Genet. A 2010; 152A: 970-976.

Dayan E, Kim JN, Smith ML, Seo CA, Damstra RJ, Schmeller W, et al. Lipedema: the disease they call FAT. Cambridge: Lipedema Simplified LLC; 2017.

Dudek JE, Białaszek W, Gabriel M. Quality of life, its factors, and sociodemographic characteristics of Polish women with lipedema. BMC Womens Health. 2021; 21(1):27. http://dx.doi.org/10.1186/s12905-021-01174-y. PMid:33446179.

Fife CE, Carter MJ. Lymphedema in the morbidly obese patient: unique challenges in a unique population. Ostomy Wound Manage 2008; 54:44-56.

Fife CE, Carter MJ. Lymphoedema in bariatric patients: chicken or egg? J Lymphoedema 2009; 4:29-37

Fife CE, Maus EA, Carter MJ. Lipedema: a frequently misdiagnosed and misunderstood fatty deposition syndrome. Adv Skin Wound Care. 2010; 23(2):81-92. http://dx.doi.org/10.1097/01. ASW.0000363503.92360.91. PMid:20087075.

Foldi E e Foldi M. Lipedema. In: Foldi M, Foldi E (eds). Foldi's Textbook of Lymphology. 2nd ed. Munich, Germany: Elsevier; 2006: 417-27.

Földi M, Földi E, editors. Földi's textbook of lymphology for physicians and lymphedema therapists. 3rded. München: Urban & Fischer; 2012

Frank RN. Vascular endothelial growth factorVits role in retinal vascular proliferation. N Engl J Med 1994; 331:1519-20.

Gavin KM, Cooper EE, Hickner RC. O conteúdo de proteína do receptor de estrogênio é diferente no tecido adiposo subcutâneo abdominal do que no glúteo de mulheres pré-menopáusicas com sobrepeso a obesidade. *Metabolismo* 2013, 62, 1180-1188.

Gregl A. Lipedema [in German]. Z Lymphol 1987; 11:41-3.

Harwood CA, Bull RH, Evans J, Mortimer PS. Lymphatic and venous function in lipoedema. Br J Dermatol 1996; 134:1-6.

Harwood CA, Bull RH, Evans J, Mortimer PS. Lymphatic and venous function in lipoedema. Br J Dermatol 1996; 134:1-6.

Helyer LK, Varnic M, Le LW, McCready D. Obesity is a risk factor for developing postoperative lymphedema in breast cancer patients. Breast J. 2010; 16(1):48–54.

Herbst KL, Mirkovskaya L, Bharhagava A, Chava Y, CHT Te. Lipedema fat and signs and symptoms of illness, increase with advancing stage. Arch Med 2015; 7: 10.

Herbst KL. Distúrbios adiposos raros (RADs) disfarçados de obesidade. Acta. Pharmacol. Pecado. 2012; 33, 155-172.

Herbst KL. Rare adipose disorders (RADs) masquerading as obesity; 2012 Feb; 33(2):155-72

Herbst, KL. Distúrbios adiposos raros (RADs) disfarçados de obesidade. Acta. Pharmacol. Pecado. 2012, *33*, 155-172.

Herpertz U. Range of lipedema at a special clinic for lymphological diseases: manifestations, combinations, and treatment possibilities [in German]. Vasomed 1997; 9: 301-7.

Hild AH, Gordon KD, Sharpe P, Brice G, Ostergaard P, Jeffery S, et al. Lipedema: an inherited condition. Am J Med Genet A. 2010; 152A(4):970–6.

Knudsen LS, Klarlund M, Skjdt H, et al. Biomarkers of inflammation in patients with unclassified polyarthritis and early rheumatoid arthritis. Relationship to disease activity and radiographic outcome. J Rheumatol 2008; 35:1277-87.

Langendoen SI, Habbema L, Nijsten TE, Neumann HA. Lipoedema: from clinical presentation to therapy. A review of the literature. Br J Dermatol 2009; 161:980-6.

Mayes JS, Watson GH. Direct effects of sex steroid hormones on adipose tissues and obesity. Obes Rev 2004; 5: 197-216

Meier-Vollrath I, Schmeller W. LipoedemaVcurrent status, new perspectives [in German]. J Dtsch Dermatol Ges 2004; 2:181-6.

Meier-Vollrath I, Schmeller W. LipoedemaVcurrent status, new perspectives [in German]. J Dtsch Dermatol Ges 2004; 2:181-6

Michelini S, Chiurazzi P, Marinho V, Dell'Orco D, Manara E, Baglivo M, Fiorentino A, Maltês PE, Pinelli M, Herbst KL. Aldo-ceto redutase 1C1 (AKR1C1) como o primeiro gene mutado em uma família com lipedema primário não sindrômico. Int. J. Mol. Sci.2020; 21:6264.

Ourke JH, Langford RM, White PD. The common link between functional somatic syndromes may becentral sensitisation. J Psychosom Res. 2015; 78(3):228–36.

Reich-Schupke S, Schmeller W, Brauer WJ, Cornely ME, Faerber G, Ludwig M, Lulay G, Miller A, Rapprich S, Richter DF, Schacht V, Schrader K, Stücker M. and Ure C. S1 guidelines: Lipedema. JDDG: Journal der Deutschen Dermatologischen Gesellschaft, 2017; 15:758-767. https://doi.org/10.1111/ddg.13036.

Rudkin GH, Miller TA. Lipedema: a clinical entity distinct from lymphedema. Plast Reconstr Surg 1994; 94:841-9.

Schmeller W, Meier-Vollrath I. Pain in lipedemaVan approach. LymphForsch 2008; 12: 7-11.

Schwahn-Schreiber C, Marshall M. Prävalenz des Lipödems bei berufstätigen Frauen in Deutschland. Phlebologie. 2011;40 (03):127-34. http://dx.doi.org/10.1055/s-0037-1621766.

Shin BW, Sim YJ, Jeong HJ, Kim GC. Lipedema, a rare disease. Ann Rehabil Med 2011; 35: 922-927.

Stutz JJ, Krahl D. Water jet-assisted liposuction for patients with lipoedema: histologic and immunohistologic analysis of the aspirates of 30 lipoedema patients. Aesthetic Plast Surg 2009; 33:153-62.

Suga H, Arakai J, Aoi N, Kato H, Higashino T, Yoshimura K. Adipose tissue remodeling in lipedema: adipocyte death and concurrent regeneration. J Cutan Pathol 2009; 36: 1293-8.

Suga H, Arakai J, Aoi N, Kato H, Higashino T, Yoshimura K. Adipose tissue remodeling in lipedema: adipocyte death and concurrent regeneration. J Cutan Pathol 2009; 36:1293-8.

Szél E, Kemény L, Groma G, Szolnoky G. Pathophysiological dilemmas of lipedema. Med Hypotheses.2014; 83(5):599–606

Szolnoky G, Nagy N, Kova´cs RK, et al. Complex decongestive physiotherapy decreases capillary fragility in lipedema. Lymphology 2008; 41:161-6.

Van Pelt RE, Gozansky WS, Hickner RC, Schwartz RS, Kohrt WM. Modulação aguda da lipólise do tecido adiposo por estrogênios intravenosos. Obes. (Silver Spring) 2006, 14, 2163-2172.

Wold LE, Hines EA Jr, Allen EV. Lipedema of the legs: a syndrome characterized by fat legs and edema. Ann Intern Med 1951; 34:1243-50.

Wold LE, Hines EA Jr, Allen EV. Lipedema of the legs: a syndrome characterized by fat legs and edema. Ann Intern Med 1951; 34:1243-50.

Wold LE, Hines EA Jr, Allen EV. Lipedema of the legs: a syndrome characterized by fat legs and edema. Ann Intern Med 1951; 34:1243-50.

Woodliffe JM, Ormerod JOM, Beale A, Ramcharitar S. An under-diagnosed cause of leg swelling. BMJCase Rep. 2013.

Zhao J, Hu J, Cai J, Yang X, Yang Z. Vascular endothelial growth factor expression in serum of patients with hepatocellular carcinoma. Chin Med J (Engl) 2003; 116: 772-6.

4

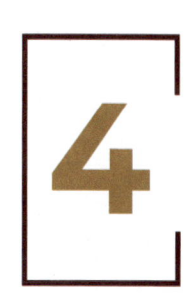

ANATOMIA DA REGIÃO DOS GLÚTEOS APLICADA NA PRÁTICA

Dr. Roberto Chacur
Dra. Danuza Dias Alves
Dr. Hamilton Couto

A anatomia muscular do glúteo é de extrema importância, principalmente quando o paciente é submetido a correção volumétrica, ainda mais quando se trata de produto de longa duração, que deve ser infiltrado em nível intramuscular. Esse plano é muito importante se pensarmos a longo prazo, pois o produto precisa ficar no músculo, sustentando-o, e não na pele, "pesando", além de proporcionar um resultado mais natural e imperceptível ao toque. Para correção volumétrica com produtos absorvíveis, em alguns casos, o preenchimento pode e deve ser em plano subcutâneo, assim como no tratamento da celulite, com o uso de bioestimuladores, mas sempre em quantidades pequenas. A seguir, apresenta-se o detalhamento de uma dissecção pelos autores em *fresh frozen* cadáver antes e depois da infiltração de PMMA com corante e correlacionando com imagens de desenhos anatômicos.

Ao longo deste capítulo será mesclada uma revisão da literatura com a dissecção de cadáver fresco pré e pós-aplicação de Biossimetric® 30% com corante.

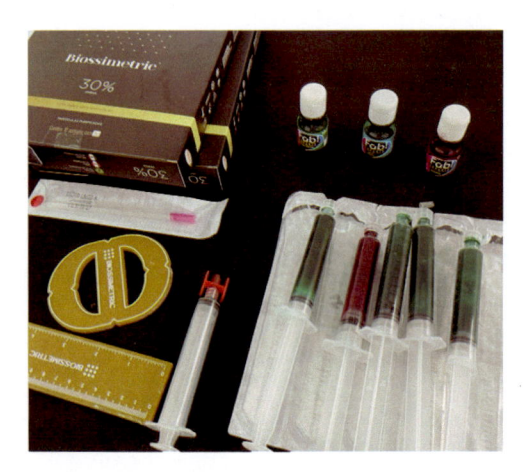

FIGURA 4.1 | A Imagem pré-dissecção em que é observada a preparação do material que foi utilizado para corar as estruturas, as quais seriam analisadas após a dissecção da região glútea.
Fonte: acervo do autor.

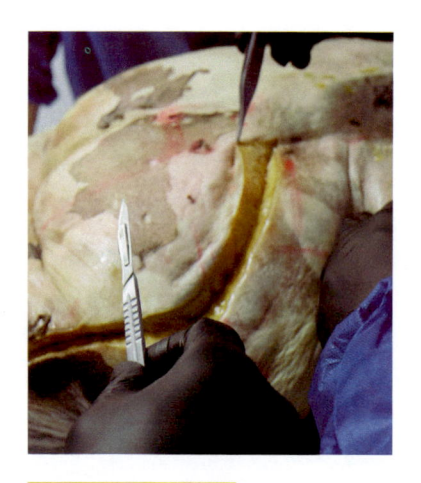

FIGURA 4.2 | A abordagem de escolha para início da dissecção foi a de *Kocher langenbeck* (via de acesso nas cirurgias de quadril). Abordagem inicial neste estudo para melhor visualizar toda musculatura superficial e profunda, assim como estruturas vasculares e nervosas.
Fonte: acervo do autor.

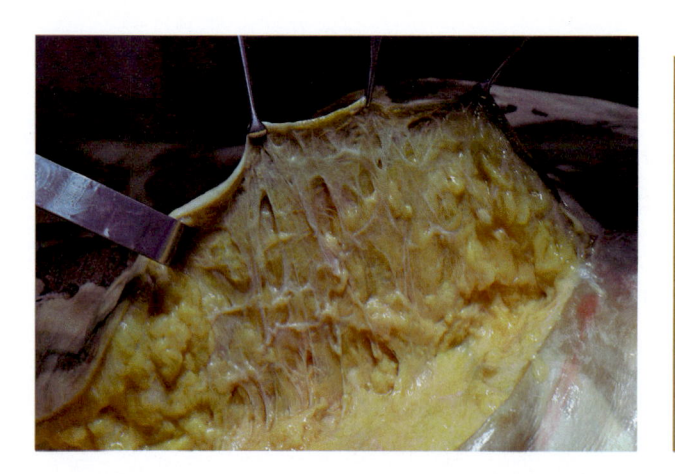

FIGURA 4.3 | A imagem acima é proveniente da dissecção de um cadáver *fresh frozen* no qual é demonstrado um verdadeiro emaranhado de septos fibrosos juntamente com estruturas vasculares. Note que o septo não é único e acompanha a ramificação vascular, tornando-se mais numeroso e mais delgado conforme se superficializa, assim como os compartimentos de gordura.
Fonte: acervo do autor.

Na gordura superficial, temos um maior número de compartimentos de gordura com maior pressão, principalmente em pacientes obesos ou com sobrepeso. Consequentemente, há maior aparência das irregularidades da celulite, maior comprometimento vascular, com mais estase

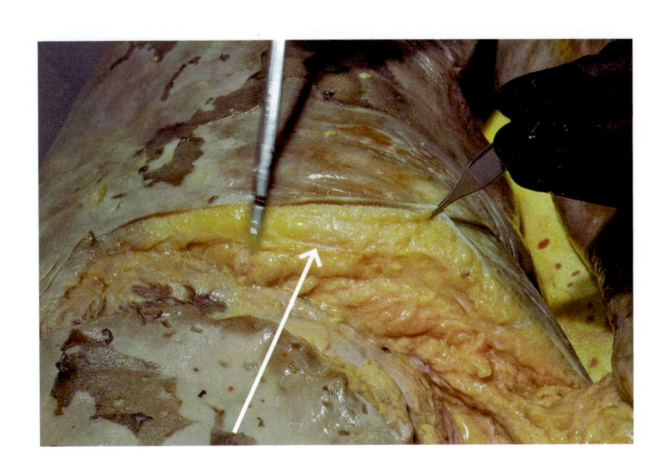

FIGURA 4.4 | Fáscia superficial – separa gordura superficial (camada areolar) da gordura profunda (lamelar). Conforme publicado na PRS em setembro de 2021 por Lauren A, Whipple: constatado em exame ultrassom que em 97,6% dos casos (169 de 173 irregularidades) estavam com presença de septo fibroso, e 84.4% destes, com orientações obliqua x perpendicular, 90% com origem de fáscia superficial, 11% tendo relação com estrutura vascular, mais em obesos ou com sobrepeso.

Fonte: acervo do autor.

venosa e edema, o que leva a um aumento ainda maior da pressão, com mais retenção de líquido.

O descolamento dessas retrações acaba aliviando não apenas esteticamente, mas também ocasiona a redução na pressão local, melhorando, assim, a circulação e o edema local, que, associado aos bioestimuladores (que podem ser distribuídos tridimensionalmente em todo o tecido subcutâneo), promovem ainda a reestruturação do colágeno e implementam a neovascularização, que sabidamente a propriedade desse produto proporciona.

A fáscia superficial está intimamente relacionada com a aparência da celulite, que com a força gravitacional associada à flacidez cutânea, promove uma aparência ainda maior.

Logo abaixo do tecido subcutâneo, temos o glúteo máximo, e sua aponeurose está em contato direto com praticamente todo o tecido subcutâneo do glúteo, e é nesse intervalo entre músculo e pele que temos as irregularidades.

Não será com o preenchimento em nível intramuscular que iremos corrigir essas retrações. Eventualmente, quando realizado, embora a projeção e a flacidez melhorem, algumas irregularidades podem inclu-

FIGURA 4.5 | Na imagem ao lado podemos visualizar o glúteo máximo levemente corado após infiltrarmos Biossimetric® 30% com corante verde previamente à dissecção com uso de microcânula atramática (ponta romba) com 18G x 10 cm. Após a dissecção foi possível comprovar a ausência de corante em nível subcutâneo (produto infiltrado em nível muscular), compreendendo toda a camada muscular superficial e também a profunda.
Fonte: acervo do autor.

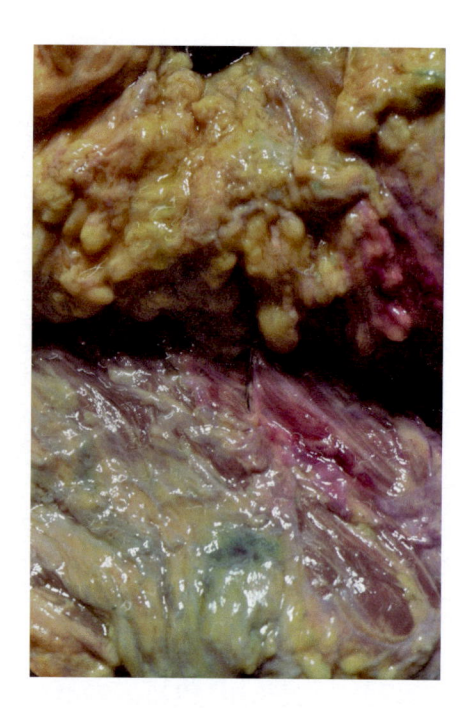

sive ficar mais aparentes. Ou seja, alguns abaulamentos não podem ser corrigidos em nível muscular se o motivo está em nível subcutâneo.

REGIÃO DOS GLÚTEOS – MUSCULATURA, VASCULARIZAÇÃO E INERVAÇÃO

A região glútea é a área posterior à cintura pélvica, entre a crista ilíaca e a prega glútea inferior.

Musculatura:

- Músculos glúteos superficiais:
    - Glúteo superior
    - Glúteo médio
    - Glúteo inferior
    - Tensor da fáscia lata

- Músculos glúteos profundos:
    - Piriforme

- Gêmeos superior e inferior
- Obturador interno
- Quadrado femoral

Inervação:

- Ciático
- Glúteo superior e inferior
- Cutâneo femoral posterior
- Pudendo

Vasos sanguíneos:

- Artérias glúteas superior e inferior (ramos da artéria ilíaca interna)
- Veias glúteas superior e inferior (drenam para a veia ilíaca interna)

Forâmen:

- Isquiáticos maior e menor da bacia (formados pelos ligamentos sacroespinhoso e sacrotuberoso)

Limites:

- Superior: crista ilíaca
- Medial: prega interglútea
- Lateral: uma linha imaginária da espinha ilíaca anterossuperior ao trocânter maior
- Inferior: prega glútea inferior

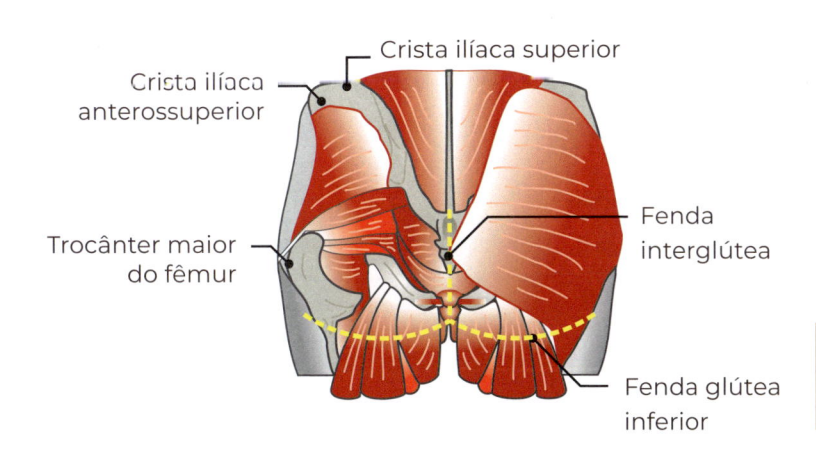

FIGURA 4.6 | Músculos do glúteo.
Fonte: acervo do autor.

QUADRO 4.1 | Músculos glúteos superficiais

Músculo	Origem	Inserção	Inervação	Função
Glúteo máximo	Ílio posterior à linha glútea posterior, sacro e cóccix posteriores e ligamento sacrotuberoso.	Trato iliotibial (75%) e tuberosidade glútea (25%).	Nervo glúteo inferior (S1, S2).	Extensão da anca. Auxilia na rotação lateral.
Glúteo médio	Ílio externo entre as linhas glúteas anterior e posterior.	Grande trocânter do fêmur.	Nervo glúteo superior (L4, L5, S1).	Abdução e rotação medial da anca. Mantém a bacia nivelada quando o membro oposto está fora do chão (fase de balanço).
Glúteo mínimo	Ílio externo entre as linhas glúteas anterior e inferior.	Grande trocânter do fêmur.		
Tensor da fáscia lata	Espinha ilíaca anterossuperior.	Trato iliotibial ao côndilo lateral da tíbia.		Flexão da anca. Estabiliza a articulação do joelho.

Fonte: Lecturio.com.

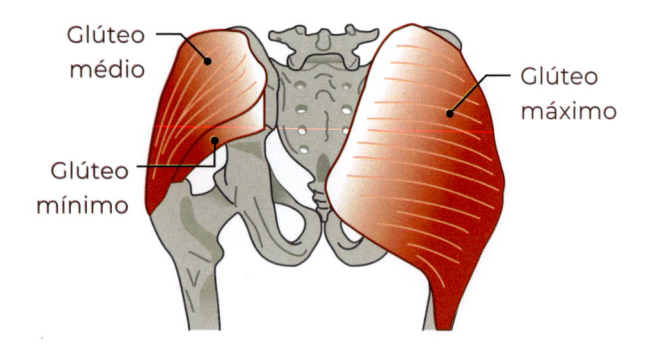

FIGURA 4.7 | Músculos glúteos superficiais. Fonte: acervo do autor.

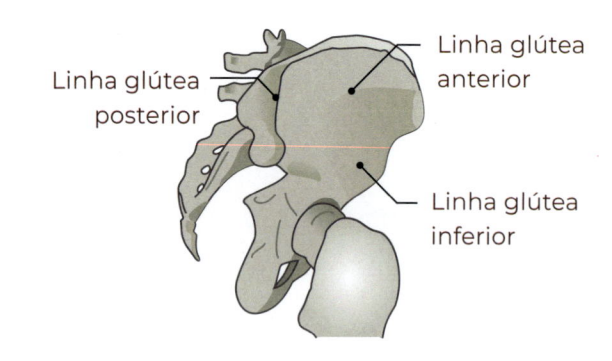

FIGURA 4.8 | Ossos da bacia. Fonte: acervo do autor.

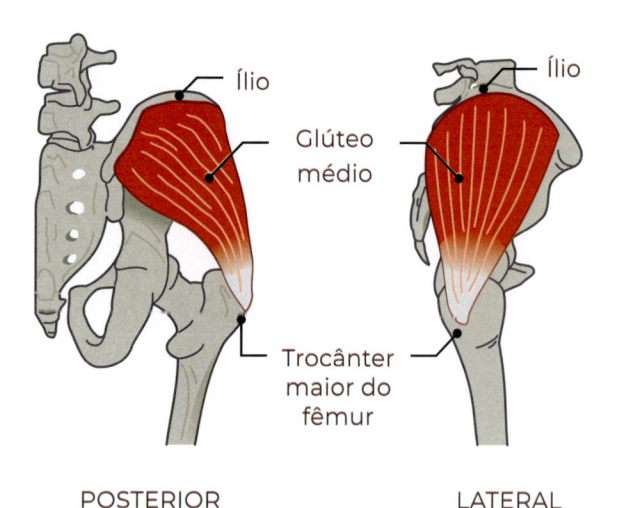

FIGURA 4.9 | Glúteo médio – visão posterior e lateral. Fonte: acervo do autor.

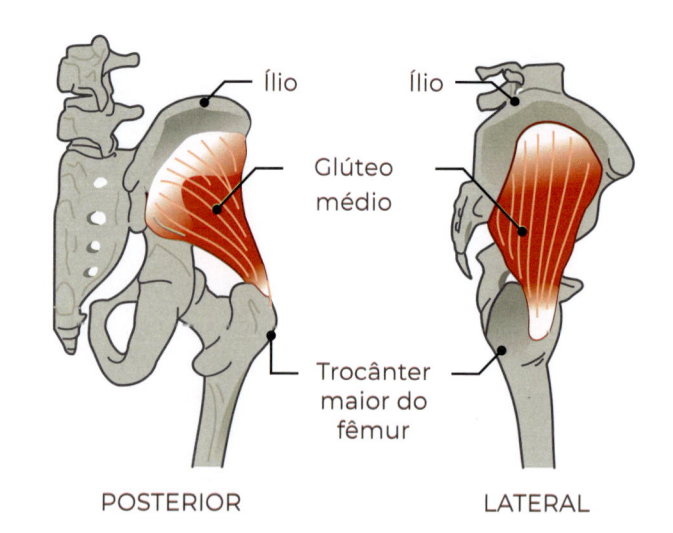

FIGURA 4.10 | Glúteo mínimo – visão posterior e lateral. Fonte: acervo do autor.

POSTERIOR	LATERAL

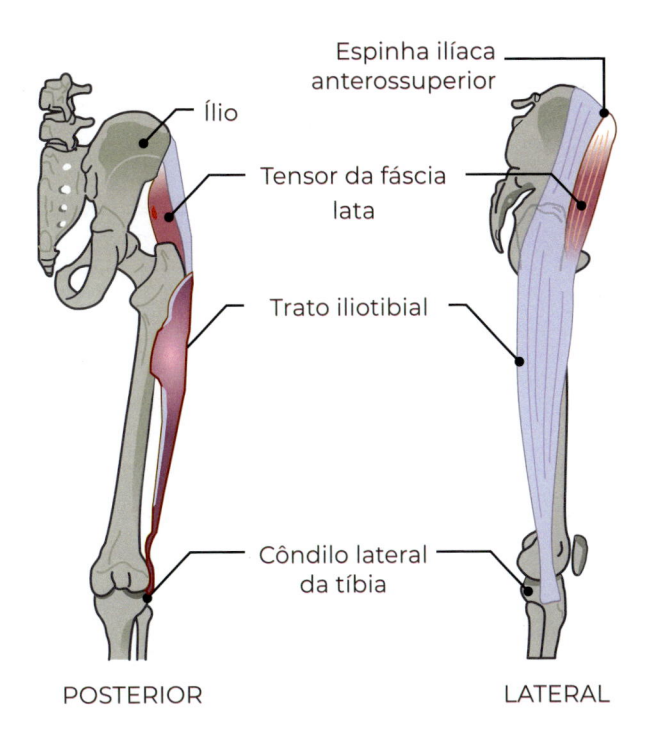

FIGURA 4.11 | O **trato iliotibial** atua como aponeurose para dois **músculos** da pelve, o tensor da fáscia lata e o glúteo máximo. É muito importante a relação deste com o preenchimento do quadril *deep hips*. Estabiliza o quadril e o joelho, tem a inserção de grande parte do glúteo máximo que se insere no trato iliotibial e na tuberosidade glútea do fêmur.

Tuberosidade glútea do fêmur e trato ileotibial – neste local estaria inserido ¾ do glúteo máximo. Fonte: acervo do autor.

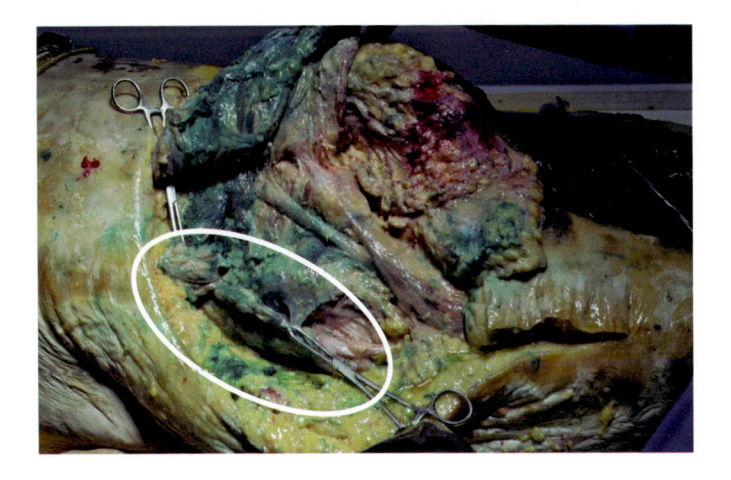

FIGURA 4.12 | Trato iliotibial do quadril esquerdo, com a paciente em decúbito completamente impregnada com corante VERDE quando preenchido com Biossimetric® 30% em *deep hips*, confirmando que mesmo nesta região é possível implantar o produto em planos profundos, junto e abaixo da fáscia (trato iliotibial/tensor da fáscia lata). Outro receio que poderíamos ter seria alguma lesão ou possibilidade de trauma articular com a microcânula, o que se mostrou pouco provável, para não dizer impossível.
Fonte: acervo do autor.

QUADRO 4.2 | Músculos glúteos profundos

Músculo	Origem	Inserção	Inervação	Função
Piriforme	Superfície anterior do sacro.	Grande trocânter (superfície superior).	Ramo anterior de S1.	Rotação lateral da anca em extensão. Abdução da anca em flexão.
Gêmeos	Superior: espinha isquiática. Inferior: tuberosidade isquiática.	Grande trocânter (superfície medial).	Nervo para o obturador interno (L5-S1).	
Obturador interno	Superfície pélvica do ílio, ísquio e membrana obturadora.	Grande trocânter (superfície medial).	Nervo para o obturador interno (L5-S1).	Rotação lateral. Mantém a cabeça do fêmur dentro do acetábulo.
Quadrado femoral	Tuberosidade isquiática.	Crista intertrocantérica.	Nervo para o quadrado femoral (L5, S1).	

Fonte: Lecturio.com.

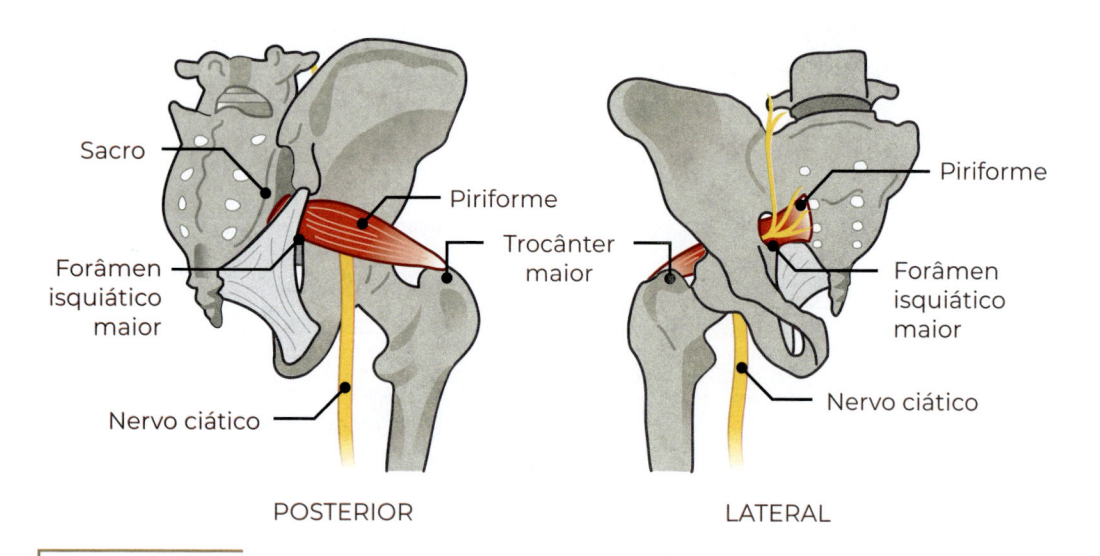

FIGURA 4.12 | Músculo piriforme.
Fonte: acervo do autor.

É importante lembrar a relação anatômica entre o piriforme e o nervo ciático, que se localiza entre o piriforme e o gêmeo superior. Embora extremamente raro, já houve relato de pacientes com o "pé caído", alguns logo após o procedimento, provavelmente por influência anesté-

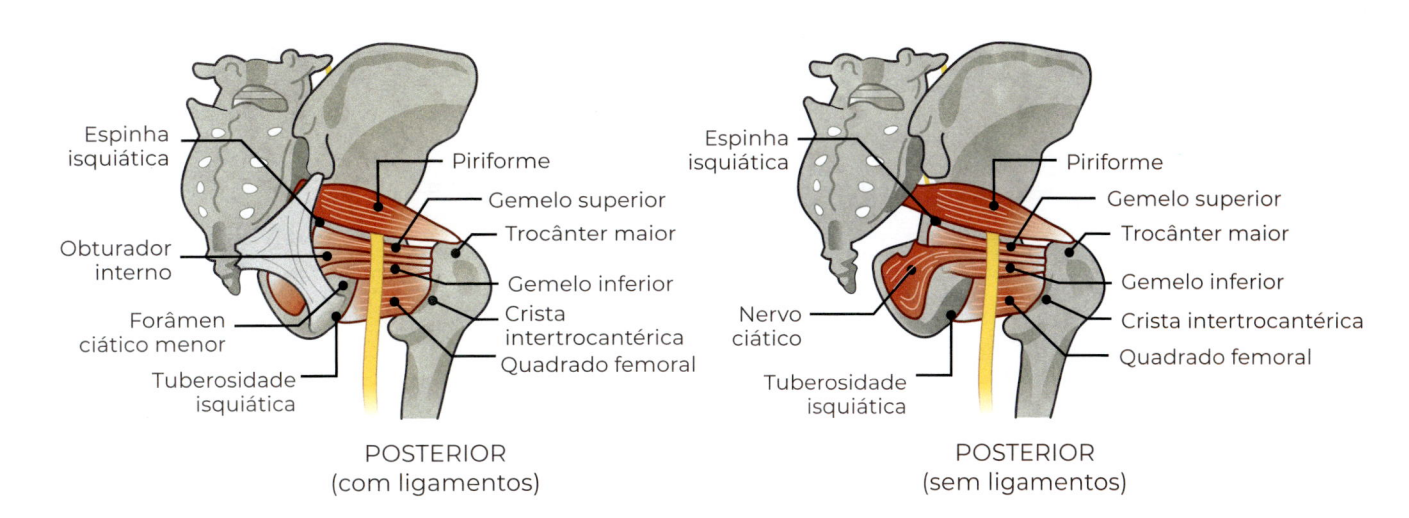

FIGURA 4.13 | Músculo piriforme e nervo ciático.
Fonte: acervo do autor.

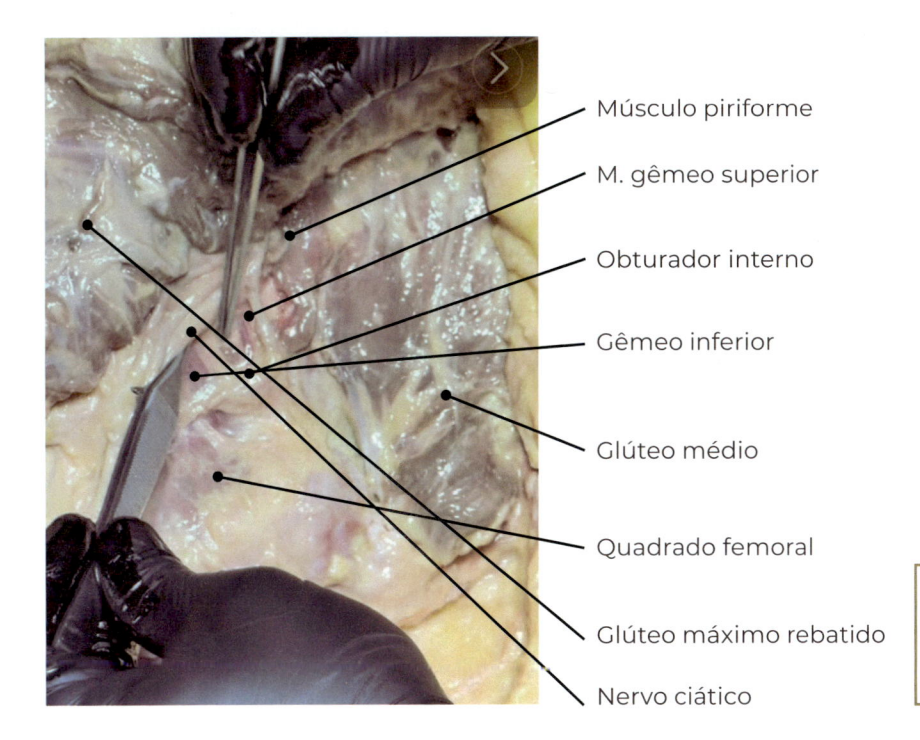

FIGURA 4.14 | Músculos profundos da região glútea.
Fonte: acervo do autor.

sica, e dois casos com evolução mais longa (60 dias), sendo um deles associado ao aparecimento de Herpes Zoster no pós-procedimento, o que pode justificar esse acometimento, conforme relatos na literatura.

Ao contrário do que se pensava, a marcação da linha de apoio com paciente sentado não exclui a possibilidade de chegarmos ao ciático com a microcânula.

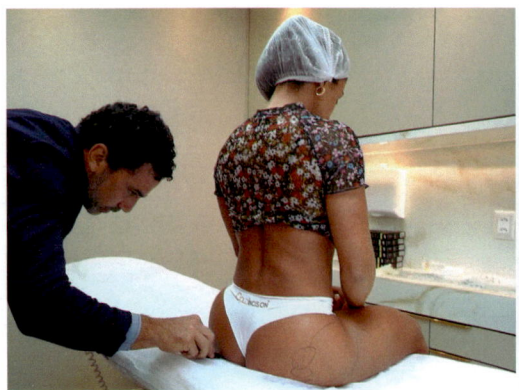

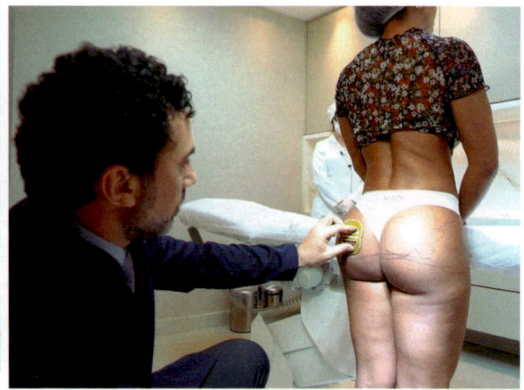

FIGURA 4.15 | Quando era realizada a marcação prévia ao procedimento com o paciente sentado, acreditava-se que acima dessa marcação estaríamos fora do nervo ciático.
Fonte: acervo do autor.

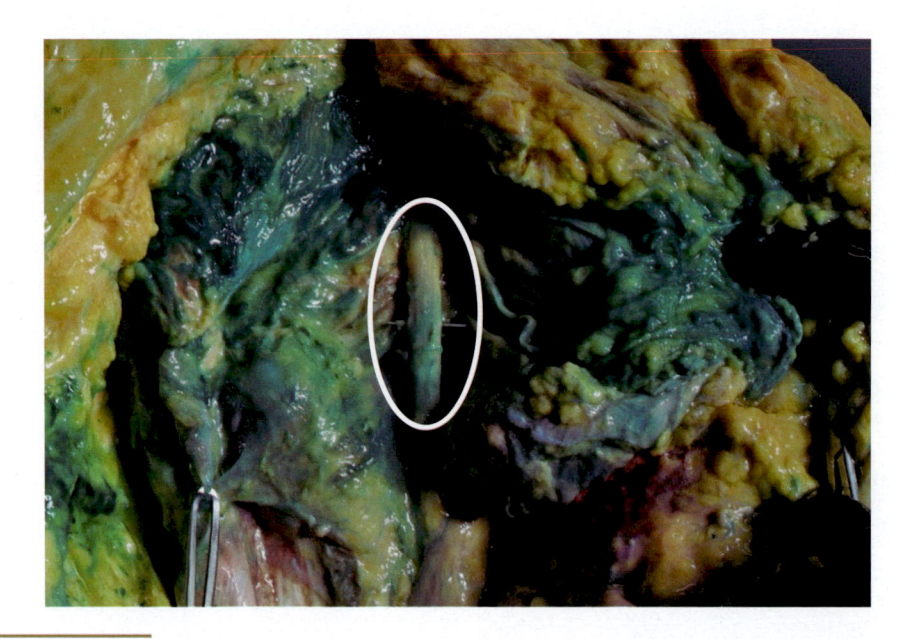

FIGURA 4.16 | Ponta microcânula inserida pelo pertuito da marcação e propositalmente foi conduzida ao nervo ciático abaixo do piriforme. Aqui foi utilizada cânula 18G x 10 cm.
Fonte: acervo do autor.

Na imagem acima, foi aplicado PMMA Biossimetric® a 30% com corante verde onde demonstrou a impregnação predominantemente em glúteo máximo e médio, e a ponta da microcânula propositalmente ali encostada no ciático, demonstrando que não se está livre dele.

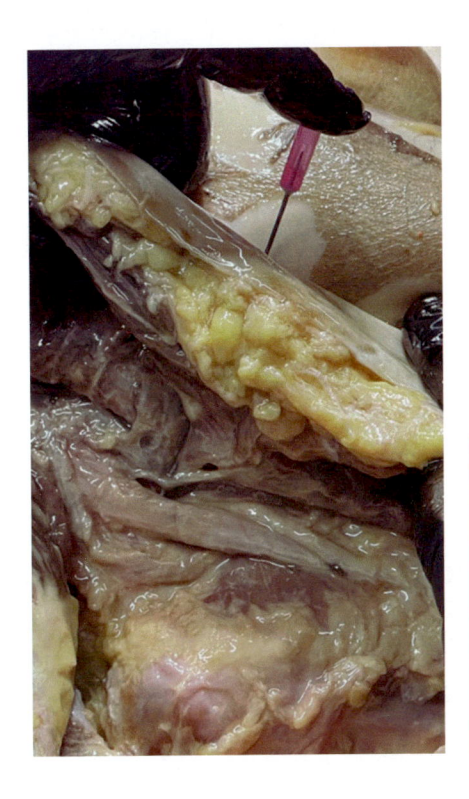

FIGURA 4.17 | Conclui-se que a técnica de preencher sempre com a cânula atraumática, sempre em movimento e sem acúmulo do material, parece ser a mais segura, pois impossibilita a lesão do nervo. Isso decorre tanto pela propriedade da cânula ter a ponta romba, mas também pela compressão extrínseca, pois teremos como resultado o grupo muscular aumentado e não um acúmulo de produto.
Fonte: acervo do autor.

Segundo a literatura, a profundidade com a qual o nervo ciático é identificado varia de 6,7 a 15 cm, a depender do ponto de referência utilizado. Por isso, precisamos atentar para não aprofundar a cânula, pois também já houve relato de casos de síndrome da compressão do nervo pudendo pós-procedimento, gerando desconforto que atinge a parte íntima, desde o pênis ou clítoris até o ânus, embora possa irradiar para a vulva ou o escroto. Geralmente essas complicações ocorrem com médicos iniciantes que inadvertidamente aprofundam muito a cânula na parte mais inferior ou mesmo medial do glúteo.

Independente do risco, que é pequeno, mas pode ocorrer, os casos conhecidos foram autorresolutivos, mas a ansiedade do paciente e do familiar pode transtornar um pouco nossa rotina de trabalho. Foram observados casos de "pé caído", tanto na anestesia local como, apenas um caso, de recuperação arrastada por seis meses.

ANATOMIA VASCULAR DOS GLÚTEOS

As duas artérias glúteas (superior e inferior) originam-se das artérias ilíacas internas e fornecem sangue para os músculos piriforme, quadrado femoral e glúteo. Além disso, elas também suprem a pele da parte superior da coxa e das regiões glúteas. A artéria femoral circunflexa medial é proveniente da artéria glútea inferior.

Não temos relatos de acometimento vascular isquêmico ou embólico com preenchimentos glúteos por profissionais treinados e com uso de microcânulas. Durante o pós-procedimento sequer se desenvolve equimose.

No âmbito vascular, o que podemos ter no pós-preenchimento seria um aumento da vascularização, pela própria propriedade dos bioestimuladores, e eventual visualização de telangiectasias, possivelmente pelo aumento volumétrico local e possível maior pressão naquela região. Como a drenagem arterial e venosa de membros inferiores não passa pela região glútea, não temos influência alguma no aparecimento de varizes em membro inferior; apenas localmente no glúteo, pois ocorre integralmente o retorno venoso dos membros inferiores.

Diferentemente, na Goldincision®, teremos um trauma vascular, e este será posterior ao bioestímulo. O trauma ocorre mais superficialmente no subcutâneo e sucede ao bioestímulo. Nessa região, apesar de inexistirem estruturas importantes, haverá muita equimose e eventuais hematomas.

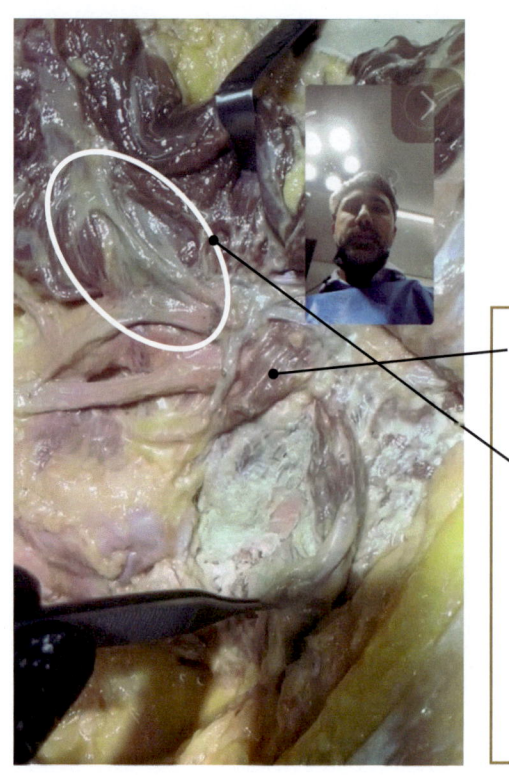

FIGURA 4.18 | O músculo piriforme divide a estrutura vasculonervosa superior da inferior.
Feixe vasculonervoso (artéria, nervo e veia glútea inferior) saindo abaixo do piriforme, inervando e irrigando o glúteo máximo.
Já a artéria, nervo e veia superior (acima do músculo piriforme) inerva e irriga os músculos glúteo médio, glúteo inferior e tensor da fáscia lata.
Fonte: acervo do autor.

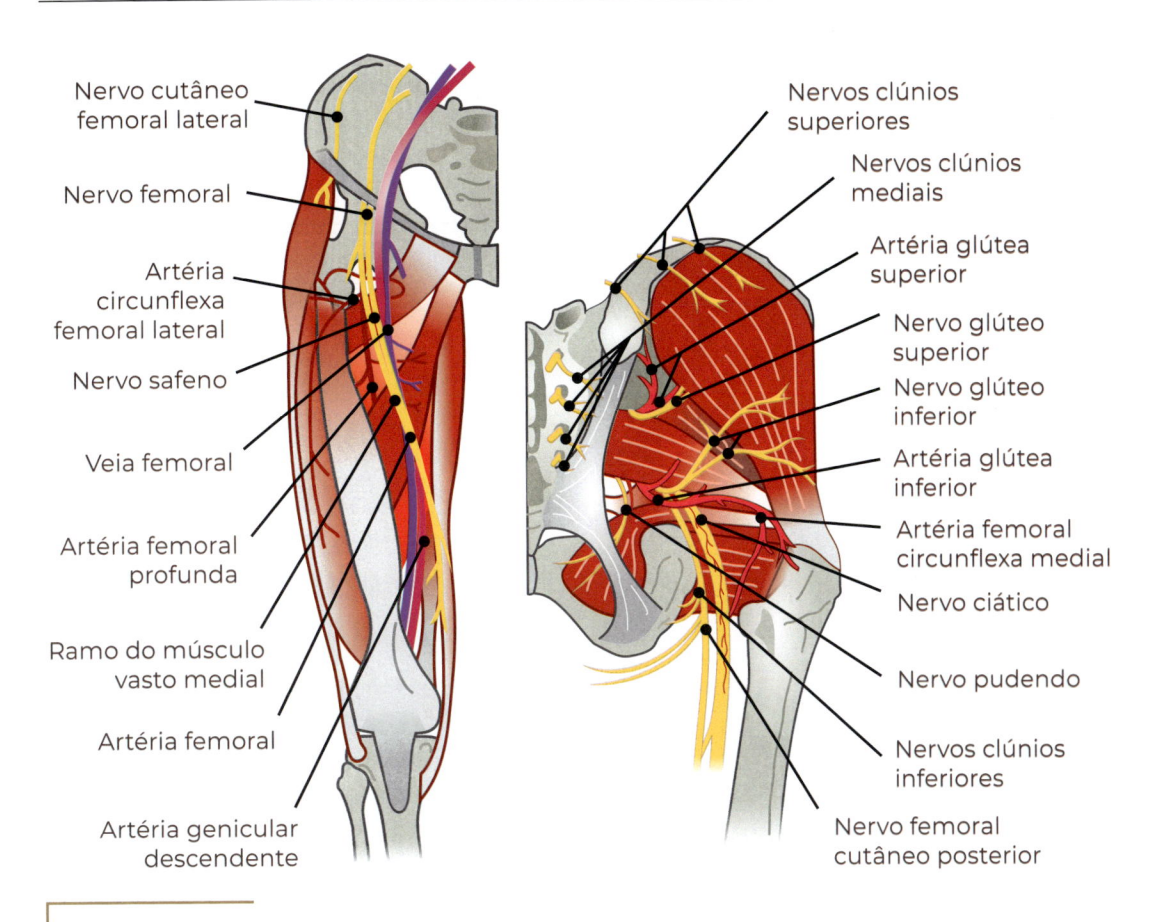

FIGURA 4.19 | Anatomia vascular dos glúteos.
Fonte: acervo do autor.

Conforme descrito no capítulo sobre a Goldincision®, o efeito adverso mais prevalente é a equimose (100%), com eventual hematoma, havendo a necessidade de drenagem com agulha na revisão, mas eventualmente no mesmo dia do procedimento, de acordo com a necessidade. Todos os casos são resolvidos com compressão local, demonstrando ser, juntamente com o descolamento do septo da forma mais seletiva e profunda possível, a melhor opção preventiva para hematoma e consequente mancha por hemossiderina residual. Nesse caso, já tentamos gelo, fitas *tape*, entre outros materiais, mas a compressão local mostrou-se ser o método mais efetivo. Dessa forma, mantemos um curativo compressivo por 24 horas e uma bermuda modeladora por no mínimo sete dias.

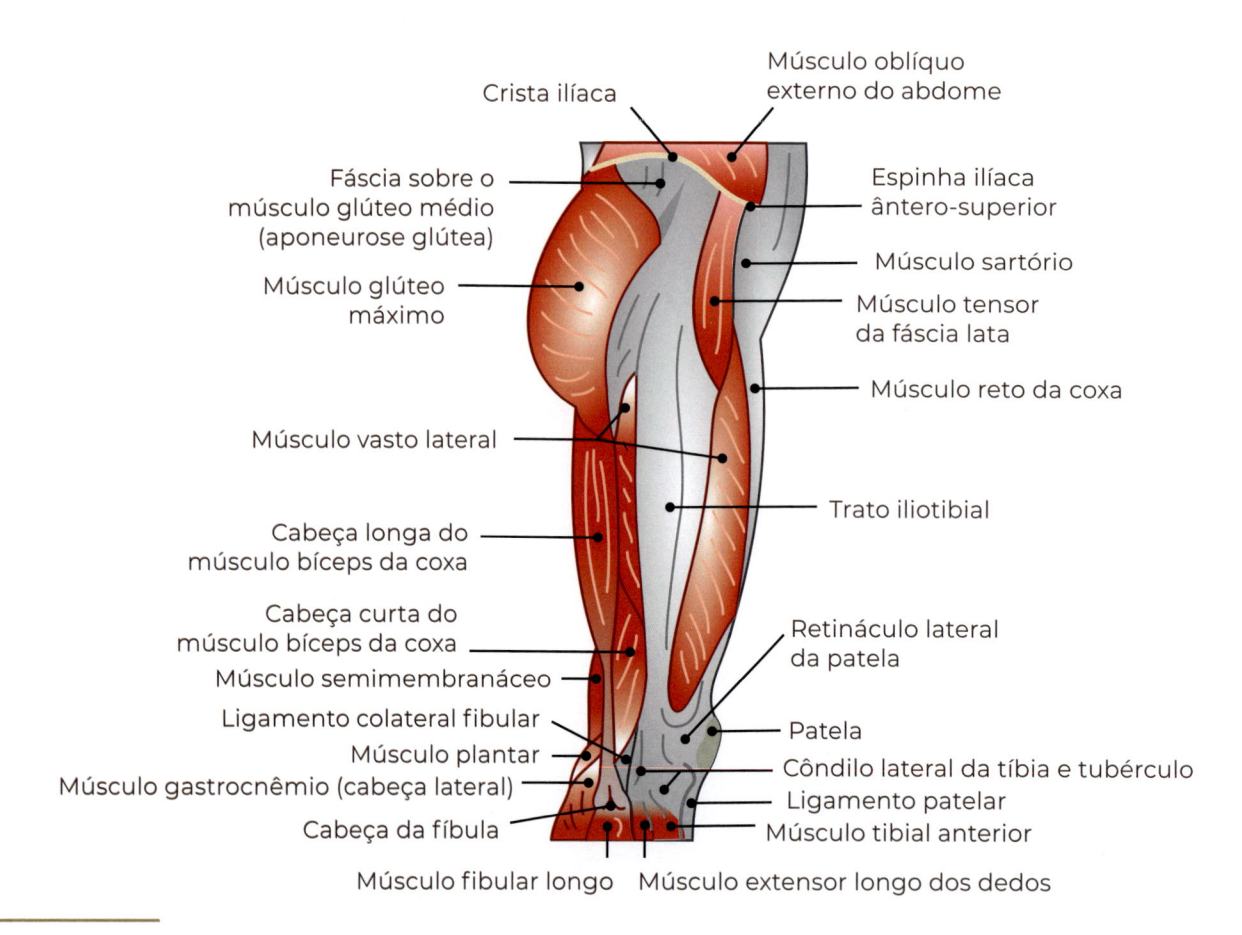

FIGURA 4.20 | Músculos do quadril e da coxa – vista lateral.
Fonte: acervo do autor.

Visão lateral – quadril

Nesta vista lateral, veremos o trato ílio-tibial com o músculo tensor da fáscia lata. Com muita frequência recebemos pacientes objetivando volume lateral no quadril ou depressão trocantérica e eventual paciente transgênero desejando feminilizar a região aumentando o quadril, o que não se consegue com outras técnicas de forma eficaz. Seguindo o preceito de "sustentar" e não "pesar", o ideal seria infiltrar o produto de forma subfascial, pois isso permite um resultado mais natural e imperceptível, nem visualmente nem ao toque.

Quando subcutâneo em quantidade significativa, é possível perceber de imediato, já na infiltração anestésica, as irregularidades que podem aparecer visualmente. Quando subfascial, não temos irregularidades visíveis, pois o produto fica mais bem distribuído.

Inervação

A inervação sensitiva dessa área é composta pelos nervos cutâneos superiores da nádega ou clúnios superiores, que advêm das divisões laterais dos ramos dorsais de L1, L2 e L3. Na sequência, temos nesta área os nervos cutâneos médios da nádega ou clúnios médios, que advêm das divisões laterais dos ramos dorsais de S1, S2 e S3.

A região mais inferior da nádega é suprida pelos nervos inferiores da nádega ou clúnios inferiores, que têm origem no nervo cutâneo posterior da coxa. E este, por sua vez, tem origem nos ramos ventrais de S1, S2 e S3, que advêm do plexo sacral. Também temos a região perianal pelo nível perfurante cutâneo, que também advêm do plexo sacral dos ramos sacrais S2 e S3, região perianal, e ainda a região mais lateral e superior da nádega é dada pelo nervo hipogástrico, que vem do ramo ventral L1. Uma atenção a essa inervação sensitiva mostra que os nervos clúnios superiores e médios da nádega não advêm do plexo e muito menos de ramos ventrais, por consequência. Então, são ramos de ramos

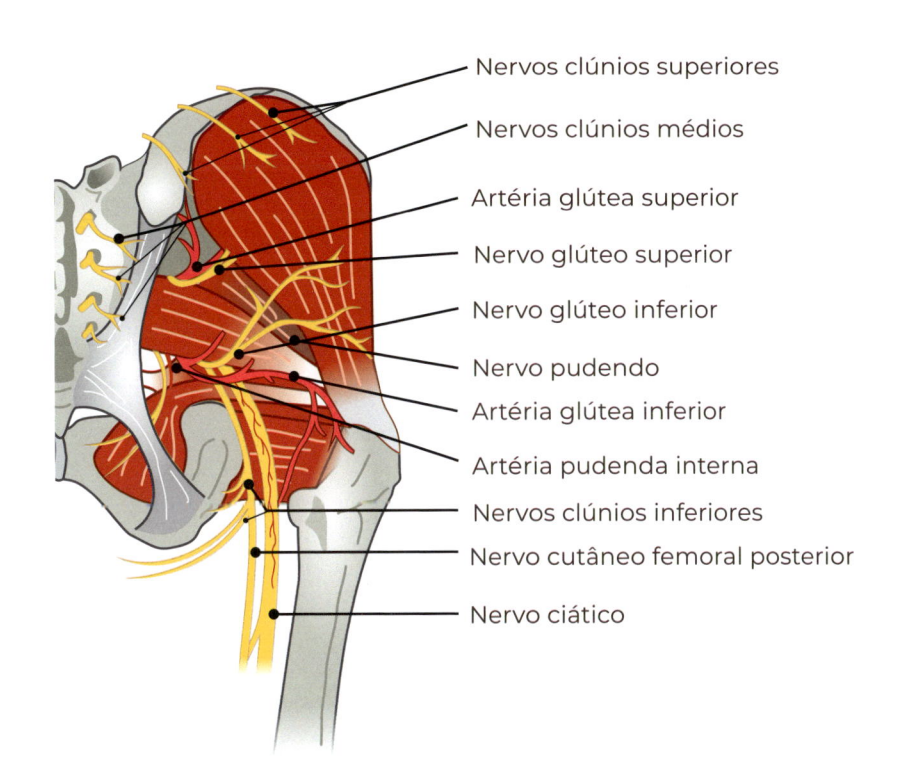

FIGURA 4.21 | Inervação glútea.
Fonte: acervo do autor.

dorsais dos nervos espinhais. Os clúnios inferiores advêm do plexo sacral bem como o perfurante cutâneo.

Subcutâneo – tratamento das irregularidades

Percebam que o contato da musculatura do glúteo com o subcutâneo ocorre na quase totalidade entre a fáscia do glúteo máximo e a parte superolateral com médio; com exceção da junção do glúteo máximo com o glúteo médio, em que raramente ocorre algum desnível, mas eventualmente pode estar presente. Toda e qualquer irregularidade que existir deve-se a alterações de subcutâneo. Para corrigir isso, precisamos atuar nesse mesmo nível.

REFERÊNCIAS

https://www.lecturio.com/pt/concepts/regiao-glutea/. Acesso em 2022.

Hall JE, Guyton A. Tratado de fisiologia médica. 13.ed. Rio de Janeiro: Elsevier, 2017.

Moore KL. Anatomia orientada para a clínica. 7.ed. Rio de Janeiro: Guanabara Koogan, 2014.

Netter FH. Netter Atlas de Anatomia Humana. 5.ed. Rio de Janeiro: Elsevier, 2011.

Sobotta J. Atlas de Anatomia Humana. 21.ed. Rio de Janeiro: Guanabara Koogan, 2000.

5

MODELAMENTO DE GLÚTEOS

Dra. Danuza Dias Alves
Dr. Roberto Chacur

Com o objetivo de minimizar sinais do envelhecimento e estruturar o contorno corporal, os pacientes buscam por técnicas de remodelação e volumetria glútea.

Na Grécia antiga, o corpo era valorizado pela sua saúde, pela capacidade atlética e pela fertilidade. Para os gregos daquele tempo, cada idade tinha a sua própria beleza. O estético, o físico e o intelecto faziam parte de uma busca pela perfeição, sendo que o corpo belo era tão importante quanto uma mente brilhante.

Antigamente, a beleza era considerada um dom, uma providência divina, um presente dos céus, e a sua falta era entendida como uma arbitrariedade celeste (SAN'T ANNA, 1995). Então, a mulher que estava fora dos padrões estéticos da época, estava fadada a aceitar seu destino. Naquele período, não existia a ideia de conquista individual, de lutar para mudar a própria aparência, mudar em decorrência de incômodo, como existe atualmente; faltava intimidade com o próprio corpo.

Já no século XXI, existe uma campanha de promoção da beleza, que leva à ideia de que um pequeno esforço pessoal pode levar a conseguir o que se deseja. Essa ideia precisa ser corrigida por passar a falsa impressão de facilidade e ausência de riscos, o que na prática não existe. Na maioria das vezes, o que se pretende é a realização do sonho de ser uma pessoa com todos os predicados desejáveis por ela e em concordância com a opinião da sociedade.

A mulher, na condição de ser conquistada, amada, esforça-se para se manter bela e atrair o olhar do homem; enquanto ele precisa parecer atraente para agradá-la. Com base nisso, podemos explicar um dos grandes motivos do porquê homens e mulheres procuram cuidar de si mesmos, trabalhando e modificando seus corpos para atrair o desejo e o amor do outro.

Queiroz (1999) considera que, na sociedade brasileira, a parte do corpo mais valorizada na redefinição da topografia simbólica é a bunda, também chamada eufemisticamente de *bumbum*, expressão mais aceita pela sociedade. Aqui, a bunda é vista pelo imaginário popular como "preferência nacional".

Na China, por exemplo, os pés extremamente pequenos são considerados belos e com alto valor estético. Para os pés ficarem desproporcionalmente pequenos, as mulheres se submetem ao grande esforço de enfaixá-los para que assim pareçam, técnica essa que gera intensa dor. Trata-se de uma tradição secular, considerada pelos homens como eroticamente estimulante (FURLANI, 2003).

Sob outra ótica, Segundo Goldenberg (2002), a vontade está na preocupação de modificar o olhar sobre si e o olhar dos outros a fim de se sentir pleno. Ao mudar o corpo, o indivíduo pretende mudar sua vida, modificar seu sentimento de identidade. A cirurgia estética não é a metamorfose banal de uma característica física, no rosto ou no corpo. Ela opera, em primeiro lugar, no imaginário e exerce uma incidência na relação do indivíduo com o mundo.

O autor salienta, também, que o padrão corporal baseado nessas normas consiste em ressaltar determinadas partes do corpo, desenvolvendo músculos e enrijecendo-os; *levantando* seios e nádegas; tornando forte e ampla a musculatura, sob uma porcentagem cada vez menor de gordura. A imagem de força, beleza e juventude torna-se sinônimo de saúde, ou melhor, a saúde está submetida à estética, o que pode significar que não estar *em forma* é estar sem saúde.

Desse modo, o culto ao corpo, no século XXI, está basicamente ligado a duas formas distintas de tratamento: à medicina e à atividade fisica. Ambas tratam o corpo biológico para permitir a implementação visual que agrade ao seu próprio dono.

Contudo, é importante uma boa avaliação médica, pois esses tratamentos elaboram uma série de inquietações, que podem propiciar as mais diversas incursões. Um exemplo disso seria elas afetarem o psiquismo do sujeito, que, mesmo mudando a aparência, não se agrada com a transformação ou não sacia seu desejo de modelar seu próprio corpo.

Segundo Freud, o narcisismo do outro causa a impressão de totalidade, de autocontentamento. Este, por sua vez, tanto nos fascina como demonstra a capacidade que a pessoa tem de eliminar qualquer vestígio que a diminua, que possa prejudicá-la, que de alguma forma possa ameaçar seu eu, sua autoestima: "... é como se os invejássemos por manterem um bem-aventurado estado de espírito" (FREUD, 1914).

Diante disso, existem diversas opções para aumento de glúteos, como prótese de silicone, lipoescultura e preenchimento – com ácido hialurônico, hidrogéis e polimetilmetacrilato.

A revisão intitulada *Gluteal Augmentation Techniques: A Comprehensive Literature Review*, publicada na *Eathetic Surgery Journal* em 2017, dentre as principais técnicas, reuniu 52 estudos publicados entre 1969 e 2015 (exceto nosso estudo, publicado em 2019 na *Plastic Reconstructive Surgery*, com o uso de PMMA em mais de 2.700 procedimentos, com mais de 600 mil ml de produto aplicado). Entre os métodos avaliados nesse estudo estão: 4.781 casos cirúrgicos de prótese de silicone; 2.609 casos de lipoescultura; 369 casos de retalho glúteo; 69 casos de ácido hialurônico.

Na utilização de lipoescultura, as complicações ficaram em 10,5%. Embora esse número seja menor em comparação à prótese glútea, a gravidade foi maior, observando-se casos de embolia e morte. Estudos recentes mostram elevado índice de embolias no preenchimento em demasia de gordura intramuscular, taxas que chegam a uma morte a cada três mil pacientes operados na Flórida em 2021.

Em retalhos glúteos, o índice ficou em 22%. Este percentual é aparentemente baixo no uso do ácido hialurônico, que, além de caro, tem o inconveniente de resultar em efeito temporário.

TABELA 5.1 | Complicações observadas após aumento glúteo com implantes

Complicações	N.º de casos (%)
Deiscência da ferida	389 (8,1)
Seroma	212 (4,4)
Infecção	153 (3,2)
Revisão do implante	150 (3,1)
Dor aguda prolongada	113 (2,4)
Remoção do implante	93 (1,9)
Palpabilidade do implante	82 (1,7)
Assimetria	63 (1,3)
Deslocamento do implante, incluindo rotação	49 (1)
Cicatrizes largas	47 (1)
Hematoma	40 (0,8)
Contratura capsular	32 (0,7)
Dor crônica	28 (0,6)
Sintomas do nervo ciático	14 (0,3)
Insatisfação com o volume final	13 (0,3)
Hematomas	4 (0,1)
Ruptura do implante	3 (0,1)
Neuroapraxia	1 (0,2)
Número total de complicações	1.486 (30,5)

Fonte: *Gluteal Augmentation Techniques: A Comprehensive Literature Review*, publicada na *Plastic Reconstructive Surgery* em 2017.

Entre as técnicas mais utilizadas no mundo, estão a lipoescultura, em que se discute o índice de fatalidade relevante, e a prótese de glúteo, a qual teve seu primeiro uso em 1969 em plano subcutâneo, mas cuja técnica ainda está evoluindo mesmo cerca de 50 anos depois, com resultados mais promissores, naturais e seguros. No Brasil, é crescente o número de adeptos de procedimentos menos invasivos com preenchedores, entre eles, o PMMA, que, conforme publicado pelo nosso grupo na PRS, demonstrou, nos últimos 16 anos, uma casuística relevante e nenhum caso de complicação maior, conforme a Tabela 5.2.

TABELA 5.2 | Complicações observadas após lipoenxertia glútea autóloga

Complicações	N.º de casos (%)
Seroma	81 (3,1)
Hiperemia/eritema	41 (1,6)
Dor	31 (1,2)
Reoperação	23 (0,9)
Liponecrose	19 (0,7)
Irregularidades maiores/menores	18 (0,7)
Dormência sacral transitória	16 (0,6)
Celulite	13 (0,5)
Assimetria	10 (0,4)
Infecção	7 (0,3)
Embolia gordurosa	4 (0,2)
Deformidades da pele	2 (0,1)
Hipovolemia sintomática	2 (0,1)
Hematoma	1 (0,04)
Choque séptico	1 (0,04)
Morte (relacionada à embolia gordurosa)	1 (0,04)
Hiperpigmentação	1 (0,04)
Abscesso asséptico unilateral	1 (0,04)
Axonotmese bilateral do nervo ciático	1 (0,04)
Edema pós-operatório recorrente	1 (0,04)
Número total de complicações	274 (10,5)

Fonte: *Gluteal Augmentation Techniques: A Comprehensive Literature Review*, publicada na *Plastic Reconstructive Surgery* em 2017.

Todas as pessoas procuram saciar seu desejo de alguma forma, principalmente em tempos nos quais o corpo vem ocupando lugar de destaque. O preenchimento de glúteo com polimetilmetacrilato 30% (PMMA 30%) está sendo cada vez mais procurado por homens e mulheres para remodelação corporal, proporcionando um aspecto natural, além de um resultado significativo de longo prazo.

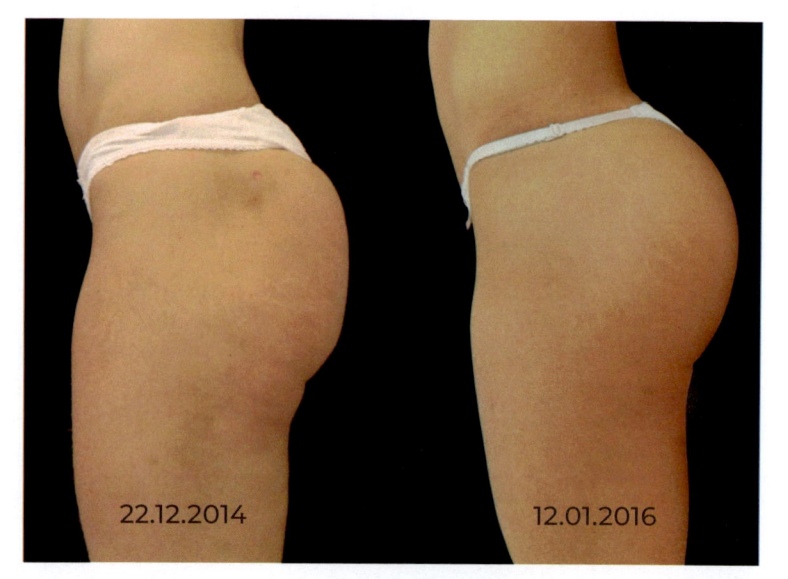

FIGURA 5.1 | Resultado: após 13 meses, com melhora não apenas volumétrica, mas também na qualidade da pele, o que não ocorre com outros produtos géis.
Fonte: acervo do autor.

FIGURA 5.2 | Resultado imediato: homens procuram com frequência a técnica objetivando um resultado natural com a infiltração intramuscular de PMMA. Resultado imediato após infiltração de 120 ml de PMMA em cada lado em plano muscular
Fonte: acervo do autor.

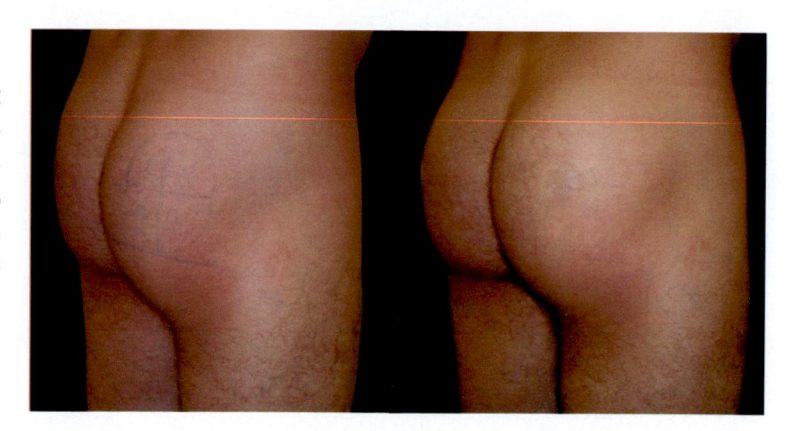

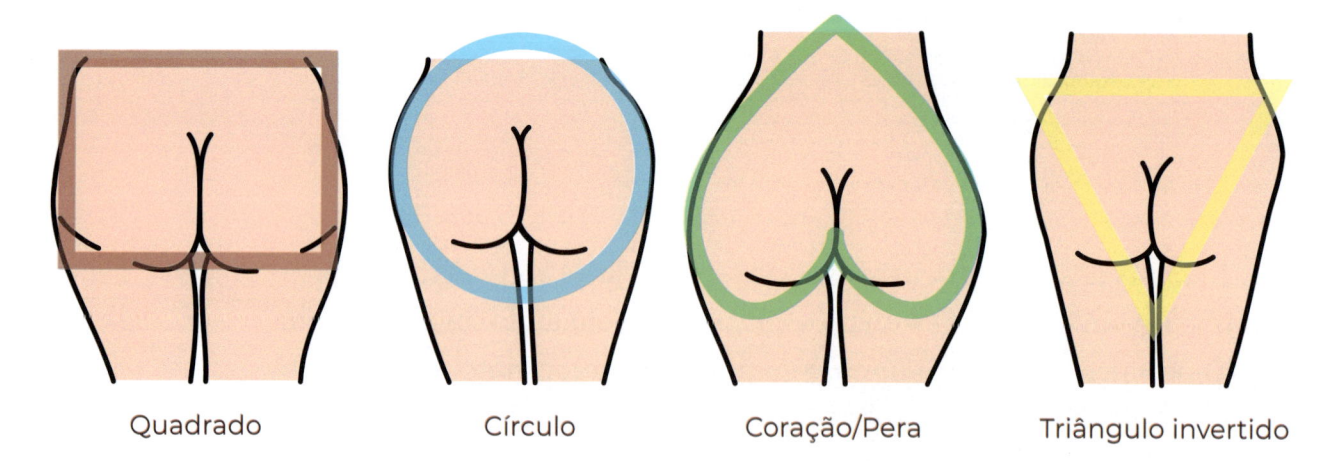

Quadrado Círculo Coração/Pera Triângulo invertido

FIGURA 5.3 | Os formatos dos glúteos podem ser classificados por alguns em 4 tipos. Eles se caracterizam pela posição da pelve e dos ossos do quadril, pela quantidade de gordura adquirida e pela forma como ela é distribuída.
Fonte: acervo do autor.

Na Figura 5.3, observam-se formatos de glúteos, cada qual com suas peculiaridades e dificuldades. Com o preenchimento, diferentemente da prótese de silicone, podemos escolher a região que desejamos realmente remodelar, mudando a forma e não apenas dando volume.

Dentre os preenchimentos existentes, temos como possibilidades atuais no mercado brasileiro o ácido hialurônico e o PMMA, e já tivemos hidrogéis (Aqualift), hoje não mais comercializados em razão de complicações ocorridas, como deslocamento por maior fluidez, conforme o passar do tempo; a não absorção conforme prometido; e o alto índice de infecção, mesmo depois de anos de implantação. Nossa experiência mostra que produtos géis, quando implantados em grandes volumes, mostram um comportamento que pode resultar em deslocamento com o tempo, e os índices a esse respeito aumentam proporcionalmente ao volume, o que inclui o ácido hialurônico, hidrogéis e até os produtos clandestinamente utilizados, como o silicone líquido. Esses materiais, aparentemente, não parecem promissores quando usados em grandes volumes, não melhorando a textura da pele, como os produtos particulados, cujos resultados são sólidos, funcionando como um "preenchimento vivo", no qual é mantida e criada uma neovascularização ao redor das partículas, que permanecem fixas no tecido, não existindo migração, e nada impedindo o uso de injetáveis ou *laser*.

O PREENCHIMENTO COM PMMA

O polimetilmetacrilato é um polímero de microesfera sintética definitiva inserido em um veículo de suspensão, que, após implantado, age como matriz (reação inflamatória controlada), estimulando a produção de colágeno e o crescimento do tecido muscular. O PMMA já é um implante amplamente utilizado pela comunidade médica, sendo o polímero de escolha para reconstituições e correções ósseas, principalmente em função de suas características de biocompatibilidade, estabilidade no local de aplicação e baixo risco de complicações.

A evolução drástica da qualidade do produto nos últimos anos influenciou diretamente na redução dos índices de complicação. Atualmente, o PMMA disponível para comercialização no Brasil é o de 4.ª geração, com diâmetro de 40 ± 3 μm (micra). Esse produto apresenta uniformidade entre as esferas e ausência de impurezas e irregularidades. Portanto, as intercorrências observadas estão, predominantemente, associadas à técnica de aplicação, ou à falta dela, assim como as observadas nos outros preenchedores existentes no mercado.

A escolha do produto deve ser cautelosa e de acordo com a região anatômica de aplicação, sendo indicado para preenchimento de glúteos o PMMA 30%. Essa porcentagem é apropriada para implantes profundos (intramusculares), a fim de evitar a ocorrência de nódulos palpáveis e possíveis intercorrências. A necrose é a mais temida intercorrência do procedimento, porém a taxa atribuída a essa condição é de 0,003%, ou seja, a mesma atribuída após qualquer preenchimento, independentemente do produto.

O polimetilmetacrilato é um produto sintético biocompatível com o organismo humano, e suas características físicas, químicas e biológicas, melhoradas com o passar dos anos, fizeram com que o PMMA se tornasse o preenchedor de escolha para tecidos moles em diferentes concentrações de apresentação (5%, 10%, 15% e 30%). Autores já demonstraram na literatura as diversas utilizações do polimetilmetacrilato como bioestimulador do tecido subcutâneo, base para reconstruções ósseas, preenchedor intramuscular, entre outros. O aumento da procura pela utilização do PMMA para a remodelação corporal demonstrada neste estudo é consequência dos benefícios que ele apresenta, pois propicia um resultado de longo prazo (produto não fagocitado pelo organismo), sem eventos adversos significativos.

Já é de conhecimento amplo, e a própria Agência Nacional de Vigilância Sanitária (ANVISA), por meio de declaração, esclarece que a aplicação de PMMA nos glúteos não é contraindicada e que cabe ao médico responsável avaliar a necessidade e a viabilidade dessa aplicação, que deve ser sempre cautelosa e com fins corretivos. Atualmente, no Brasil, duas marcas de polimetilmetacrilato são permitidas pela ANVISA: Biossimetric® e Linnea Safe. O uso do PMMA corporal é de manipulação médica exclusiva e sua indicação só é feita após consulta de avaliação.

Ao longo dos 16 anos de preenchimento de glúteos com PMMA 30% na Clínica Leger, assim como os procedimentos realizados para publicação científica pela equipe de médicos sob a minha coordenação e a da Dra. Danuza Alves, catalogamos um total de 4.725 procedimentos e utilizamos 922.776 ml de PMMA 30%. A média de idade dos pacientes foi de

39,03 anos (variando de 20 a 75 anos) e a média de volume total utilizada por paciente varia entre 320 e 340 ml, sendo que o índice de complicações varia entre 1,88 e 2,5%. Entre as principais complicações observadas, destacamos seroma, hematoma, nódulos e eritema.

Antigamente utilizávamos, para o preenchimento, um molde circular. Com o paciente em posição sentado na maca e coluna ereta, marcávamos uma linha horizontal no glúteo exatamente na região de encontro com a maca. Após essa marcação, com o paciente em posição ortostática, marcávamos os quatro quadrantes do glúteo, acima da referida linha horizontal, com o molde anteriormente citado.

O pertuito era realizado com o paciente deitado em decúbito ventral, no centro do molde, com agulha 40/12 (agulha rosa), após ter sido realizado o botão anestésico e, por intermédio desse único, realizávamos o preenchimento apenas acima da linha horizontal marcada, com cânula 18G/7cm. Assim, tínhamos a garantia de que estávamos trabalhando em uma região segura e longe da emergência da maior parte de vasos e nervos importantes do glúteo.

Nós publicamos um artigo multicêntrico na revista *Plastic and Reconstructive Surgery* em 2019 que apresenta os dados de 1.681 pacientes que foram submetidos a preenchimento de glúteos nas clínicas Leger entre 2009 e 2019.

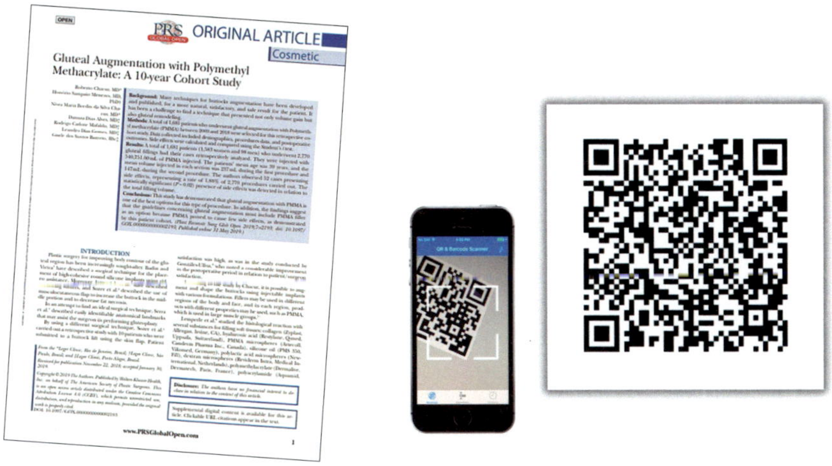

FIGURA 5.4 | Artigo publicado pelo Dr. Chacur na *Plastic and Reconstructive Surgery*, 2019. Você pode baixar o artigo na íntegra com o QR Code direcionando para o *site* da revista com vídeo mostrando a realização do procedimento e imagens dos resultados publicados. Fonte: acervo do autor.

TABELA 5.3 | Distribuição dos efeitos colaterais nas 2.770 sessões de preenchimento

Efeitos colaterais	N.º	%
Hematoma	10	0,36
Seroma	8	0,29
Equimose	7	0,26
Nódulos	6	0,21
Inchaço (até 30 d)	5	0,19
Dor (até 30 d)	2	0,07
Granuloma	2	0,07
Hiperemia	2	0,07
Hipercromia	2	0,07
Parestesia de membros inferiores (até 30 d)	2	0,07
Diminuição da força de membros inferiores (até 30 d)	2	0,07
Cicatrizes	2	0,07
Infecção	2	0,07
Sessões sem ocorrências	2.718	98,12

Resumo dos efeitos adversos de 2.770 procedimentos realizados e acompanhados por 10 anos pelo grupo das clínicas LEGER em Porto Alegre, Rio de Janeiro e São Paulo.
    Foram 1.78% de efeitos adversos sem nenhuma complicação grave. Muitos dos efeitos adversos se deram pela associação do método de tratamento da celulite e irregularidades.
Fonte: Chacur et al. (2022).

Em 2022 fizemos uma atualização dos dados e um novo artigo sobre os dados de preenchimento de glúteos entre 2019 e 2022. A seguir apresentamos as tabelas referentes aos dados encontrados em ambos estudos.

TABELA 5.4 | Distribuição dos efeitos colaterais nas 2.770 sessões de preenchimento

	2009-2018	2019-2022	Total
Intervalo de estudo	2009-2018	2019-2022	14 anos
Número de pacientes	1.681	1.120	2.801
Número de procedimentos	2.770	1.955	4.725
Quantidade total de PMMA	540.751 ml	382.025 ml	922.776 ml
Volume médio por paciente	320 ml	340 ml	329 ml

Fonte: Chacur et al. (2022).

TABELA 5.5 | Quantidade de sessões complementares

Quantidade de pacientes X Quantidade de sessões	N.º		MÉDIA		SD	
	2009-2018	2019-2022	2009-2019	2019-2022	2019	2022
Sessão 1	1.681	1.120	237,12	244,76	73,83	70,11
Sessão 2	731	567	147,60	138,89	82,63	73,88
Sessão 3	221	180	129,61	114,88	78,26	65,86
Sessão 4	72	50	122,57	103,94	75,02	71,91
Sessão 5	31	20	105,03	85,70	75,32	44,80
Sessão 6	31	11	86,00	86,82	68,00	86,47
Sessão 7	31	7	86,00	85,43	68,00	32,51
Sessão 8	31	–	86,00	–	68,00	–
Sessão 9	31	–	86,00	–	68,00	–
Sessão 10	31	–	86,00	–	68,00	–

Fonte: Chacur et al. (2022).

Foi um total de 4.725 pacientes em 14 anos. O estudo multicêntrico foi realizado nas clínicas Leger do Rio de Janeiro, de São Paulo e Porto Alegre. Foi utilizado quase 1 milhão de ml de PMMA apenas na região dos glúteos.

Apesar disso, surgiu a necessidade de deixar o formato do glúteo ainda mais redondo, gerando, assim, a demanda de realizar preenchimento inclusive na região inferior do glúteo. Conhecendo bem e revisando a anatomia da região glútea, concluímos que havia possibilidade de se trabalhar nessa região inferior de maneira igualmente segura, mas desde que trabalhássemos em plano muscular superficial, já que a emergência da maior parte dos vasos e nervos se dá em plano muscular profundo. Dessa forma, atualmente, antes de iniciar o procedimento de preenchimento, o paciente deve, antes de mais nada, ter o termo de consentimento informando sobre a situação e os contratos devidamente assinados.

É indispensável que o paciente seja fotografado em todos os ângulos, antes e depois da intervenção. Após fotografias para registro, ele é encaminhado à sala de procedimento, onde é iniciada a abertura de todo o material na frente do paciente.

Nossa marcação é realizada com o paciente em posição ortostática. Ela é feita exatamente na região em que há necessidade de correção, o

TABELA 5.6 | Volume total de preenchimento aplicado nos pacientes que não tiveram complicações e nos pacientes que tiveram complicações nos 2 estudos, considerando a média de produto aplicado por sessão em cada paciente e considerando o desvio padrão.

	NÃO						SIM					
	N.º		MÉDIA		SD		N.º		MÉDIA		SD	
	2019	2022	2019	2022	2019	2022	2019	2022	2019	2022	2019	2022
Volume na sessão 1	1.657	1.071	236,84	245,63	73,85	70,01	24	49	256,75	225,69	71,05	70,28
Volume na sessão 2	713	536	147,81	138,60	82,55	74,23	18	31	139,44	143,90	87,72	68,38
Volume na sessão 3	214	167	129,46	114,83	78,00	65,02	9	13	134,00	115,54	92,58	78,90
Volume na sessão 4	71	44	121,59	97,84	75,00	69,19	1	6	192,00	148,67	x	82,33
Volume na sessão 5	34	16	105,03	76,44	75,09	36,36	0	4	0	122,75	0	61,72
Volume na sessão 6	31	9	86,30	96,11	75,32	90,96	0	2	0	45,00	0	50,91
Volume na sessão 7	31	6	86,30	82,67	68,60	34,70	0	1	0	102,00	0	x
Volume na sessão 8	31	–	86,30	–	68,60	–	0	–	0	–	0	–
Volume na sessão 9	31	–	86,30	–	68,60	–	0	–	0	–	0	–
Volume na sessão 10	31	–	86,30	–	68,60	–	0	–	0	–	0	–

Fonte: Chacur et al. (2022).

TABELA 5.7 | Quantidade de procedimentos que apresentaram efeitos adversos no primeiro estudo, de 2009 a 2019, e no segundo estudo, de 2019 a 2022.

Efeitos colaterais	N.º		MÉDIA	
	2019	2022	2019	2022
Não	2.718	1.906	98,12	97,49
Sim	52	49	1,88	2,5
Total	2.770	1.955	100	100

Fonte: Chacur et al. (2022).

que normalmente inclui todas as áreas do glúteo: depressão trocantérica, polo superior e polo inferior. Ao contrário de antigamente, hoje fazemos múltiplos pertuitos, de maneira a entrar, de preferência, perpendicularmente às áreas a serem corrigidas.

É fundamental realizarmos assepsia correta e exaustiva com clorexidine alcoólica, utilizando luva de procedimento, com o paciente em posição ortostática. Após assepsia, realizamos a marcação de todas as áreas a serem preenchidas, sempre com a colaboração do paciente olhando-se

TABELA 5.8 | Intervalo em dias entre as sessões de preenchimento no primeiro estudo, de 2009 a 2019, e de 2019 a 2022, considerando a média e o desvio padrão.

	N.º		MÉDIA		SD	
	2019	2022	2019	2022	2019	2022
Dias entre sessão 1 e 2	731	564	148,91	154,24	147,85	215,43
Dias entre sessão 2 e 3	221	179	238,80	193,26	214,36	204,,49
Dias entre sessão 3 e 4	72	50	263,70	230,37	169,22	277,65
Dias entre sessão 4 e 5	34	19	223,38	206,37	226,42	189,53
Dias entre sessão 5 e 6	31	11	136,33	309,91	210,33	266,76
Dias entre sessão 6 e 7	31	7	136,33	146,43	210,33	98,15
Dias entre sessão 7 e 8	31	–	136,33	–	210,33	–
Dias entre sessão 8 e 9	31	–	136,33	–	210,33	–
Dias entre sessão 9 e 10	31	–	136,33	–	210,33	–

Fonte: Chacur et al. (2022).

TABELA 5.9 | Efeitos adversos apresentados após preenchimento de glúteos em ambos os estudos, com a quantidade exata de pacientes que apresentaram cada efeito contrário.

Efeitos colaterais	N.º		%	
	2019	2022	2019	2022
Hematoma	10	4	0,36	0,20
Seroma	8	16	0,29	0,81
Equimose	7	0	0,26	0
Caroço	6	18	0,21	0,92
Inchaço (até 30 d)	5	1	0,19	0,05
Dor (até 30 d)	2	6	0,07	0,30
Granuloma	2	0	0,07	0
Hiporomia	2	0	0,07	0
Hipercromia	2	1	0,07	0,05
Parestesia de membros inferiores (até 30 d)	2	0	0,07	0
Diminuição da força de membros inferiores (até 30 d)	2	0	0,07	0
Cicatrizes	2	0	0,07	0
Infecção	2	1	0,07	0,05
Telangectasias	0	1	0	0,05
Estrias	0	1	0	0,05

Fonte: Chacur et al. (2022).

no espelho e definindo as áreas a serem corrigidas junto com o médico e, conforme relatado anteriormente, durante a consulta de avaliação.

Após marcação, com o paciente deitado, realizamos botão anestésico em cada um dos pertuitos marcados. Por meio de agulha 40/12 (agulha ponta rosa), realizamos os pertuitos.

É aberto campo estétil, gaze estéril, no qual são apoiadas cânula estéril e as agulhas estéreis que serão utilizadas. Todas as seringas que serão usadas durante o procedimento normalmente são abertas na frente do paciente, conforme anteriormente mencionado, utilizando-se, para isso, luvas de procedimento; posteriormente, as seringas são colocadas sobre o campo estéril. Todo produto é aberto, dividindo o campo em dois lados, o que representa os dois lados do glúteo, e as seringas são dispostas em grupamentos de 10 (30 ml de produto), realizando a divisão exata da quantidade a ser administrada para cada lado do glúteo.

Após os pertuitos realizados, mediante cânula 18G/10cm, iniciamos a administração do anestésico. Para a anestesia, realizamos o preparo da solução com lidocaína 2% + SF 0,9% na diluição 1:1, obtendo volume total de 30 ml dessa solução ou segundo escala anestésica com lidocaína com vasoconstritor. Administramos 15 ml dessa solução em cada lado do glúteo, distribuindo-a em todas as áreas marcadas.

Após a anestesia, iniciamos o preenchimento propriamente dito, inicialmente com o paciente deitado e mantendo a cânula sempre em movimento, cobrindo as áreas marcadas. Para isso, mantém-se o produto preferencialmente em plano muscular superficial, podendo, no momento da aplicação retrógrada, chegar ao subcutâneo bem profundo em alguns pontos.

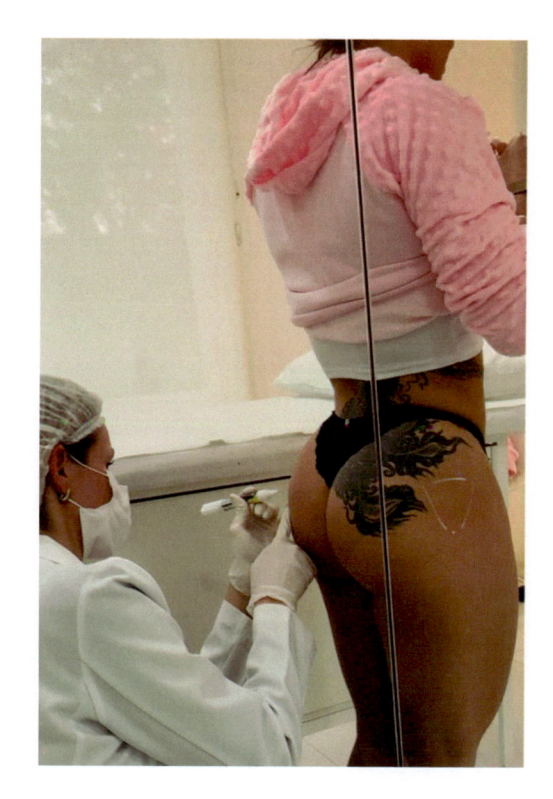

FIGURA 5.6 | Marcação com a paciente em posição ortostática.
Fonte: acervo do autor.

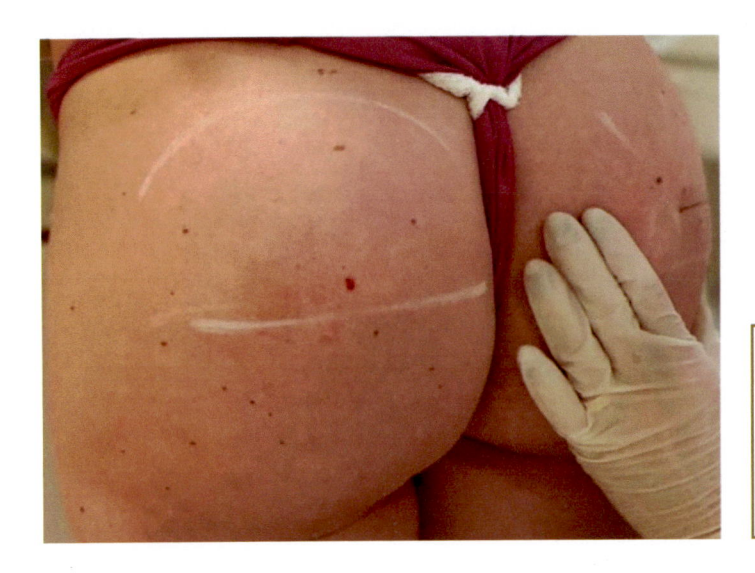

FIGURA 5.6 | Introdução da cânula através dos pertuitos para realização do preenchimento, com o paciente em posição ortostática preferencialmente.
Fonte: acervo do autor.

Realizamos, então, o início do preenchimento. De preferência, somente no início do procedimento o preenchimento é realizado com o paciente deitado. Aproximadamente 30% do volume total a ser preenchido é realizado dessa forma. Após essa primeira etapa, solicitamos que ele se levante e, com o paciente em posição ortostática, prosseguimos com o preenchimento. É importante ressaltar que a maior parte do procedimento de preenchimento deve ser realizada com o paciente de pé.

O paciente permanece opinando ativamente durante todo o procedimento de preenchimento, apontando qual área necessita de correções. Ele se mantém olhando-se no espelho durante todo o tempo, decidindo junto com o médico onde é necessário corrigir.

CONSIDERAÇÕES IMPORTANTES

- O volume máximo seguro para a maioria dos pacientes é de 300 ml por sessão; nunca ultrapassar esse valor. Sempre recomendamos utilizar volumes menores que os 300 ml citados por sessão, principalmente em caso de menor experiência.
- É sempre melhor utilizar quantidades menores de produto e um número maior de sessões.

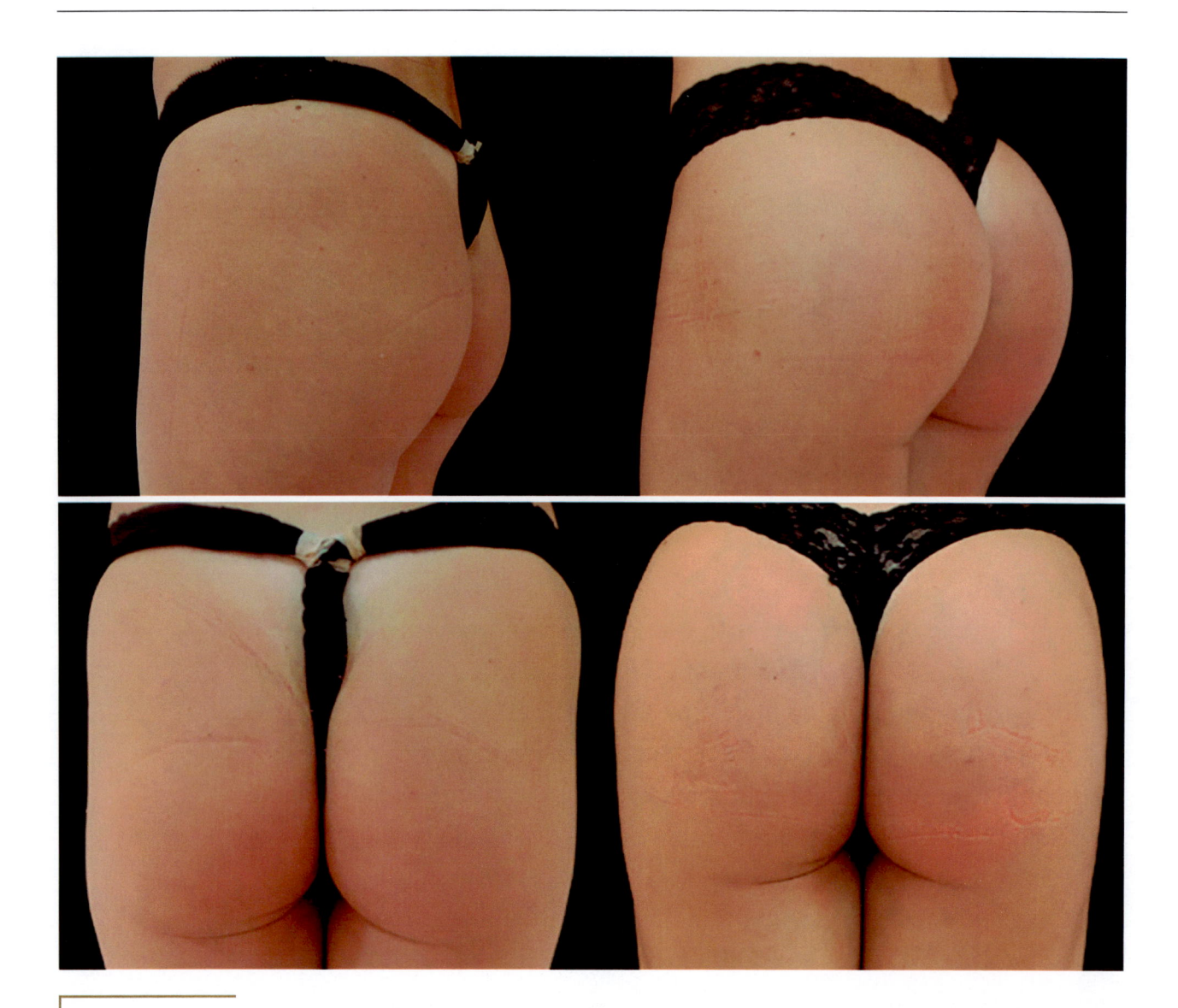

FIGURA 5.7 | Volumetria do glúteo em nível intramuscular com 300 ml total de Biossimetric® 30% em cada lado após 3 sessões com intervalo mínimo de 45 dias. Paciente pós-retirada de prótese de glúteo por insatisfação estética principalmente ao movimento. Geralmente é esperado um mínimo de 90 dias após a retirada e confirmação por exame de imagem da não existência de líquido na cápsula da prótese (muito comum). Independentemente, a complicação mais comum é a ativação da formação do seroma na mesma cápsula da prótese preexistente, e o paciente precisa ser orientado quanto a esse risco, que inexiste quando é paciente sem procedimento prévio. Paciente com procedimento prévio, seja prótese e até lipoescultura, é sempre de mais difícil manejo. Quanto ao seroma desses casos, da mesma forma o manejo costuma ser bem mais difícil e demorado, por já existir uma cápsula formada muitas vezes há diversos anos, e isso facilita a reincidência pós-aspiração, mesmo infiltrando semanalmente corticoides intrarregionalmente com compressão local mais cinta compressiva.
Fonte: acervo do autor.

- Em regra, o paciente não precisa suspender nenhuma das medicações de uso contínuo.
- Contraindicações absolutas para o preenchimento de glúteos são: gestação, qualquer patologia em tratamento ou ainda não tratada, conforme avaliação médica.
- Contraindicações relativas são nefropatias, doença autoimune, coagulopatias, pacientes extremamente atópicos, pacientes menores de idade (somente autorizados e acompanhados dos pais e quando houver indicação e necessidade absoluta).
- A correção deve ser feita com a mínima quantidade de produto necessária.
- Atentar para contraturas musculares; quando é observada, deve-se suspender o procedimento, prescrever anti-inflamatórios e/ou relaxantes musculares, e orientar que o paciente volte em 30 dias para finalizar o preenchimento.
- Em caso de paciente com ausência de flacidez de pele na região glútea, fato observado durante exame físico na avaliação presencial, preferencialmente, nunca se deve ultrapassar o volume máximo de 120 ml de preenchimento em cada lado do glúteo em cada sessão de preenchimento para a correção necessária.
- Quando observada baixa densidade muscular, impossibilitando manter procedimento de preenchimento em plano muscular superficial, para efetuar a correção necessária, não se deve ultrapassar 100 ml de volume de preenchimento em cada lado por sessão.
- Atentar para possíveis hipotensões posturais durante o procedimento, já que o paciente permanece a maior parte do tempo em posição ortostática. Não se esquecer de que a maioria das pessoas têm quedas de pressão ao fazer exames simples de laboratório.
- Conferir os sinais vitais antes de realizar o procedimento, como PA, principalmente em pacientes mais idosos ou que tenham história de HAS.
- Após o procedimento de preenchimento, fazemos uma massagem com compressão moderada nos locais onde foi preenchido, após ter sido colocado curativo pequeno em cada uma das áreas de pertuito. O curativo deve ser mantido por 24 h.

- A área trocantérica deve ser sempre massageada, para minimizar o risco de acúmulo de produto, que pode gerar nódulos e granulomas. Deve-se orientar o paciente sobre edemas no pós-procedimento.
- O glúteo normalmente fica mais alto (*bicudo*) no pós-procedimento imediato, devido à contratura muscular, que tende a aumentar um pouco mais nos dias subsequentes. Informar ao paciente que esse aspecto tende a melhorar nas duas semanas seguintes e que o resultado ficará mais arredondado do que no pós-procedimento imediato. Sempre prescrever o uso de antibióticos profiláticos, associados a anti-inflamatórios, de 3 a 5 dias, e analgésico mais potente (SOS) em caso de dor mais forte. Os relaxantes musculares são ótima opção em caso de observação de contratura mais marcante e em pacientes com sintoma álgico maior.
- É importante lembrar que os analgésicos opioides podem causar tontura e o relaxante muscular pode dar sono.
- As reabordagens podem ser realizadas a partir de 30 dias, em caso de ausência de desconforto e ausência de contratura muscular ao exame físico. É importante sempre manter contato com o paciente.
- O paciente leva na pasta etiqueta contendo lote/validade do produto que foi utilizado, junto com as orientações de pós-procedimento e os meios de contato do médico.
- Deve-se orientar o paciente de que o volume no pós-procedimento imediato normalmente reduz e que na maioria das vezes há necessidade de reabordagem para a obtenção do resultado desejado.

Em relação às áreas glúteas de preenchimento, ressaltamos algumas particularidades de relevância clínica:

- Sabe-se que a técnica de maior sucesso para realizar um acesso venoso ou arterial, central ou periférico, é a punção ao longo do trajeto do vaso sanguíneo. Nós observamos que os vasos sanguíneos na região glútea comumente correm a favor das fibras musculares, ou seja, paralelos a elas. Assim, concluímos que a maneira mais segura de realizar o preenchimento é por meio de pertuitos perpendiculares à área a ser corrigida, tornando, assim, mais segura a aplicação.

- A região superolateral da região glútea é relativamente livre de nervos e vasos, sendo ela a de maior segurança.
- A região da área trocantérica, pela baixa quantidade de gordura, é uma região em que o produto deve ser muito bem distribuído, a fim de evitar a presença de nódulos e granulomas.
- A região inferomedial dos glúteos é a área de emergência de nervos e vasos, que comumente saem em plano profundo; portanto, quando trabalhada essa região, deve-se atuar sempre em plano muscular superficial, com a menor quantidade de produto necessária, mantendo-o sempre bem distribuído.

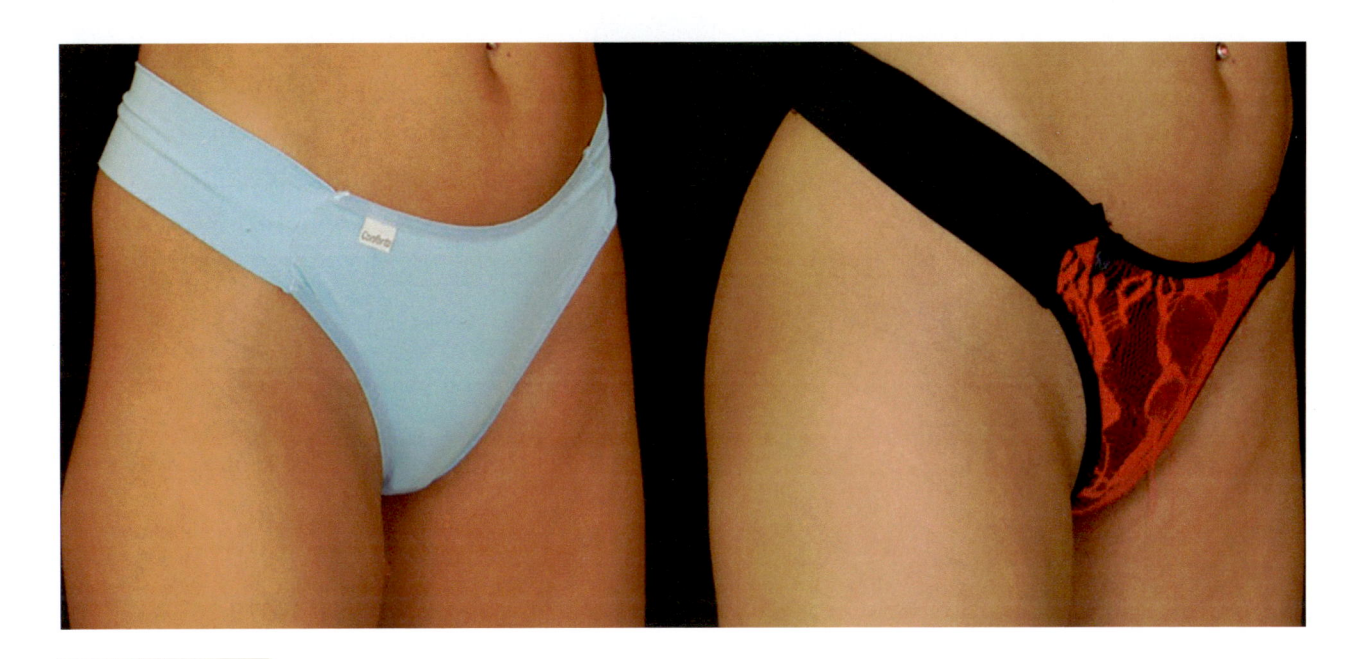

FIGURA 5.8 | Paciente jovem, que realiza atividade física diariamente. Fizemos a correção da depressão trocantérica impossível de ser corrigida sem a administração de preenchimento. Volume total administrado: 380 ml, realizado em 2 etapas, em intervalos de 30 dias entre as sessões. Foram administrados 100 ml em cada lado na primeira sessão e após 30 dias adicionados 90 ml em cada lado.
Fonte: acervo do autor.

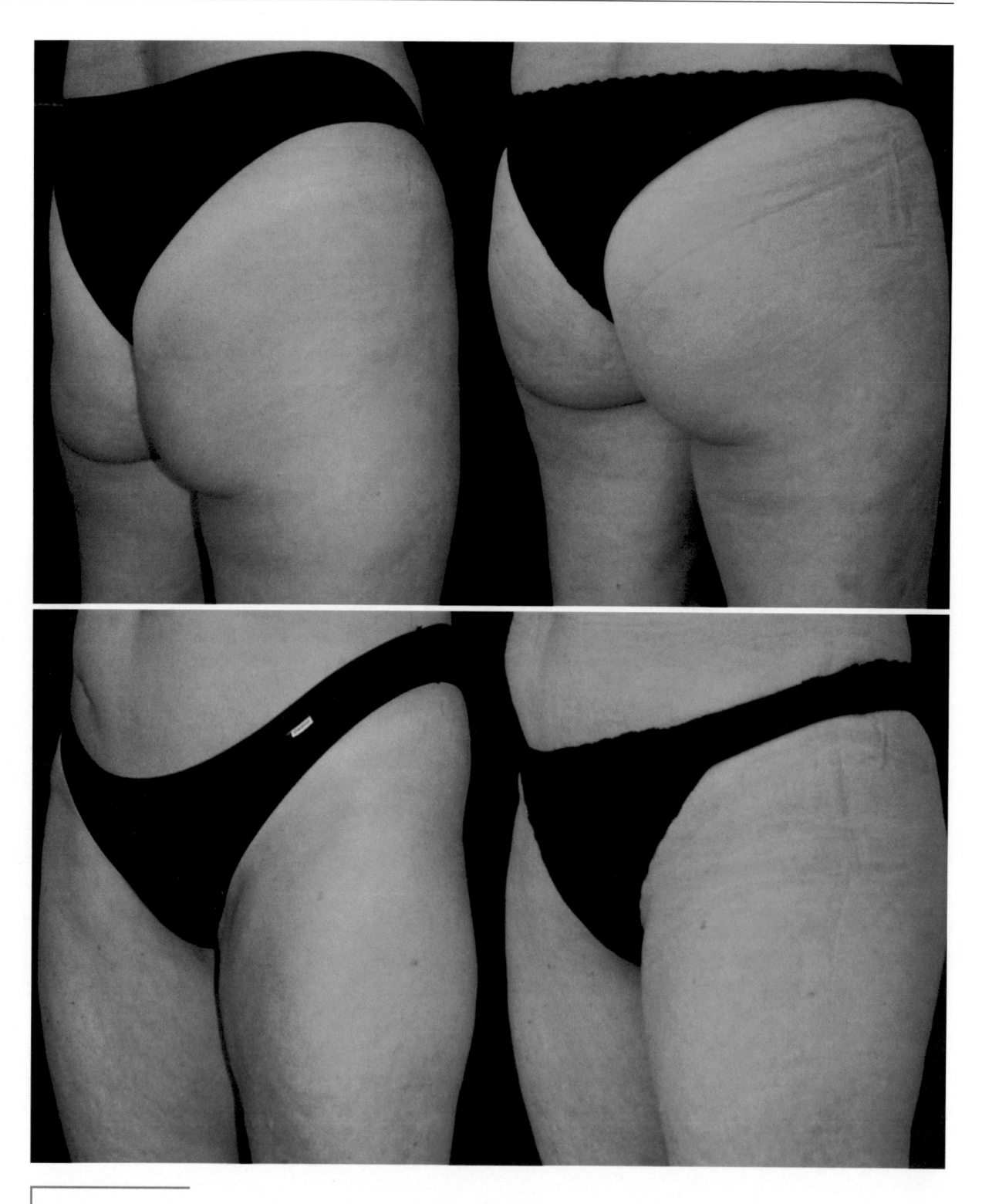

FIGURA 5.9 | Em intervalo de 30 dias entre as imagens, mostra-se correção de perda de volume em região glútea de paciente com mais de 60 anos de idade pela administração de 200 ml de volume total de PMMA 30%, ou seja, 100 ml em cada lado.

Neste ângulo podemos perceber uma importante correção da área trocantérica, o que promoveu melhora do contorno corporal da paciente.

Fonte: acervo do autor.

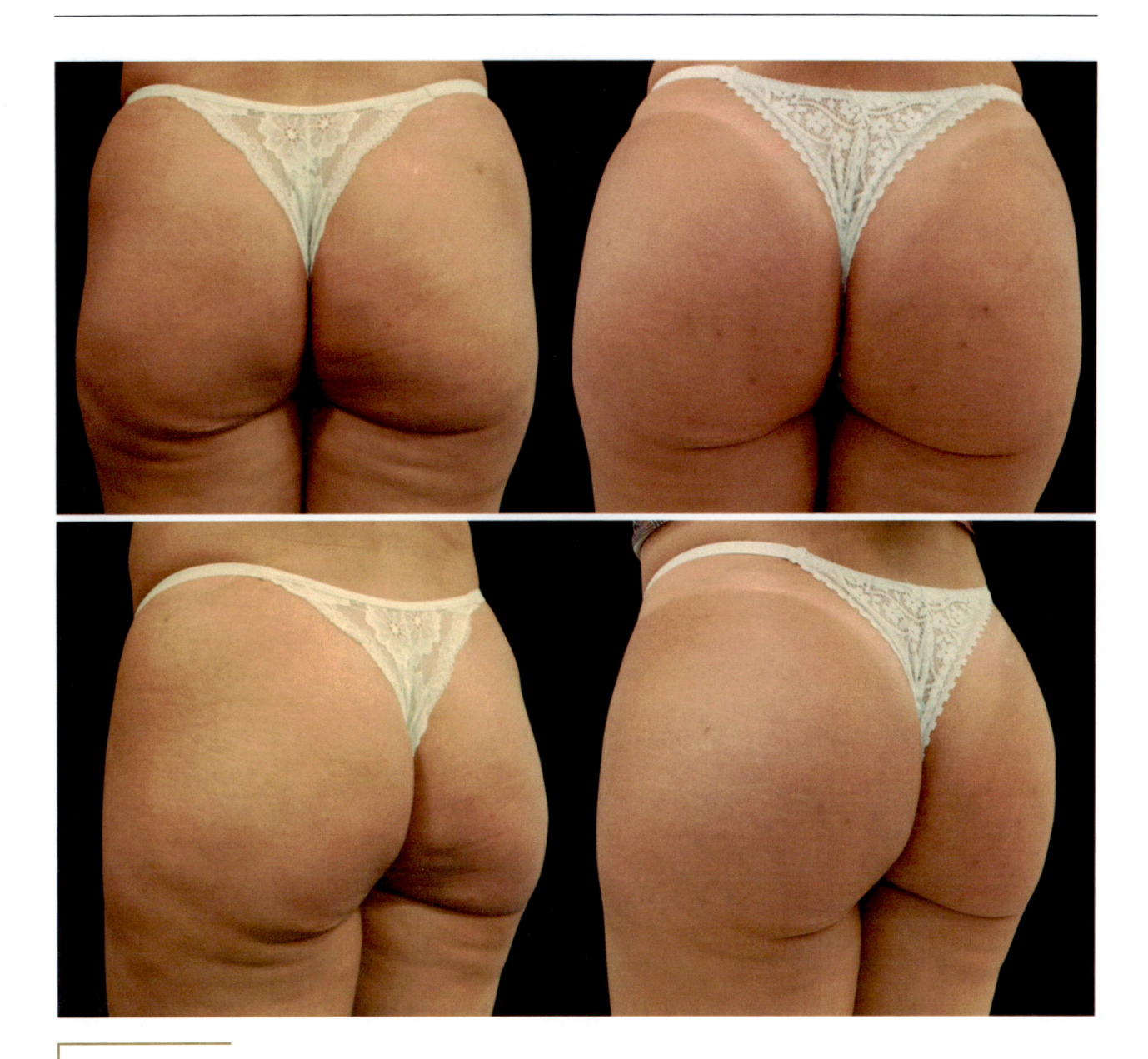

FIGURA 5.10 | Percebe-se não apenas o ganho volumétrico pela implantação de 200 ml de Biossimetric® 30% em nível muscular (em duas etapas) em cada região glútea, mais a associação do método Goldincision® com PMMA a 15% subdérmico, objetivando melhora geral da pele, reestruturação do colágeno, metabolismo e descolamento dos septos fibrosos na profundidade e quantidade necessária para nivelar as irregularidades.
Fonte: acervo do autor.

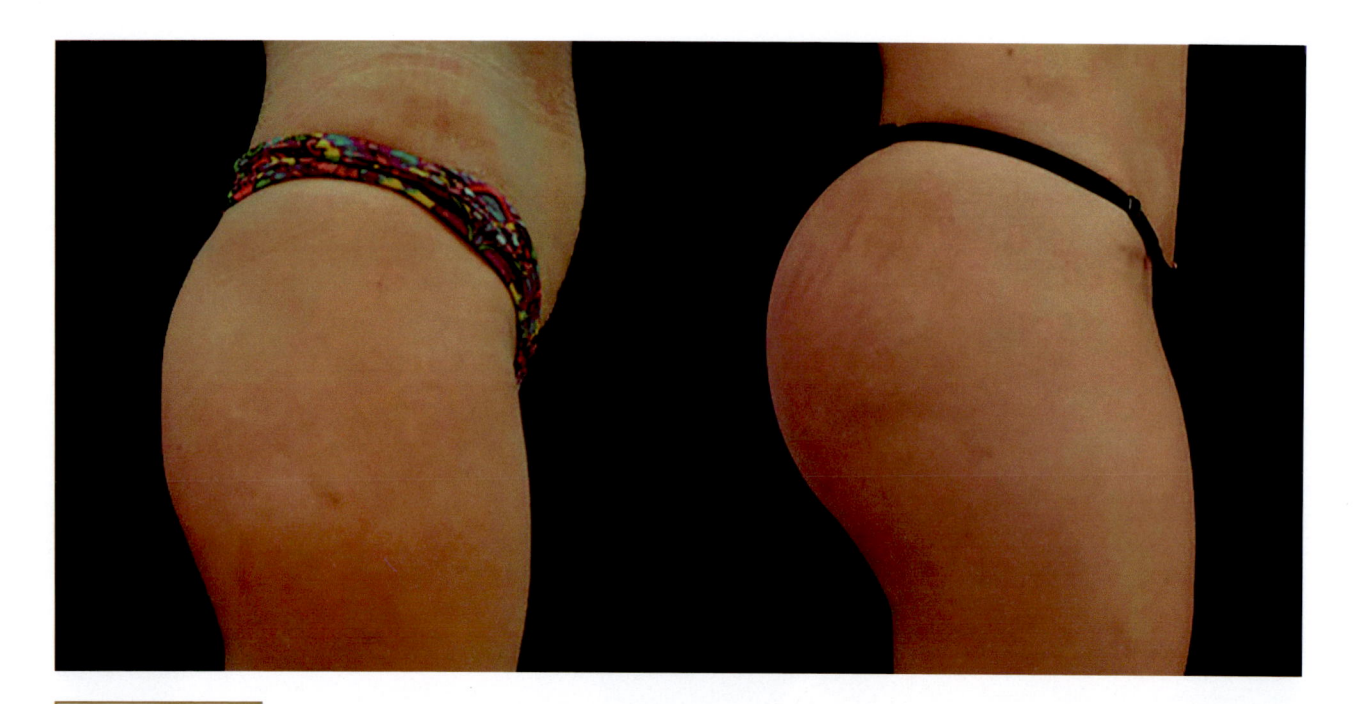

FIGURA 5.11 | Projeção por volumetria intramuscular. O produto fica no músculo, sustentando, e não na pele, "pesando", promovendo um resultado muito natural e imperceptível no visual e ao toque.
Fonte: acervo do autor.

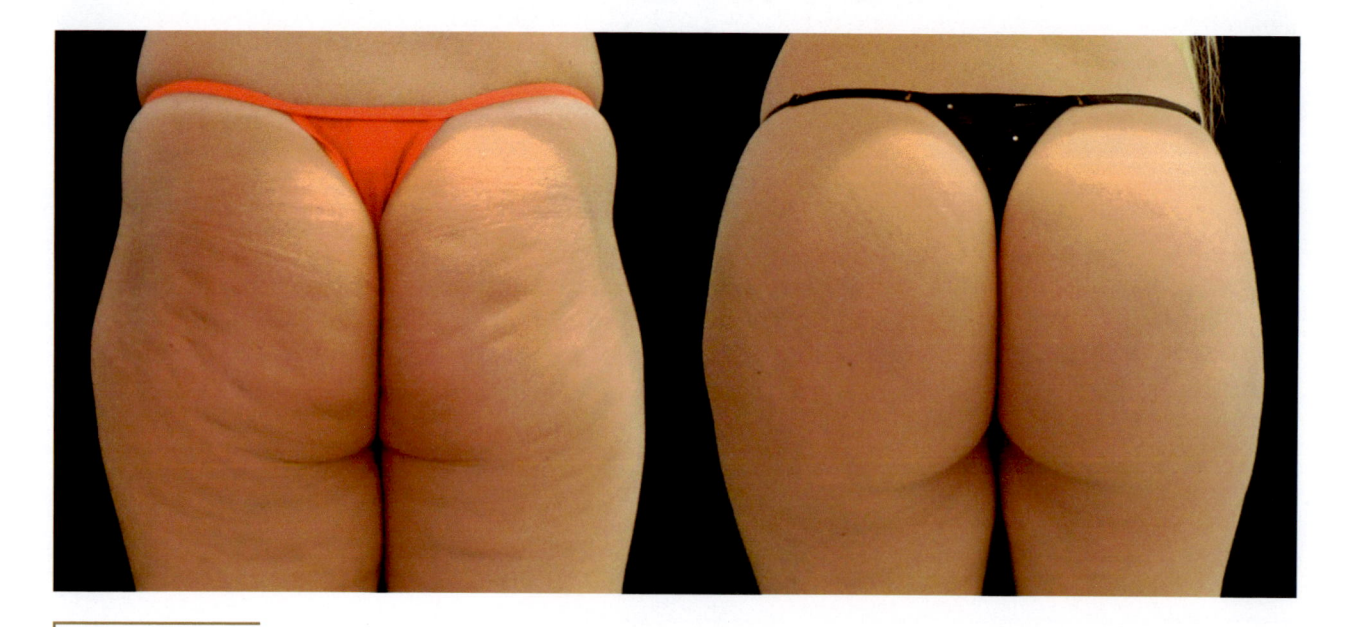

FIGURA 5.12 | Resultado com a associação volumetria intramuscular mais método Goldincision®. O resultado na melhora da qualidade da pele ocorre não apenas pelo ganho volumétrico intramuscular mas também pelo bioestímulo geral da pele com o método.
Fonte: acervo do autor.

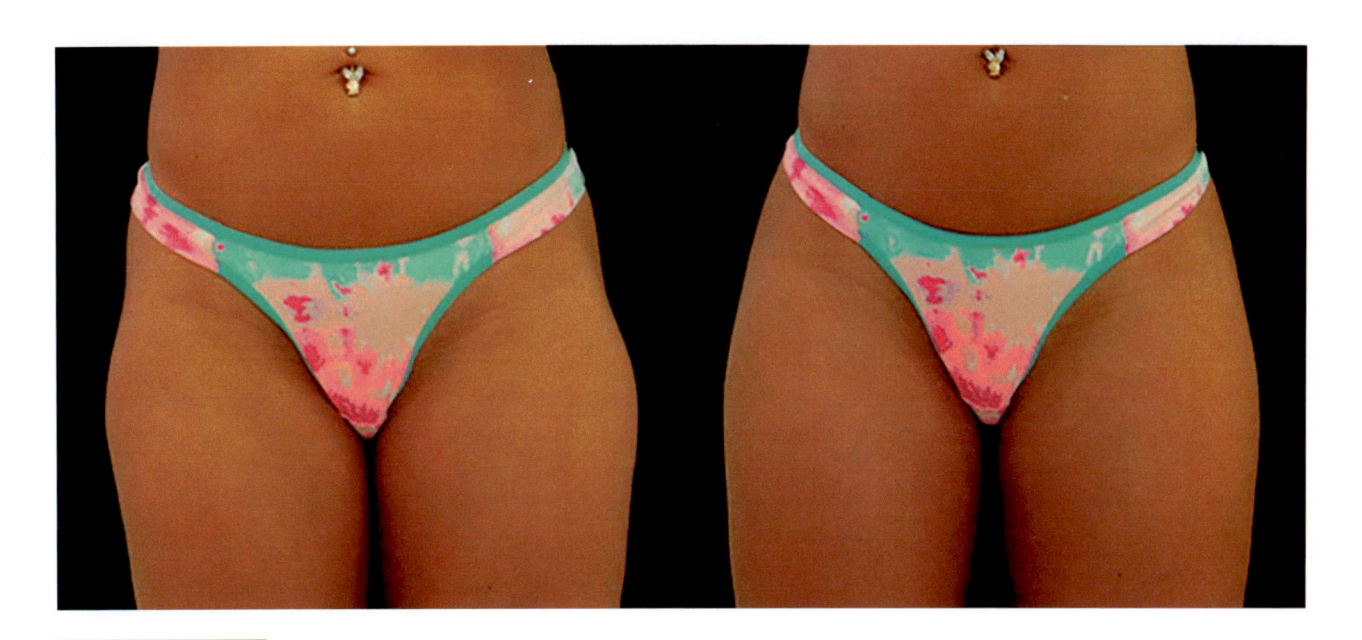

FIGURA 5.13 | Depressão na lateral do quadril, "Deep Hips" – preenchimento o mais profundo possível. Conforme estudo anatômico, o produto foi posicionado abaixo ou junto ao trato iliotibial, permanecendo imperceptível, com resultado natural e satisfatório.
Fonte: acervo do autor.

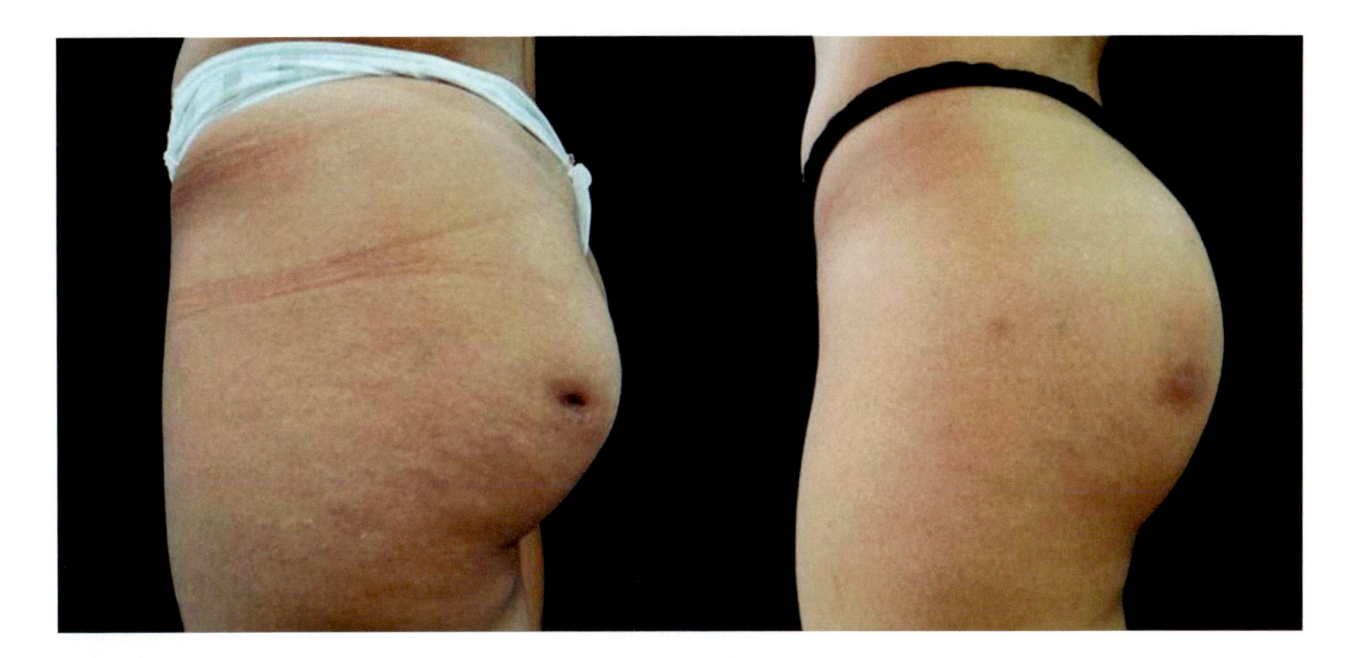

FIGURA 5.14 | Reposição volumétrica pós-retirada de prótese de silicone que já vinha incomodando a paciente devido a resultado inestético e que veio a infeccionar, necessitando retirada. Depressão central proveniente da necessidade de o cirurgião ter deixado um dreno no local (o caso foi tratado com o método Goldincision®). Foi realizada a reposição volumétrica no polo superior do glúteo, para mais projeção.
Fonte: acervo do autor.

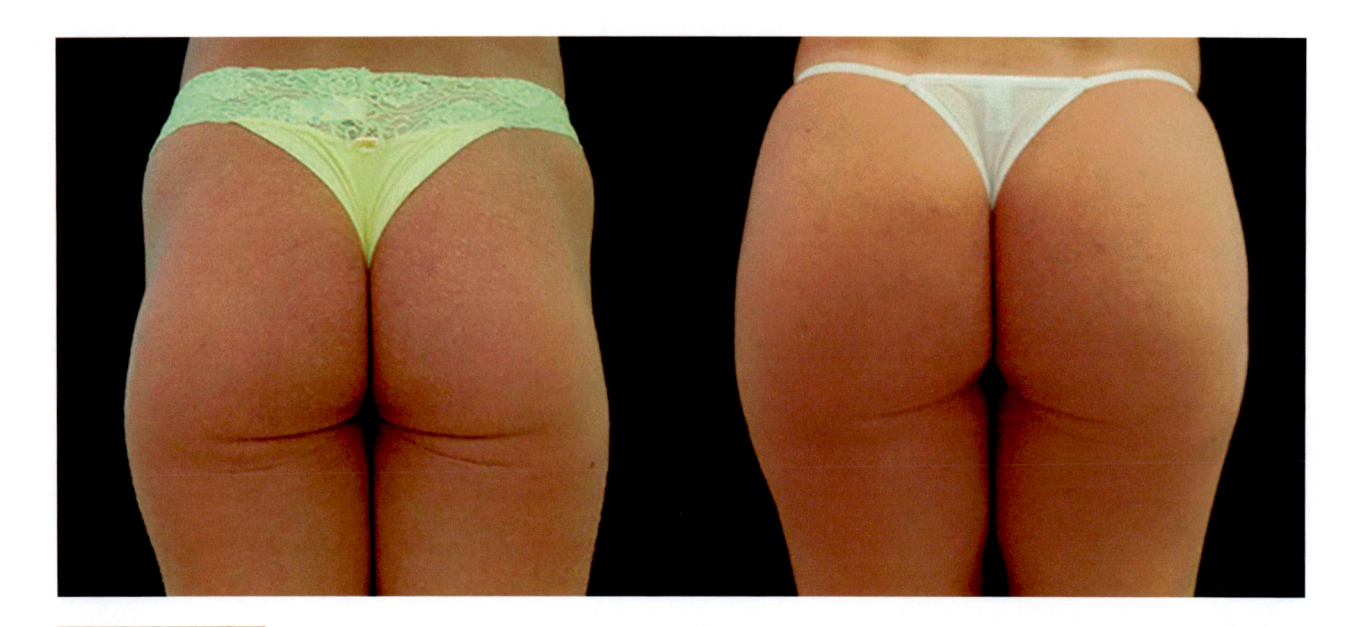

FIGURA 5.15 | Volumetria em nível muscular com PMMA Biossimetric® 30%, pegando quadril, "Deep Hips". Resultado muito natural e imperceptível.
Fonte: acervo do autor.

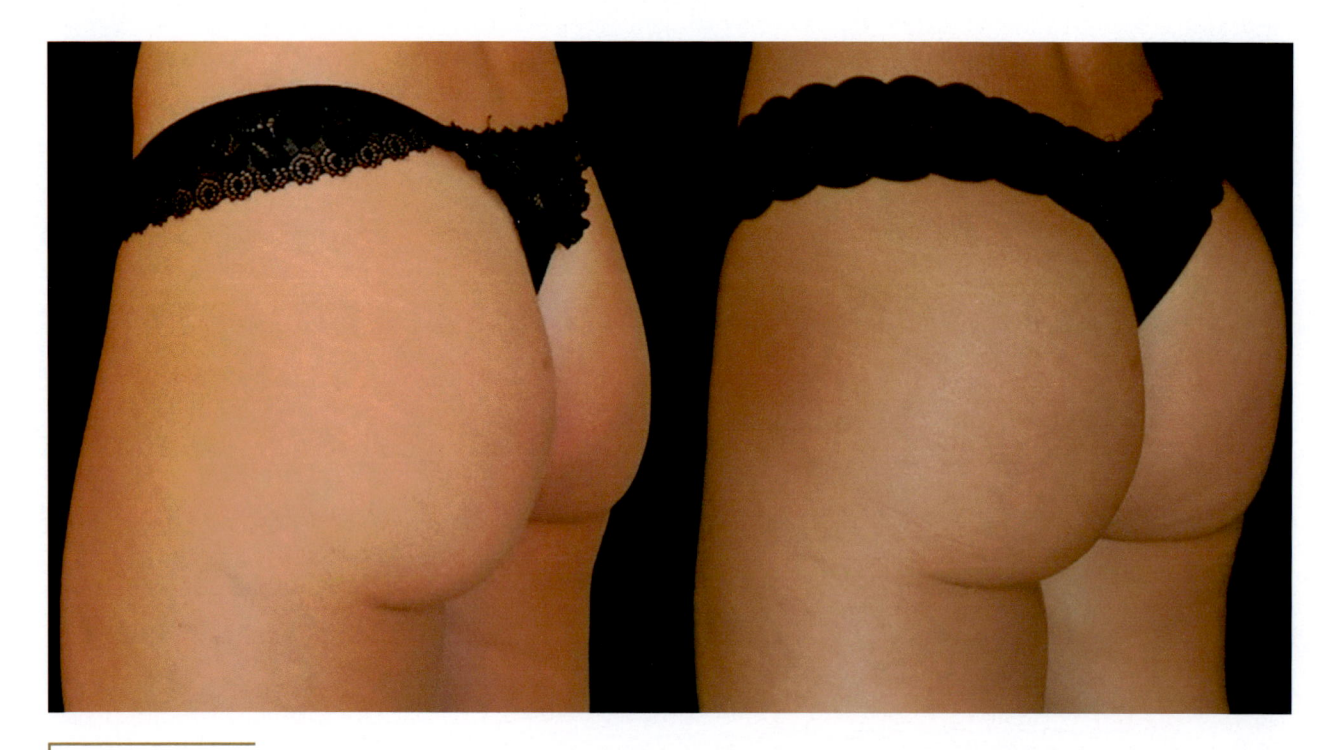

FIGURA 5.16 | Administrados 300 ml de volume total em uma única etapa, para correção da flacidez importante que a paciente apresentava na região glútea. Percebemos melhora não só da flacidez na região, mas também das estrias, devido à produção de colágeno.
Fonte: acervo do autor.

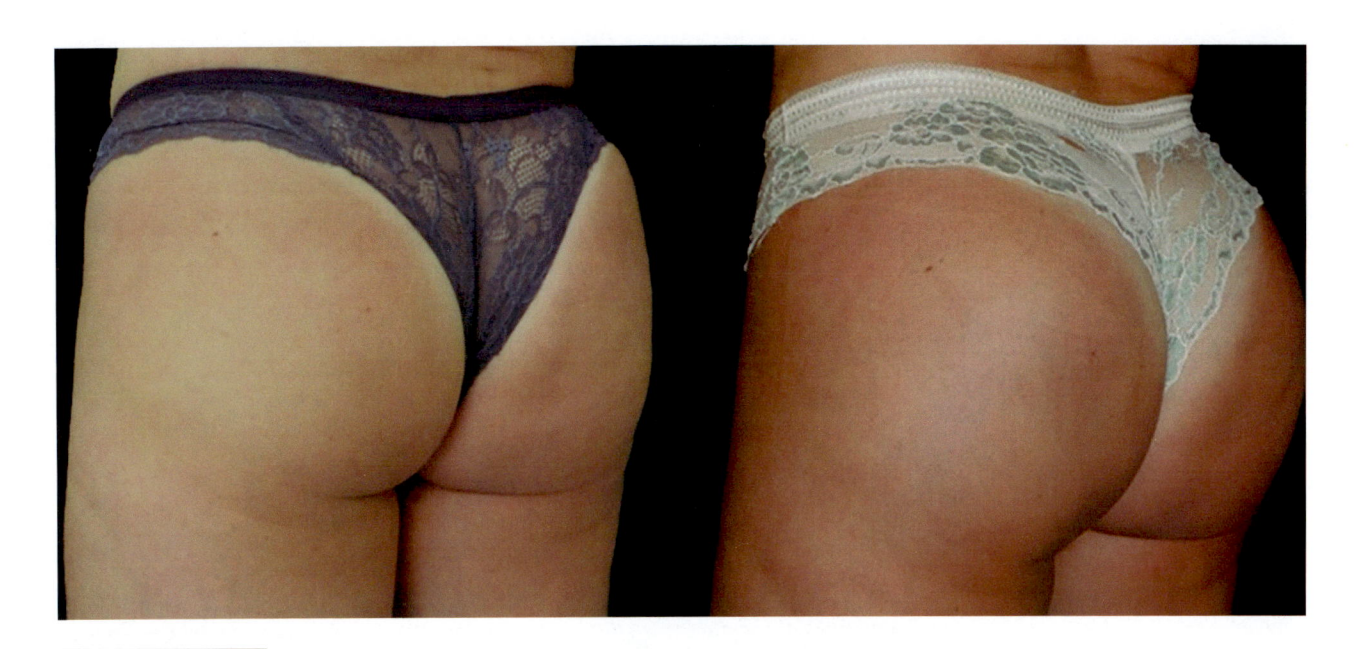

FIGURA 5.17 | Correção de volume em paciente que realiza atividade física com 240 ml de volume total em uma única etapa. Intervalo de 30 dias entre as fotos. Conseguimos não só melhora do contorno corporal, mas uma grande melhora na qualidade da pele que se estende até a região lombar.
Fonte: acervo do autor.

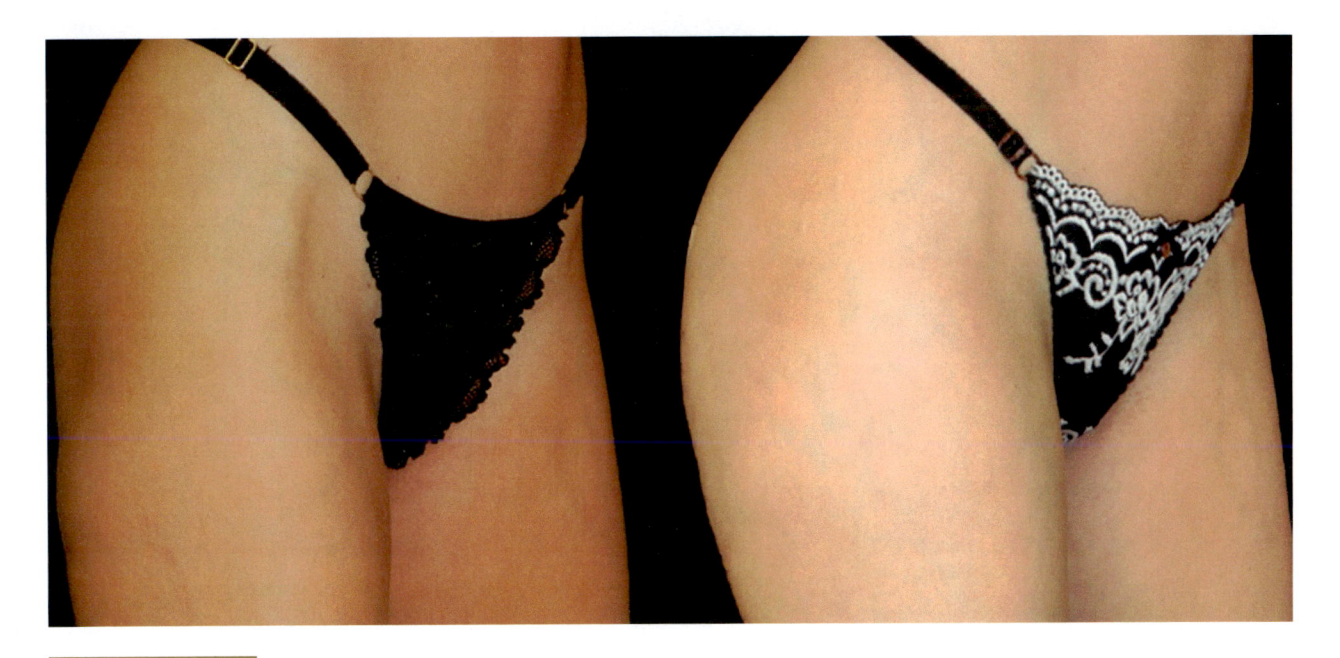

FIGURA 5.18 | Correção de volume em área trocantérica, melhorando o contorno corporal da paciente. Administrados 360 ml de volume total, sendo realizados 180 ml de volume total na primeira etapa e após 60 dias, 180 ml de volume total, com resultado imediato, como se consegue perceber na foto.
Fonte: acervo do autor.

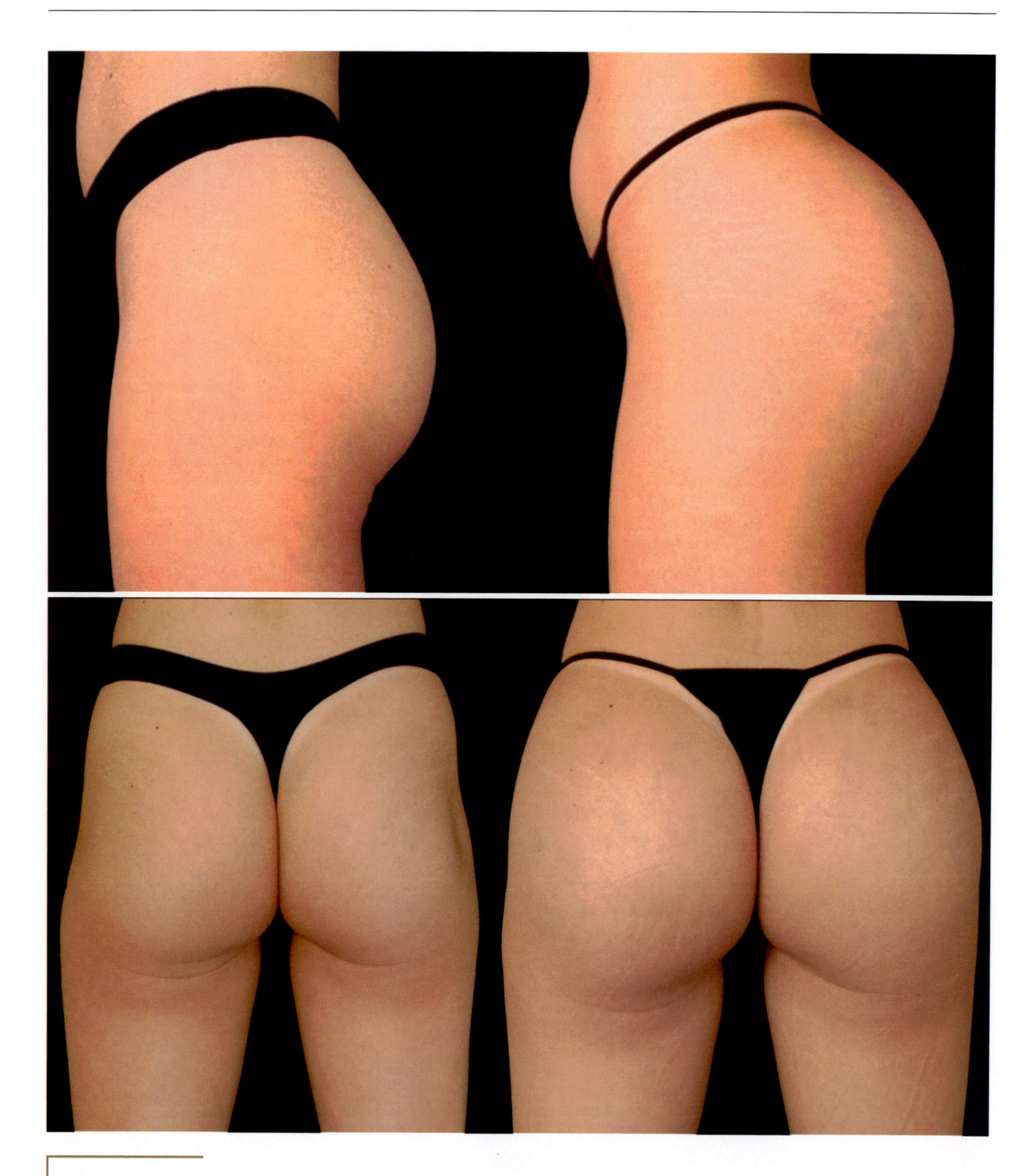

FIGURA 5.19 | Paciente jovem, que treina 7 vezes por semana, apresentava perda de volume em área trocantérica e no polo superior. Correção realizada em 2 etapas, sendo administrados 180 ml em cada lado, em intervalo de 60 dias entre as sessões. Volume total administrado de 380 ml de PMMA 30% intramuscular.

Percebemos que, além das correções necessárias, promovemos maior harmonia corporal, melhora do contorno e consequentemente aumento da autoestima da paciente.

Fonte: acervo do autor.

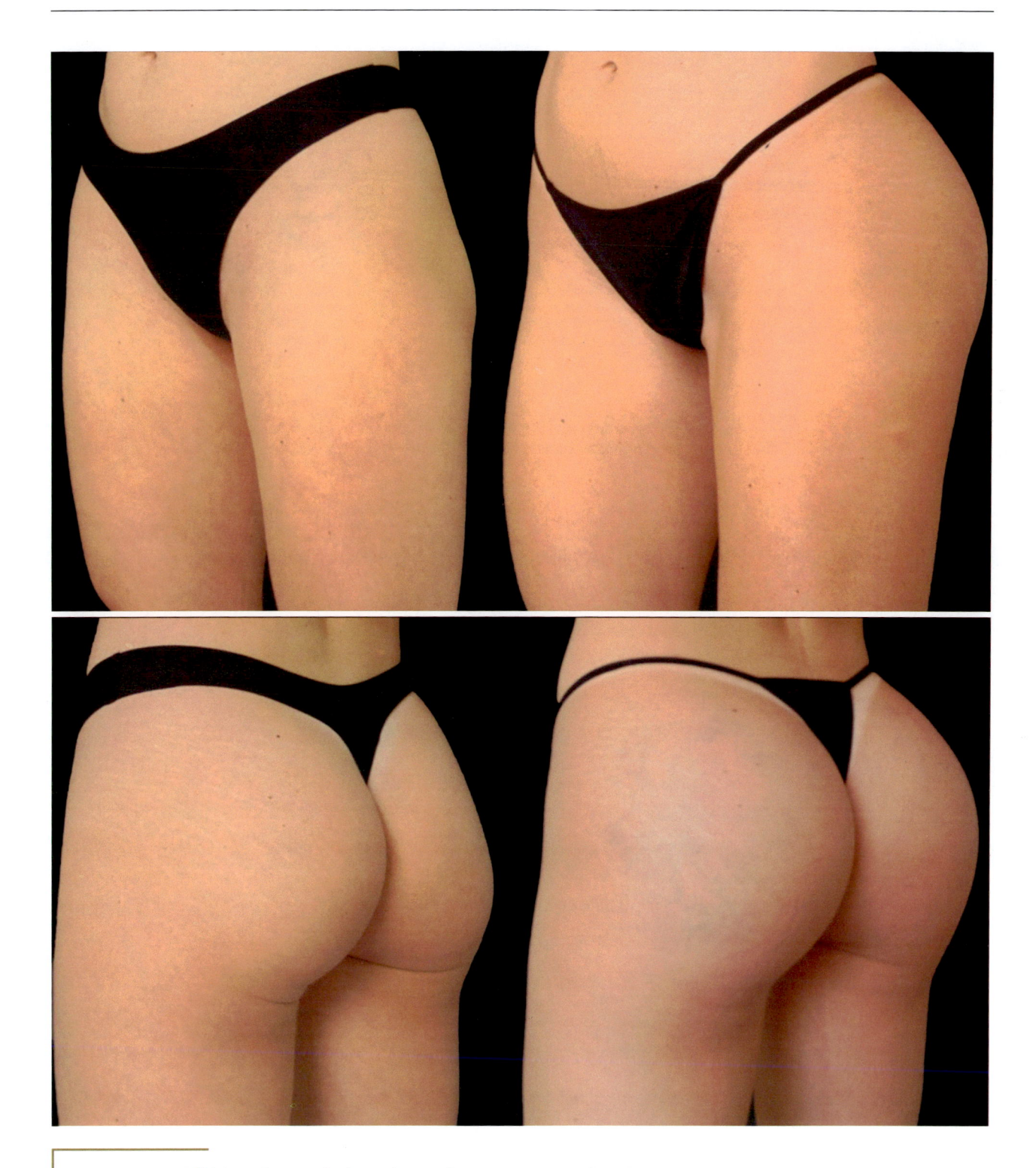

FIGURA 5.19 | *(Continuação)* Paciente jovem, que treina 7 vezes por semana, apresentava perda de volume em área trocantérica e no polo superior. Correção realizada em 2 etapas, sendo administrados 180 ml em cada lado, em intervalo de 60 dias entre as sessões. Volume total administrado de 380 ml de PMMA 30% intramuscular.

Percebemos que, além das correções necessárias, promovemos maior harmonia corporal, melhora do contorno e consequentemente aumento da autoestima da paciente.

Fonte: acervo do autor.

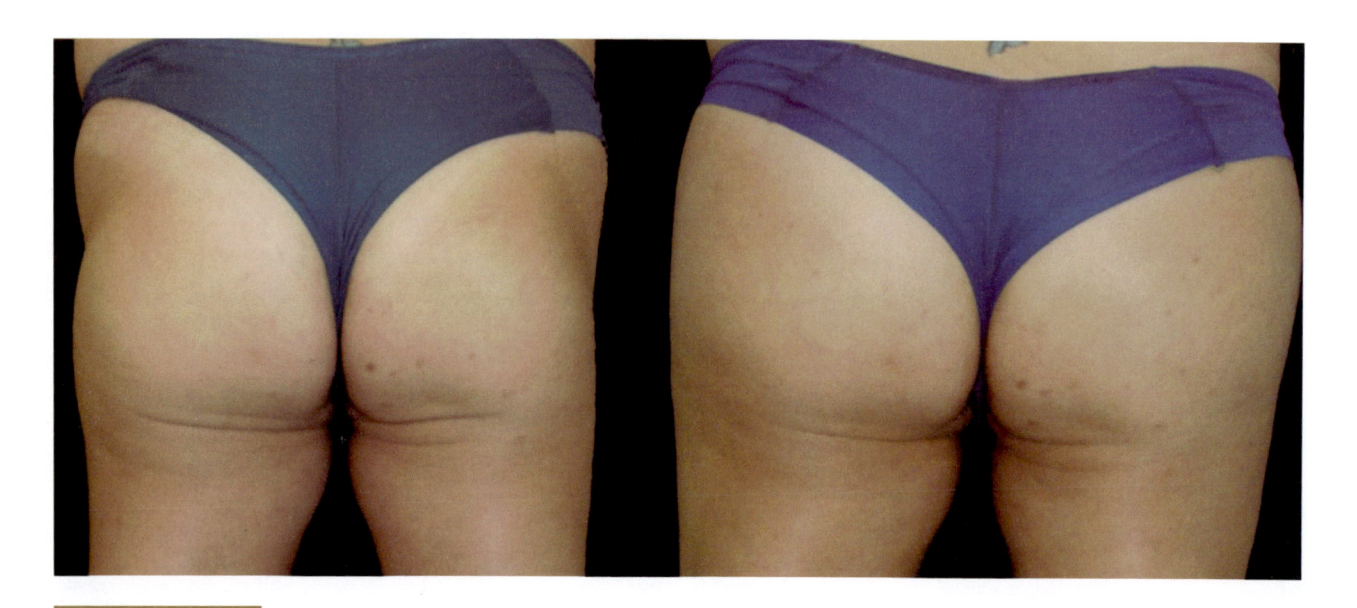

FIGURA 5.20 | Paciente com queixa importante de perda de volume desde a adolescência em área de quadris. Administrados 380 ml de volume total, dividido em 2 etapas, em intervalo de 50 dias. Na primeira etapa de preenchimento, foram realizados 240 ml de volume total e após 50 dias, adicionados 140 ml de volume total.
Fonte: acervo do autor.

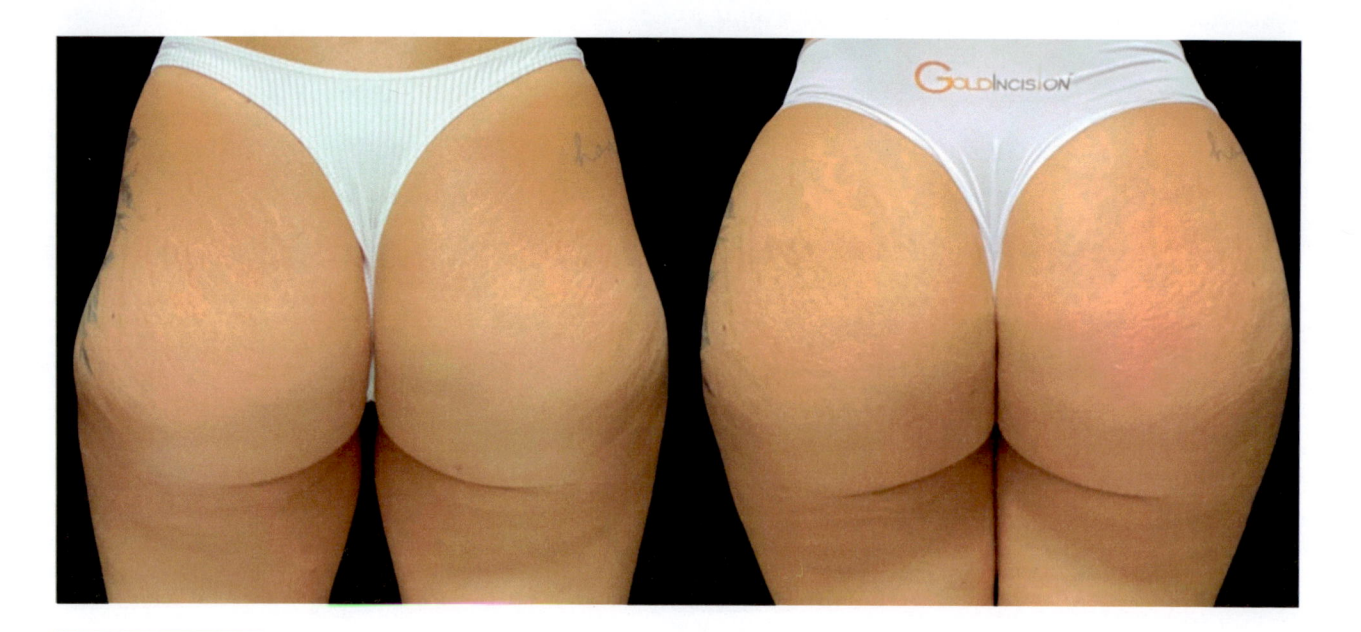

FIGURA 5.21 | Paciente apresenta deslocamento de prótese de silicone implantada há 4 anos. Já havia passado por 2 procedimentos cirúrgicos para reposicionar prótese sem sucesso. Fizemos preenchimento com PMMA 30% em polo superior de glúteo, acima da prótese de silicone e em quadris. Procedimento realizado em 2 etapas, com intervalo de 30 dias, sendo administrados 120 ml de volume total em cada etapa. Resultado final após 90 dias, sem nenhuma intercorrência, sem necessidade de afastamento das atividades diárias.
Fonte: acervo do autor.

REFERÊNCIAS

Altmeyer MD, Anderson LL, Wang AR. Silicone migration and granuloma formation. J Cosmet Dermatol. 2009;8:92–97. [PubMed] [Google Scholar]

Badin AZ, Vieira JF. Endoscopically assisted buttocks augmentation. Aesthetic Plast Surg. 2007;31:651–656. [PubMed] [Google Scholar]

Blanco Souza T, Colomé L, Bender EA, Lemperle G. Brazilian consensus recommendation on the use of polymethylmetacrylate filler in facial and corporal aesthetics. Aesth Plast Surg. 2018;42:1244–1251 [PubMed] [Google Scholar]

Cárdenas-Camarena L, Arenas-Quintana R, Robles-Cervantes JA. Buttocks fat grafting: 14 years of evolution and experience. Reconstr Surg. 2011;128:545–555. [PubMed] [Google Scholar]

Chacur R. Ciência e Arte do Preenchimento. 2018, 1.ed Porto Alegre: AGE; 262. [Google Scholar]

Chong T, Coon D, Toy J, et al. Body contouring in the male weight loss population: assessing gender as a factor in outcomes. Plast Reconstr Surg. 2012;130:325e–330e. [PubMed] [Google Scholar]

Cruse PJ, Foord R. A five-year prospective study of 23,649 surgical wounds. Arch Surg. 1973;107:206–210. [PubMed] [Google Scholar]

Duscher D, Kiesl D, Aitzetmüller MM, et al. Seasonal impact on surgical-site infections in body contouring surgery: a retrospective cohort study of 602 patients over a period of 6 years. Plast Reconstr Surg. 2018;142:653–660. [PubMed] [Google Scholar]

Frazer RQ, Byron RT, Osborne PB et al. PMMA: an essential material in medicine and dentistry. J Long Term Eff Med Implants. 2005;15:629–639. [PubMed] [Google Scholar]

Gonzales R. Intramuscular gluteal augmentation: the XYZ method. Clin Plastic Surg. 2018;45:217–223. [PubMed] [Google Scholar]

González-Ulloa M. Gluteoplasty: a ten-year report. Aesthetic Plast Surg. 1991;15:85–91. [PubMed] [Google Scholar]

Gruskay J, Smith J, Kepler CK et al. The seasonality of postoperative infection in spine surgery. J Neurosurg Spine. 2013;18:57–62. [PubMed] [Google Scholar]

Harrison D, Selvaggi G. Gluteal augmentation surgery: indications and surgical management. J Plast Reconstr Aesthet Surg. 2007;60:922–928. [PubMed] [Google Scholar]

Hilinski JM, Cohen SR. Soft tissue augmentation with Arte-Fill. Facial Plast Surg. 2009;25:114–119. [PubMed] [Google Scholar]

Jaimovich CA, Almeida MW, Aguiar LF et al. Internal suture technique for improving projection and stability in secondary gluteoplasty. Aesthet Surg J. 2010;30:411–413. [PubMed] [Google Scholar]

Lee YB, Park SM, Song EJ, et al. Histology of a novel injectable filler (polymethylmethacrylate and cross-linked dextran in hydroxypropyl methylcellulose) in a rat model. J Cosmet Laser Ther. 2014;16:191–196. [PubMed] [Google Scholar]

Lemperle G, Morhenn V, Charrier U. Human histology and persistence of various injectable filler substances for soft tissue augmentation. Aesthetic Plast Surg. 2003;27:354–366; discussion 367. [PubMed] [Google Scholar]

McClelland M, Egbert B, Hanko V et al. Evaluation of artecoll polymethylmethacrylate implant for soft-tissue augmentation: biocompatibility and chemical characterization. Plast Reconstr Surg. 1997;100:1466–1474. [PubMed] [Google Scholar]

Mendieta CG. Gluteoplasty. Aesthet Surg J. 2003;23:441–455. [PubMed] [Google Scholar]

Oranges CM, Tremp M, di Summa PG, et al. Gluteal augmentation techniques: a comprehensive literature review. Aesthet Surg J. 2017;37:560–569. [PubMed] [Google Scholar]

Serra F, Aboudib JH, Cedrola JP, et al. Gluteoplasty: anatomic basis and technique. Aesthet Surg J. 2010;30:579–592. [PubMed] [Google Scholar]

Serra F, Aboudib JH, Marques RG. Intramuscular technique for gluteal augmentation: determination and quantification of muscle atrophy and implant position by computed tomographic scan. Plast Reconstr Surg. 2013;131:253e–259e. [PubMed] [Google Scholar]

Serra F, Aboudib JH, Marques RG. Reducing wound complications in gluteal augmentation surgery. Plast Reconstr Surg. 2012;130:706e–713e. [PubMed] [Google Scholar]

Sozer SO, Agullo FJ, Palladino H. Autologous augmentation gluteoplasty with a dermal fat flap. Aesthet Surg J. 2008;28:70–76. [PubMed] [Google Scholar]

Sozer SO, Agullo FJ, Palladino H. Split gluteal muscle flap for autoprosthesis buttock augmentation. Plast Reconstr Surg. 2012;129:766–776. [PubMed] [Google Scholar]

Vergara R, Amezcua H. Intramuscular gluteal implants: 15 years' experience. Aesthet Surg J. 2003;23:86–91. [PubMed] [Google Scholar]

6

TRATAMENTOS INJETÁVEIS PARA CELULITE

Dra. Cibele Tamietti Durães

No tratamento da celulite, associamos diferentes técnicas, incluindo a mesoterapia, com o objetivo de obter melhores resultados clínicos.

A mesoterapia consiste em injeções de diferentes ativos diretamente na área que desejamos tratar. Na lipodistrofia ginoide (LDG), os agentes escolhidos no tratamento devem atuar no tecido conjuntivo, na microcirculação (arteriolar, capilar, nos sistemas venoso e linfático) e/ou no tecido adiposo. Os efeitos terapêuticos desse tratamento dependem da escolha de medicamentos, do local de administração, da composição dos medicamentos, da profundidade de administração e de um grande conhecimento, por parte do médico, da técnica terapêutica.

Embora existam diversos ativos com que agem em diferentes necessidades da LDG, e com grande potencial teórico, existem poucos estudos científicos avaliando detalhadamente a segurança e a eficácia de cada um deles em específico e o real resultado clínico no paciente. Muitos autores, no entanto, relatam ótimos resultados no tratamento da LDG com a mesoterapia.

Os principais ativos usados no tratamento de LDG podem ser divididos nas seguintes categorias, dada a sua diversidade no mecanismo de ação:

- **Lipólise da gordura localizada:** fosfatidilcolina e ácido deoxicólico.
- **Lipolítico:** L-carnitina; L-arginina; bases xantínicas (cafeína, teofilinas e aminofilinas); silício orgânico (trissilinol); Conjunctyl® (amino metil silanetriol salicilato); SAC (siloxanetriol alginato de cafeína); ioimbina; tiratricol (Triac®); tripeptídeo-41.
- **Estimuladores de colágeno e elastina:** silício orgânico (trissilinol).
- **Intensificadores circulatórios:** benzopironas; rutina; aminofilina; pentoxifilina; ioimbina; crisina; alcachofra; *ginkgo biloba*.
- **Vitaminas:** vitaminas A, C, E e K.
- **Degradação do tecido conjuntivo:** hialuronidase e colagenase.
- **Anestésico:** procaína.

FOSFATIDILCOLINA

A fosfatidilcolina é um fosfolipídio derivado da lecitina de soja com atividade lipolítica. Ela afeta a permeabilidade da membrana do adipócito e mobiliza a gordura de dentro das células para a corrente sanguínea, onde é excretada pelos rins e intestinos. A fosfatidilcolina pode ser adicionada a pequenas quantidades de desoxicolato de sódio, para aumentar sua eficácia de dissolução de gordura por intermédio da desintegração dos adipócitos. Além disso, esse fosfolipídio promove lipólise por estimular os receptores β e inibir os receptores α2 presentes na membrana dos adipócitos; ele causa, ainda, uma necrose inflamatória mediada por citocinas, com subsequente reabsorção de adipócitos.

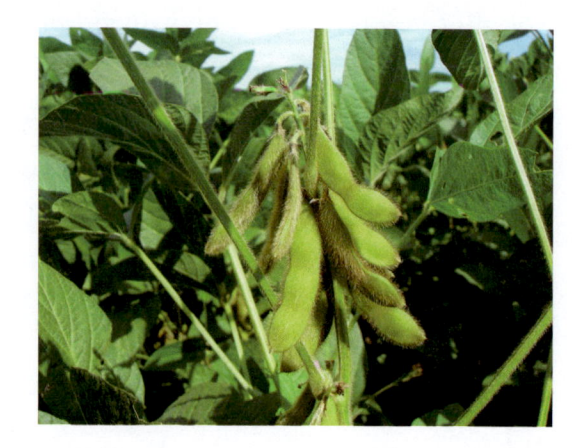

FIGURA 6.1 | Plantação de soja.
Fonte: Jcesar2015/pixabay.com (2022).

ÁCIDO DEOXICÓLICO

O **desoxicolato de sódio** é também conhecido como "ácido deoxicólico" e está presente naturalmente na bílis humana, atuando na forma de um detergente para a emulsificação das gorduras ingeridas nas dietas.

O **desoxicolato de sódio** é usado na medicina há anos, em injeções subcutâneas, para a redução de gordura localizada nas regiões de papada, abdômen, quadris e coxas. Esse ácido, devido a sua ação detergente, induz a destruição das membranas dos adipócitos de uma forma não específica (lipólise química).

Quando administrado por via subcutânea, o desoxicolato de sódio promove a diminuição do oxigênio da célula adipocitária, levando à vacuolização dos adipócitos e a um subsequente aumento da permeabilidade da membrana; à alteração do PH do meio; e a uma inflamação aguda no interior do septo e dos lóbulos de gordura subcutânea. Este último acaba por resultar em uma ruptura das paredes dos adipócitos e na quebra direta das células de gordura (necrose gordurosa). Com isso, facilita-se a liberação do conteúdo lipídico (ácidos graxos) armazenado no interior da célula gordurosa.

Quando usado de forma inadequada e em altas doses, o ácido deoxicólico pode proporcionar o aparecimento de pancreatite aguda, apoptose, edema e liberação de prostaglandinas E2. Ademais, caso utilizado no plano intradérmico ao invés do subcutâneo, podem ocorrer nódulos dolorosos que demoram de 7 a 10 dias para desaparecerem.

L-CARNITINA

A L-carnitina é encontrada normalmente na dieta de origem animal e vegetal, sendo os produtos de origem animal mais ricos em L-carnitina que os de origem vegetal. A L-carnitina também é sintetizada no próprio organismo a partir de dois aminoácidos essenciais: L-lisina e L-metionina. Sua biossíntese ocorre principalmente no fígado e nos rins, de onde é liberada para o sangue e transportada para os músculos esquelético e cardíaco.

A L-carnitina é muito importante para o metabolismo energético. Ela é responsável por transportar os ácidos graxos de cadeia longa do citosol para o interior da mitocôndria, onde sofre a β-oxidação e produz o ATP (energia celular). Portanto, a taxa de β-oxidação é determinada pela atividade do sistema de transporte de ácidos graxos dependente de L-carnitina.

A L-carnitina participa ainda de inúmeros outros processos metabólicos, tais como metabolismo de carbo-hidratos, aminoácidos de cadeia ramificada e cetogênese. Isso é essencial no metabolismo lipídico, uma vez que permite às células quebrarem a gordura pelo processo de β-oxidação. A associação de L-carnitina com outros agentes lipolíticos é uma excelente alternativa para o tratamento da gordura localizada.

L-ARGININA

L-arginina é um aminoácido que age na redução da gordura localizada, pelo estímulo da lipólise e pela melhora do perfil metabólico com o aumento do gasto de energia pelo corpo.

A L-arginina estimula a biogênese mitocondrial, aumentando a expressão das moléculas de sinalização celular (como, por exemplo, o óxido nítrico), além de aumentar a oxidação de substratos de energia, como a glicose e os ácidos graxos de cadeia longa. Ademais, essa substância ainda aumenta a secreção do hormônio de crescimento, que auxilia na queima de gordura e modula a expressão e função de enzimas que atuam no metabolismo lipídico em tecidos sensíveis à insulina, além da resposta antioxidante. Tudo isso contribui para o aumento do processo de lipólise e da redução da adiposidade localizada.

CAFEÍNA

A cafeína age como antagonista dos receptores de adenosina, gerando uma ação lipolítica, com a liberação dos ácidos graxos dos adipócitos.

Os adipócitos possuem receptores de adenosina, que são responsáveis pela inibição da lipólise. A adenosina, ao se ligar ao seu receptor adenosina A1, medeia uma ação anti-lipolítica sobre os adipócitos, inibindo a via da adenilato-ciclase (AC) e a produção de AMP cíclico (AMPc). A cafeína compete com a adenosina por esse receptor e, ao se ligar a ele, inibe a enzima-fosfodiesterase, aumentando a produção de AMPc e a liberação de epinefrina, o que, consequentemente, aumenta a lipólise.

TRISSILINOL – SILÍCIO ORGÂNICO

Na LDG ocorre diminuição da microcirculação e subsequente déficit de nutrientes nos tecidos; a matriz intersticial torna-se mais densa e as fibras colágenas mais curtas e espessas.

O silício é um oligoelemento essencial que exerce diversas funções no nosso organismo e está presente nas estruturas do colágeno, da elastina, das proteoglicanas e das glicoproteínas, sendo de grande importância para o tecido conjuntivo. Essa substância estimula a síntese de fibras elásticas e colágenas, favorecendo a regeneração e a reorganização delas, além de proporcionar um remodelamento da derme, evitando a glicosilação dessas fibras, o que previne a flacidez da pele. Ademais, o silício aumenta a enzima hialurano-sintetase, a qual é responsável pela síntese do ácido hialurônico, contribuindo, assim, para a hidratação e a firmeza da pele e para a melhoria geral da textura cutânea.

O silício, por ter ação antioxidante, promove uma glicosilação não enzimática e a normalização da mitose celular dos fibroblastos, evitando que a peroxidação lipídica desorganize o tecido conjuntivo, causando rigidez nele. Portanto, o silício contribui com uma ação antiendurecimento da derme. O silício orgânico desempenha ainda uma ação lipolítica, pelo aumento das concentrações de AMPc dentro do adipócito, o que ativa a lipólise e contribui para a redução da gordura localizada.

SILOXANETRIOL ALGINATO DE CAFEÍNA (SAC)

O siloxanetriol é um ativo que associa a cafeína pura e o ácido algínico à molécula de silanol. Atua como lipolítico por promover aumento de AMPc e por inibir a enzima lipoproteína-lipase. Ao aumentar o AMPc, induz a quebra de triglicerídeos em ácidos graxos e glicerol e, ao inibir a enzima lipoproteína-lipase, impede a estocagem de triglicerídeos dentro dos adipócitos.

O processo de lipólise, por aumentar o conteúdo lipídico no local, leva a uma peroxidação lipídica do tecido conjuntivo, com desorganização das fibras de colágeno e elastina. A molécula de silício orgânico presente no SAC contribui para a reorganização dessas fibras e a melhora do tecido de sustentação. O uso do SAC é indicado nos tratamentos de LDG e de gordura localizada.

IOIMBINA

A ioimbina é um fármaco derivado da planta da espécie *Pausinystalia johimbe*, encontrada na África Ocidental e Central, que atua como lipolítico e vasodilatador. A ioimbina age como antagonista seletiva dos receptores alfa-2 adrenérgicos localizados nas células de gordura, diminuindo o estímulo deles e permitindo a ação dos beta-1-adrenérgicos com atividade lipolítica.

A ioimbina, por promover a liberação do óxido nítrico, tem ação vasodilatora periférica no nível de pele, rins, intestinos e área genital. É contraindicada em pacientes com histórico de doença cardíaca, renal ou hepática, hipertensão arterial e em pacientes com distúrbios psiquiátricos ou depressão endógena grave.

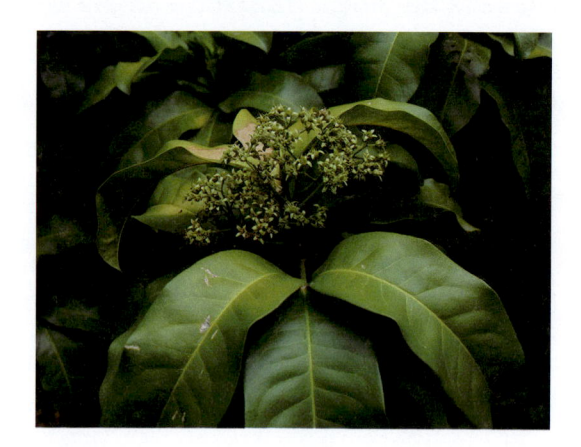

FIGURA 6.2 | Ioimbina.
Fonte: Tatters/flickr.com (2022).

TIRATRICOL (TRIAC®)

O tiratricol (Triac®) é um ácido 3,5,3' tri-iodo-tiroacético derivado metabólico da tri-iodotironina com ação lipídica. Age inibindo a fosfodiesterase dentro dos adipócitos, com produção do adenosina monofosfotada cíclica (AMPc) e hidrólise dos triglicerídeos em ácidos graxos livres e glicerol. Além disso, esse ácido também ativa os receptores β-adrenérgicos, induzindo a lipólise e a redução do tamanho das células gordurosas.

TRIPEPTÍDEO-41

O tripeptídeo-41 é um peptídeo derivado do fator de crescimento transformador β de aminoácidos, que atua por comunicação celular, estimulando a síntese de moléculas mensageiras com ação lipolítica. O tripeptídeo-41 age em quatro etapas:

- estimula a produção de citocinas importantes na lipólise;
- aumenta o AMPc dentro dos adipócitos, facilitando seu esvaziamento;
- libera substâncias que reduzem a entrada dos ácidos graxos dentro das células de gordura, inclusive os ácidos graxos vindos da dieta que iriam formar a gordura de reserva;
- diminui a hipertrofia das células gordurosas.

BENZOPIRONA

Benzopirona é um nome genérico que agrupa diversas substâncias (cumarinas, troxerutina, diosmina, rutosídeos) e que se caracterizam por sua ação linfocinética em diferentes tipos de linfedema e estados linfostáticos. A benzopirona tem por mecanismo de ação o aumento da atividade dos macrófagos teciduais, que, uma vez ativados, têm atividade proteolítica, removendo as proteínas do interstício e diminuindo a pressão osmótica deste em relação aos capilares, promovendo, assim, a passagem da água para os capilares, com redução do edema e da inflamação local. Ao melhorar o intercâmbio tissular e estimular a atividade proteolítica, a benzopirona também age minimizando a formação de fibrose.

Esse composto, portanto, aumenta o fluxo vascular e linfático, diminui a permeabilidade capilar e a quantidade de fluido formado no tecido subcutâneo. Ademais, ele também estimula os receptores de células linfocitárias e a contração dos linfonodos, favorecendo o processo de drenagem linfática e restabelecendo, assim, a microcirculação no tecido adiposo.

A benzopirona está indicada no tratamento da LDG associada com insuficiência venolítica. Seu uso está contraindicado em pacientes com hipersensibilidade à cumarina ou em portadores de hepatopatias graves.

PENTOXIFILINA

A pentoxifilina é um derivado da metilxantina com ação lipolítica, vasodilatadora e considerada um imunomodulador por inibir o fator de necrose tumoral. Age como lipolítico por inibir a fosfodiesterase e estimular a hidrólise dos triglicerídeos de reserva, aumentando os níveis de AMPc, o que resulta na ativação da lipase hormônio-sensível (LHS) e na quebra da gordura armazenada (lipólise). Além disso, a pentoxifilina estimula a microcirculação tecidual, favorecendo a eliminação de resíduos metabólicos e a redução do edema.

CRISINA

A crisina é um flavonoide presente na *passiflora caerulea* com a capacidade de inibir a enzima-aromatase, que converte a testosterona em estrogênio ou di-hidrotestosterona (DHT).

É considerada, por isso, uma "isoflavona anabólica", pelo seu efeito antiestrógeno. Como LDG está associada à influência dos hormônios estrogênicos na gordura localizada, a crisina contribui para o seu tratamento. Essa substância, pela sua ação antiandrogênica, reduz o tecido adiposo no local da sua ação, melhora o processo inflamatório, potencializa o retorno venoso, diminuindo o lipedema, e melhora o aspecto geral da pele.

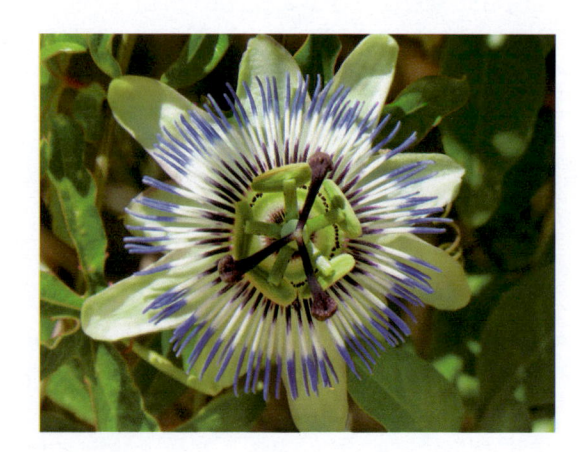

FIGURA 6.3 | Crisina.
Fonte: makamuki0/pixabay.com (2022).

ALCACHOFRA

A alcachofra é um fitoterápico composto de 2% de derivados difenólicos (ácido cafeico, cinarina); 1% de flavonoides (glicosídeos, ramnoglicosídeos de luteolina), entre outros componentes. Tem efeito indireto sobre a lipólise pela inibição da fosfodiesterase e síntese da coenzima NAD-NADH2 e NAD-NADPH2, além de ação diurética, favorecendo a drenagem linfática.

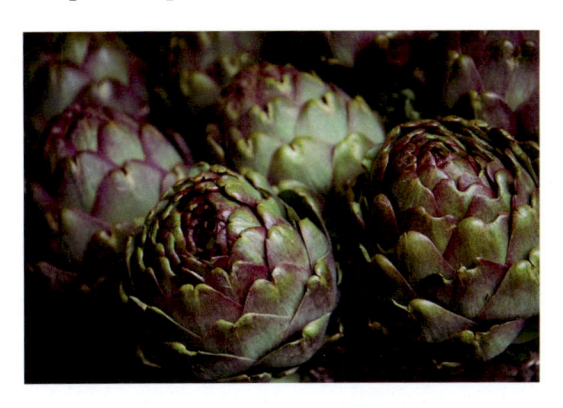

FIGURA 6.4 | Alcachofra.
Fonte: djedj/pixabay.com (2022).

GINKGO BILOBA

A *ginkgo biloba* é um fitoterápico derivado de uma planta chinesa rica em flavonoide (como a quercitina) e terpenoides com ação anti-inflamatória, antioxidante e estimulante do fluxo sanguíneo arterial, cerebral e periférico.

A *ginkgo biloba* inibe fator de ativação de plaquetas, diminui a agregação plaquetária e atua como um vasomodulador. Em 2012, a Agência Nacional de Vigilância Sanitária (ANVISA), pela Resolução n.º 4.302, proíbe o uso de alguns extratos vegetais isolados ou associados a outras substâncias, tais como a *ginkgo biloba* e outros (chá-verde; *Centella asiatica, melilotus*; castanha-da-índia; dente-de-leão; sinestrol; *ayslim*; e girassol) na mesoterapia.

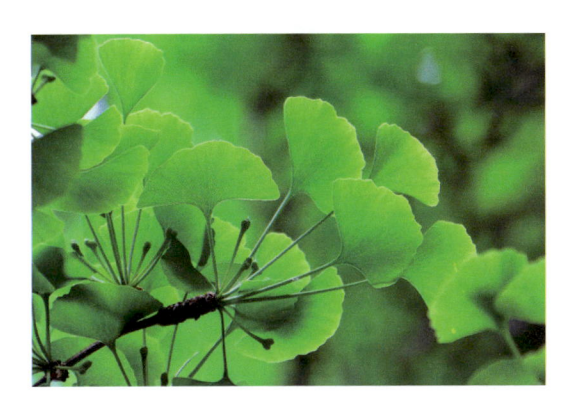

FIGURA 6.5 | *Ginkgo biloba*.
Fonte: wal_172619/pixabay.com (2022).

VITAMINAS

- Vitamina A: regula a renovação celular da pele e a queratinização, além de reparar os queratinócitos.
- Vitamina C: atua como um cofator para duas enzimas que são essenciais na biossíntese do colágeno: lisil-hidroxilase e prolil-hidroxilase. Essa vitamina contribui com a produção dos fibroblastos dérmicos e a síntese do colágeno I e III na pele, melhorando a flacidez; inibindo a produção de melanina, o que reduz as hiperpigmentações; e tem ação antioxidante, neutralizando os efeitos dos radicais livres gerados no tecido recém-oxigenado.
- Vitamina E: ação antioxidante.
- Vitamina K: age nos mecanismos de coagulação e, portanto, regula a microcirculação da pele.

HIALURONIDASE E COLAGENASE

A hialuronidase e a colagenase agem na degradação do tecido conjuntivo. Sua atuação ocorre de forma a fragmentar as bandas de tecido fibroso formadas entre os lóbulos de gordura na celulite.

COLAGENASE *CLOSTRIDIUM HISTOLYTICUM-AAES* (CCH)

Foi publicado um artigo por Kaufman-Janette *et al.* no *Dermatologic Surgery* em 2021, avaliando a colagenase *Clostridium histolyticum-aaes* (CCH) em tratamentos de celulite moderada a grave em glúteos de mulheres adultas.

O trabalho foi elaborado por meio de dois estudos fase 3, duplo-cego randomizados de desenhos idênticos. Eles mostraram melhoras significativas da celulite e um impacto visual e emocional geral menor da celulite pós-tratamento em comparação a mulheres tratadas com placebo. O uso de CCH para esse fim foi aprovado nos Estados Unidos em julho de 2020.

A colagenase *Clostridium histolyticum-aaes* (CCH; QWO, Endo Aesthetics LLC, Malvern, PA) para injeção é composta por 2 colagenases bacterianas purificadas (AUX-I e AUX-II [colagenases clostridial classe Ie II]), que hidrolisam o colágeno tipo I e III, resultando em rupturas das estruturas do colágeno alvo. Vários estudos mostram a eficácia da subcisão para rompimento dos septos fibrosos da celulite. A CCH age fazendo um rompimento enzimático desses septos.

Nesse estudo foram preconizadas três sessões de tratamento de CCH subcutâneo 0,85mg ou placebo por tratamento, com intervalo de 21 dias entre as sessões. As injeções eram aplicadas diretamente nas depressões (*covinhas*) da celulite.

A maioria dos efeitos adversos observados no grupo que recebeu CCH foram relacionados à região onde foi aplicada a injeção, com relatos de hematomas e dor local. Todas as mulheres, em ambos os estudos, foram soropositivas para os anticorpos de ligação AUX-I e AUX-II, mas isso não demonstrou, a longo prazo, efeito na resposta clínica ou na frequência de efeitos adversos. Com isso, o estudo de Kaufman-Janette *et al.* mostrou que o CCH é um tratamento seguro e eficaz para mulheres com celulite de moderada a grave nos glúteos.

PROCAÍNA

A procaína tem ação anestésica e analgésica e age nas fibras musculares lisas, produzindo uma vasodilatação periférica e local, contribuindo para a melhora da circulação. Segundo Pistor, essa substância pode ser usada como "veículo para outros ativos" na mesoterapia. No entanto, no tratamento da LDG, evita-se o seu uso, para manter os ativos por mais tempo no local da aplicação.

Não existe mescla padrão para ser usada na mesoterapia em nenhum tipo de tratamento. A associação de ativos numa mescla deve levar em consideração a necessidade do paciente; o grau da celulite (a quantidade de focos de celulite [depressões/covinhas] e a profundidade dela); se tem flacidez associada e, se for o caso, o grau dessa flacidez; a presença ou não de lipedema ou de outras patologias que cursam com má circulação; o Índice de Massa Corporal (IMC) do paciente; presença ou não de gordura localizada; presença de má cicatrização secundária (como, por exemplo, má cicatrização após injeção, após acidente, após lipoaspiração ou após qualquer outro tipo de cirurgia) e se o paciente realiza concomitantemente algum tratamento hormonal.

Seguem algumas sugestões de mesclas:

Para a celulite grau I e grau II:

- Pentoxifilina 40mg/2ml – 1 ampola
- Trissilinol (silício orgânico) 10mg 2ml – 1 ampola
- Benzopirona 1mg/2ml – 1 ampola
- SAC (siloxanetriol alginato de cafeína) 20mg/2ml – 1 ampola
- Lidocaína 2%/1ml – 1 ampola

Para a celulite grau III e grau IV:

- Tripeptídeo-41 1,2%/2ml – 1 ampola
- Pentoxifilina 40mg/2ml – 1 ampola
- L-arginina 20% + Lidocaína 1%/2ml – 1 ampola
- Trissilinol (silício orgânico) 10mg/2ml – 1 ampola

Para a celulite grau III e grau IV, com retenção hídrica:

- Pentoxifilina 40mg/2ml – 1 ampola
- Crisina 100mcg/2ml – 1 ampola
- Benzopirona 0,5%/2ml – 1 ampola
- Tripeptídeo 41 1,2%/2ml – 1 ampola
- Lidocaína 2%/1ml – 1 ampola

Para a gordura localizada e a celulite:

- L-arginina 20% + Lidocaína 1% 2ml – 1 ampola
- L-carnitina 600 mg/2ml – 1 ampola
- SAC (siloxanetriol alginato de cafeína) 20mg/2ml – 1 ampola
- Tripeptídeo-41 1,2% 2ml – 1 ampola

Para gordura localizada do tipo ginoide:

- Ioimbina 5mg/1ml – 1 ampola
- L-carnitina 600mg/2ml – 1 ampola
- Cafeína benzoica 100mg/2ml – 1 ampola
- Benzopirona 0,5%/2ml – 1 ampola
- Lidocaína 2%/1ml – 1 ampola

REFERÊNCIAS

Aplicação ou injeção para tratamento da gordura localizada com Kybella, ATX 101, Ácido Deoxicólico. https://injectors.com.br/kybella-acido-deoxicolico/

Benzopirona – https://br.prvademecum.com/

Bertolini GL. Carnitina – Metabolismo, funções e potencial terapêutico. Revista Uningá, n. 1, p. 15-34, jan./jun.2004.

Bremer J. Carnitine — Metabolism and functions. Physiol. Rev., n. 63, 1420-80, 1983.

Dias, PCP. A importância do silício orgânico para a produção de colágeno. Monografia, FUNORTE, 2015.

Geremia K, Fontanive T. Mascarenhas M. O efeito do desoxicolato de sódio no tratamento da gordura localizada: estudo de revisão. Ciência em Movimento | Reabilitação e Saúde | n. 38 | vol. 19 | 2017.

Hexsel DM. et al. Cosmetic uses of injectable phosphatidylcholine on the face. Otolaryngologic Clinics of North America, v. 38, n. 5, p. 1119-1129, 2005.

Hoult JRS, Payá M. Pharmacological and biochemical actions of simple coumarins: natural products with therapeutic potential. General Pharmacology: The Vascular System, v.27, n.4, 1996.

https://prescritor.essentia.com.br/injetaveis-essentia-terapias-esteticas/

Jana K. et al. Chrysin, a natural flavonoid enhances steroidogenesis and steroidogenic acute regulatory protein gene expression in mouse Leyding cells. Journal of Endocrinology, v.197, 2008.

Kaufman-Janette J, Joseph JH, Kaminer MS, Clark J, Fabi SG, GOld MH, Goldman MP, Katz BE, Peddy K, Schlessinger J, Yong L, Davis M, Hurley D, Liu G, McLane MP, Vijayan S, Bass LS. Colagenase Clostridium Histolyticumaaes for the Treatment of Cellulite in Women: Results From Two Phase 3 Randomized, Placebo-Controlled Trials. Dermatol Surg. 2021 May; 47 (5): 649-656. Published online 2021 Apr 7. Doi: 10.1097/DSS.0000000000002952.

Kede MPV, Sabatovich O. Dermatologia Estética. Editora Atheneu, São Paulo: 337-358, 2003.

Konda D, Thappa DM. Mesotherapy: What is new? Indian Journal of Dermatology, Venereology, and Leprology | January-February 2013 | Vol 79 | Issue 1

Leibaschoff G. Mesotherapy and Cellulite. American Journal of Mesotherapy 2017.

Leibaschoff GH. Cellulite (Liposclerosis): Etiology and Treatment. The American Journal of Cosmetic Surgery Vol. 14, No.4,1997.https://doi.org/10.1177/074880689701400404

Leibovitz B, Mueller J. Carnitine. J. Optimal Nutr., n. 2, 90-109, 1993.

Literatura: benzopirona + rutina – https://www.victalab.com.br/

Mello PB, Schulz J, Piccinini AM, Da Rosa LHT, Da Rosa PV. Tratamento da gordura ginóide através de fonoforese com tiratricol. Fisioterapia Brasil, v.11, n.1, 2010.

O que é Crisina: para que serve e como tomar. https://www.oficinadeervas.com.br/

Rotunda AM, Avram MM, Avra AS. Cellulite: Is there a role for injectables? Journal of Cosmetic and Laser Therapy. 2005; 7: 147-154.

Rotunda AM, Suzuki H, Moy RL, Kolodney MS. Detergent effects of sodium deoxycholate are a major feature of an injectable phosphatidylcholine formulation used for localized fat dissolution. Dermatol Surg. 2004 Jul;30(7):1001-8.

Salti G, Ghersetich I, Tantussi F, Bovani B, Lotti T. 5.Phosphatidylcholine and sodium deoxycholate in the treatment of localized fat: a double-blind, randomized study. Dermatol Surg. 2008 Jan;34(1):60-6; discussion 66. Epub 2007 Dec.

Sitrângulo Junior CJ. Troxerutincoumarin efficacy in the treatment of varicose veins of the lower limbs. Revista Brasileira de Medicina, v.68, n.5, 2011.

Sivagnanam G. Mesotherapy – The french connection. J Pharmacol Farmacêutico. 2010 janeiro-junho; 1(1): 4–8. doi: 10.4103/0976-500X.64529

Sylwia M, Krzysztof MR. Efficacy of intradermal mesotherapy in cellulite reduction — conventional and high frequency ultrasound monitoring results. Journal of Cosmetic and Laser Therapy. ISSN: 1476-4172 (Print) 1476-4180. http://www.tandfonline.com/loi/ijcl20

Ta N, Walle T. Aromatase inhibition by bioavailable methylated flavones. The Journal of Steroid Biochemistry and Molecular Biology, v.107, 2007.

Tan B, Li X, Yin Y, Wu Z, Liu C, Tekwe C, Wu G. Regulatory roles for L-arginine in reducing white adipose tissue. Frontiers in Bioscience-Landmark 17, 2237-2246, June 1, 2012. Doi: 10.2741/4047.

Velasco MVR, Tano CTN, Machado-Santinelli GM, Consiglieri VO, Kaneko TM, Baby AR Effects of caffeine and siloxanetriol alginate caffeine, as anticellulite agents, on fatty tissue: histological evaluation. Journal of Cosmetic Dermatology, 7, 23–29- 2008. https://doi.org/10.1111/j.1473-2165.2008.00357.x

LASER-LIPO: TECNOLOGIA INVASIVA

Uso de tecnologias associadas à cirurgia plástica para tratamento da celulite

Dra. Luciene Oliveira
Dr. Roberto Chacur

INTRODUÇÃO

A celulite é uma condição estética comum que afeta a maioria das mulheres. Caracteriza-se pelo aspecto não homogêneo da pele que recobre os glúteos e a região posterior da coxa. Sua etiologia multifatorial requer tratamento e acompanhamento multidisciplinares.

Sabe-se que anatomicamente as irregularidades e as nodulações causadas pelas celulites necessitam de tecido adiposo subcutâneo para sua base, herniação da gordura pelos septos fibrosos enfraquecidos do subcutâneo associados à frouxidão dos tecidos conectivos que permitem que a pele seja tracionada e as irregularidades percebidas (WHIPPLE et al., 2019). Tratamentos que associam a diminuição do tecido adiposo e também da flacidez dos tecidos são excelentes aliados para a resolução das celulites.

A lipoaspiração, uma das cirurgias mais realizadas no mundo, evoluiu de uma intervenção que retirava pequenas quantidades de gordura localizada para uma cirurgia capaz de modelar e modificar o corpo dos pacientes. Associada à evolução tecnológica, como os recursos de Bodytite, Mopheus e Renuvion para retração dos tecidos, tornou-se ferramenta importante no contorno corporal e no tratamento de irregularidades causadas pelas celulites, como é exemplo a retração de pele após lipoaspiração com Renuvion.

ANATOMIA DA CELULITE

Estudos anatômicos (RUDOLPH *et al.*, 2021) investigaram arranjo arquitetônico do tecido subcutâneo no glúteo e propriedades biomecânicas relacionadas. Usando seções de espessura total, foram identificadas cinco camadas diferentes sobre o glúteo máximo (derme, gordura superficial, fáscia superficial, gordura profunda e fáscia profunda) e dois tipos diferentes de septos (numerosos septos curtos e finos conectando a fáscia superficial à derme e menos septos longos e grossos ligando a fáscia profunda à derme e transportando feixes neurovasculares). Tanto a camada gordurosa superficial quanto a profunda formaram uma estrutura semelhante à de um favo de mel de lóbulos de gordura envoltos por tecido conjuntivo fibroso.

A tridimensionalidade de um septo subdérmico fornece pistas clínicas importantes para a compreensão dos mecanismos subjacentes e da patogênese da celulite. A abordagem 3-D, em contraste com os modelos 2-D anteriores, apresenta uma base robusta para entender e desenvolver estratégias terapêuticas para celulite (SMALLS *et al.*, 2005).

O estudo revelou uma interação das características estruturais com as propriedades biomecânicas na junção subdérmica (ou seja, entre a derme e o subcutâneo adiposo). Essa relação interativa entre o suporte oferecido pela derme (colágeno), o tipo e o número das conexões septais (fibrose) e a arquitetura da camada gordurosa (quantidade de gordura) determinam a presença ou ausência de celulite. Esse delicado equilíbrio é ainda influenciado pelo sexo, aumento da idade e alto índice de massa corporal, que são todos fatores de risco de celulite reconhecidos (NÜRNBERGER & MÜLLER, 1978, HEXSEL *et al.*, 2009; PIÉRARD *et al.*, 2000; MIRRASHED *et al.*, 2004; DOBKE *et al.*, 2002; LESZKO, 2014).

O aumento da idade resultou em afinamento significativo da derme, independente do sexo, fornecendo menos suporte para conter as camadas gordurosas subjacentes. Esses achados estão de acordo com observações clínicas em que o aumento da idade e a flacidez da pele estão relacionados ao aumento da prevalência e/ou piora da celulite (DOBKE *et al.*, 2002; LESZKO, 2014; DE LA CASA ALMEIDA *et al.*, 2013; ORTONNE *et al.*).

O alto índice de massa corporal (IMC) resultou em aumento da espessura, tanto da gordura superficial quanto da profunda, que aumentam a altura do lóbulo, mas não tanto sua largura. Esses aumentos podem perturbar o delicado equilíbrio entre forças de contenção e extrusão na junção subdérmica que favorecem a extrusão, além do aumento na instabilidade biomecânica, atribuível a menos conexões septais, do aumento da altura do lóbulo de gordura e da pele mais fina. Mulheres obesas e idosas são altamente predispostas à presença e ao agravamento da celulite (LUEBBERDING *et al.*, 2015; FRIEDMANN *et al.*, 2017; ROSSI & VERGNANINI, 2000).

O COLÁGENO

O colágeno é importante proteína do corpo, representando entre 25 e 30% de toda proteína corporal. Essa proteína fibrosa é constituída por cadeias peptídicas formadas por aminoácidos, como glicina, prolina e a hidroxiprolina. Sabe-se que a partir dos 30 anos essa proteína diminui progressivamente no corpo, e por isso as pacientes começam a apresentar sinais de flacidez de pele.

As fibrilas de colágeno são formadas por meio da polimerização do tropocolágeno (unidades moleculares). O tropocolágeno é constituído por três cadeias polipeptídicas, que estão organizadas em tríplice hélice. O tropocolágeno agrega-se em microfibrilas, as quais se juntam para formar fibrilas nos colágenos tipos I, II e III. Nos tipos I e III, essas fibrilas formam as fibras.

O conhecimento da relação entre as várias camadas da pele, principalmente derme e hipoderme, e das mudanças que elas sofrem durante o envelhecimento é fundamental para a compreensão da flacidez cutânea, do mecanismo de ação e para as indicações dos tratamentos para a flacidez. No envelhecimento cronológico, a espessura da derme diminui em consequência de mudanças bioquímicas e estruturais das fibras colágenas e elásticas, bem como da substância fundamental (ROSSI &

VERGNANINI, 2000; FLORY & GARRETT, 1958). Há redução na síntese de colágeno e aumento de sua degradação, devido ao aumento dos níveis de colagenase.

O conteúdo cutâneo de colágeno é reduzido em cerca de 1% ao ano ao longo da vida adulta, iniciando-se ao redor dos 40 anos na mulher e um pouco mais tardiamente no homem. As fibras de colágeno remanescentes apresentam-se desorganizadas, mais compactas e fragmentadas. As fibras elásticas diminuem em número e diâmetro. A quantidade de mucopolissacárides da substância fundamental está reduzida, especialmente o ácido hialurônico.

Essas mudanças influenciam negativamente o turgor da pele e o colágeno (MIRRASHED *et al.*, 2004), enquanto a hipoderme apresenta afinamento ocasionado pelo envelhecimento.

Tecnologias que estimulam a formação do colágeno e a remodelação corporal, melhorando as irregularidades das celulites baseadas na modificação térmica (encolhimento) do tecido conjuntivo são amplamente utilizadas na área da estética. As mais recentes inovações permitiram ainda melhores resultados. Geralmente aplicadas pela pele, as formas de aplicação utilizando as novas tecnologias exigem que se atravessem muitos tecidos para chegar ao local a ser tratado, perdendo intensidade e resultado ao longo do caminho. Para compensar, as inovações tecnológicas permitiram que surgissem aparelhos que fossem minimamente invasivos e permitissem a aplicação direto no local a ser tratado, proporcionando maior energia, melhores resultados e com mais segurança.

Os efeitos físicos do calor no colágeno são bem conhecidos, ação que deve ser realizada a temperaturas necessárias para alterar a ligação molecular do colágeno e, assim, causar encolhimento do tecido (65 a 70°C). Ela também é conhecida por destruir a viabilidade celular. Os tecidos termicamente modificados são desvitalizados e devem passar por um processo de remodelação e reparo biológicos, com vistas a diminuir o tecido redundante e, portanto, diminuir a flacidez.

ESTÍMULO DE COLÁGENO POR CALOR

A molécula de colágeno tipo I, principal componente estrutural da derme, é formada por três cadeias de polipeptídeos, em tripla hélice, que são estabilizadas por ligações cruzadas intramoleculares. Essas moléculas são, por sua vez, agregadas em um padrão paralelo, para formar colágeno e fibrina. Esse arranjo tridimensional é mantido por ligações cruzadas intermoleculares e fornece ao tecido suas propriedades de tração.

As ligações cruzadas intramoleculares são ligações aldeídicas covalentes reduzíveis, que, durante o processo de envelhecimento, são progressivamente substituídas por ligações cruzadas multivalentes irreduzíveis. Quando o colágeno é aquecido, as ligações cruzadas intramoleculares termolábeis são quebradas, e a proteína passa por uma transição de um tecido altamente organizado para um estado aleatório, semelhante a um gel (desnaturação) (Fig. 7.1).

No plano macroscópico, o efeito do calor pode ser resumido como encolhimento ao longo de um eixo paralelo à direção dominante da orientação da fibra, acompanhado de dilatação no eixo transversal, ou seja, densificação dos tecidos que são estruturados pelo colágeno e sua contração, permitindo maior rigidez ao tecido.

Trabalhos científicos estabeleceram que quando os tecidos colagenosos são expostos a altas temperaturas (na faixa de 65 a 85°C para a maioria dos tipos de tecido e das espécies), sofrem rápida desnaturação (FLORY & GARRETT, 1958). O efeito resultante do fenômeno microscópico da desnaturação do colágeno é o encolhimento do tecido (ALLAIN *et al.*, 1980). A uma temperatura constante, o encolhimento aumenta com o aumento da exposição até atingir um valor de platô além do qual não se observa encolhimento adicional. Aquecimento a temperaturas excessivas por longos períodos de tempo resulta em hialinização, danos térmicos e necrose do tecido (LE LOUS *et al.*, 1985).

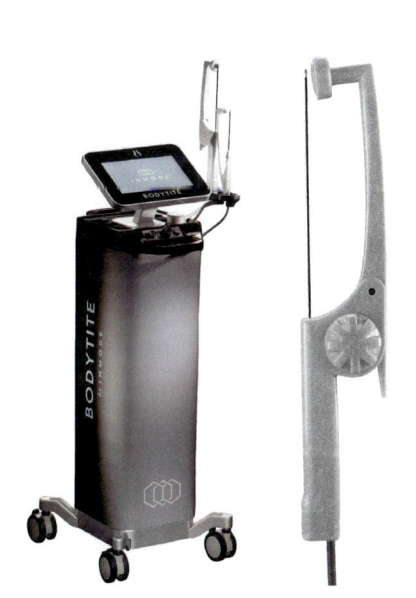

O processo de cicatrização e reparação biológica dos tecidos tratados com tecnologias baseadas em calor resultará em diminuição de volume e da área do tecido tratado, por isso o efeito de contração da pele.

FIGURA 7.1 | O BodyTite e a ponteira BodyTite.
Fonte: Plast Reconstr Surg Glob Open (2020).

Trata-se de radiofrequência invasiva por meio de ponteiras bipolares. A energia de radiofrequência é uma forma de energia eletromagnética. Quando aplicada aos tecidos, os campos eletromagnéticos de rápida oscilação causam movimento de partículas carregadas dentro do tecido, e o resultado molecular do movimento gera calor, e esse calor modificará o colágeno, mas também permitirá a destruição das células de gordura, melhorando e regularizando o subcutâneo, e reduzindo o aspecto de casca de laranja da pele.

O dispositivo BodyTite® é composto por uma estação de trabalho, ou plataforma, que abriga o gerador de radiofrequência, o *software* e as placas de circuito do sistema. Cada peça de mão BodyTite® está em uma configuração bipolar, onde o eletrodo interno é uma cânula revestida de silício que emite radiofrequência em sua região distal não revestida para o eletrodo externo (Figura 7.2). O eletrodo interno emite corrente de radiofrequência carregada positivamente, que flui para o eletrodo externo, carregado negativamente. A radiofrequência é fortemente ablativa e coagulativa dentro de 1-2 cm do eletrodo interno, se dissipa em seus fluxos e se difunde até o eletrodo externo. O tecido mole dentro de 1-2 cm do eletrodo interno sofrerá um efeito térmico necrótico e ablativo do tecido, enquanto a derme experimentará uma estimulação térmica não ablativa subnecrótica.

A energia de radiofrequência dentro de 1-2 cm do eletrodo interno fornece uma emissão coagulativa e ablativa no tecido local, adiposo, vas-

FIGURA 7.2 | Mecanismo CelluTite em ação – nódulos achatados.
Fonte: Mulholland (2019).

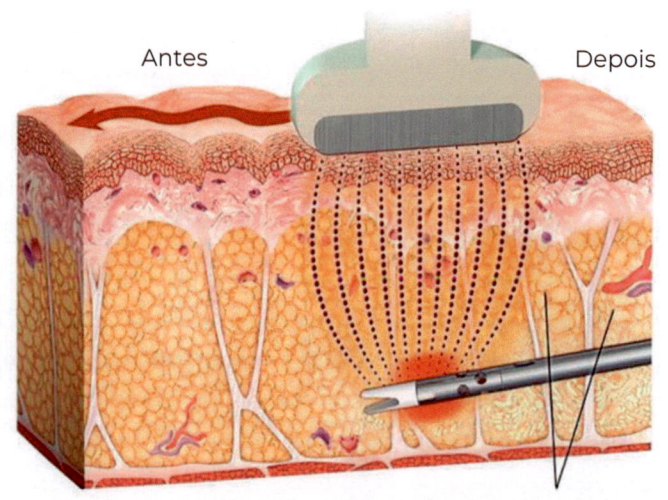

Os nódulos são achatados através da técnica de coagulação *stamp-popping* e contração do SNF.

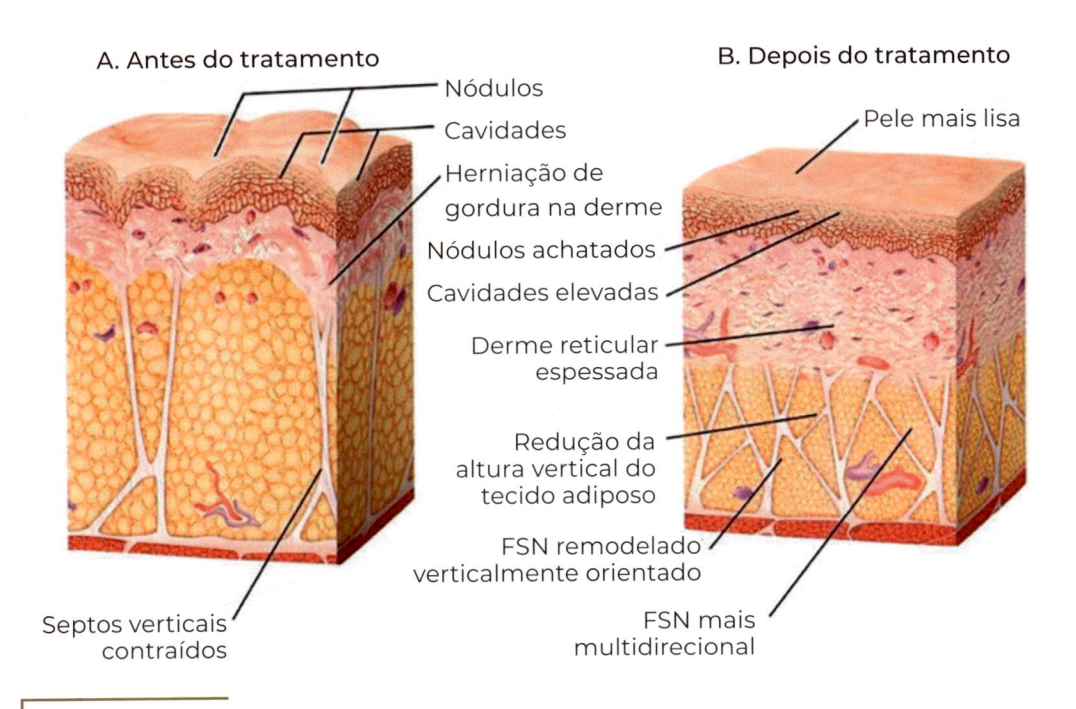

FIGURA 7.3 | Remodelação após tratamento CelluTite.
Fonte: Mulholland (2019).

cular e na rede fibrosseptal, que gerará subsequente regeneração e contração desses tecidos. O procedimento pode ser realizado em bloco cirúrgico ou em consultório.

MORPHEUS 8: RADIOFREQUÊNCIA MICROAGULHADA

O Morpheus 8 foi projetado para fornecer energia de radiofrequência à pele de maneira fracionada não homogênea, por meio de uma matriz de pinos de 40 eletrodos quando corporal. A matriz fornece energia de radiofrequência bipolar para a pele, resultando em seu aquecimento ao redor do contato dos eletrodos, a temperaturas que levam à eletrocoagulação e à homeostase de pequenas porções da pele. O procedimento é realizado deixando áreas intocadas entre os eletrodos de pino, sendo que este mantém a integridade da pele tratada e serve como reservatório de células que promovem e aceleram o processo de cicatrização.

O sistema fornece ajuste individual dos parâmetros de tratamento para alcançar a máxima eficiência e segurança para cada paciente e

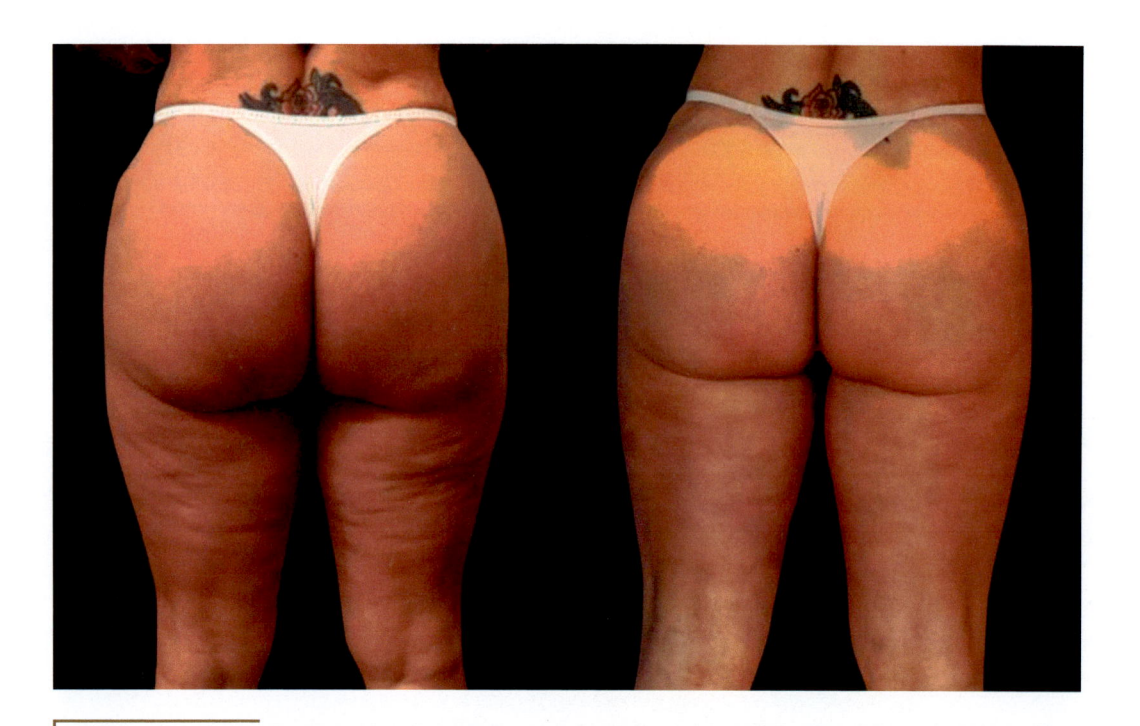

FIGURA 7.4 | Paciente submetida no passado para correção volumétrica dos glúteos com Biossimetric® 30% pelo Dr. Chacur, utilizando o total de 200 ml em cada lado, proporcionando um bumbum com consistência maravilhosa sem celulite e a manutenção da qualidade da pele, graças à propriedade que o produto possui de reestruturar o colágeno e assim mantê-lo. A paciente procurou atendimento visando a melhorar a qualidade da pele e as celulites da coxa. Foi realizado BodyTite em ambiente hospitalar em conjunto com o Morpheus em toda a região das coxas, em 360 graus.
Fonte: acervo do autor.

necessidade, gerando remodelamento tridimensional do tecido (contração de pele por área e contração de volume por diminuição de gordura). Pode ser realizado em bloco cirúrgico ou em consultório, com anestesia tópica.

Segundo Robert Stephen Mulholland (MULHOLLAND, 2019), o Morpheus 8 "usa a comprovada contração de tecidos moles do BodyTite em um procedimento externo não invasivo". Conforme o especialista, "insere até 40 eletrodos revestidos carregados positivamente de 8 mm no tecido mole subcutâneo. Uma lesão ablativa monopolar é gerada a partir da ponta do eletrodo, estimulando a contração do FSN e a coagulação adiposa. A RF então flui até os eletrodos de retorno negativos distantes na superfície da pele, fornecendo uma estimulação térmica não ablativa para a derme papilar."

Sabe-se que o recurso *burst* do Morpheus fornece diversos níveis simultâneos de coagulação interna. Conclui Mulholland que, segundo estudos, "a combinação de coagulação térmica interna BodyTite e Morpheus 8 externo simultâneo à lipoaspiração pode resultar em 60 a 70% de contração da área da pele, melhorando muito os contornos dos tecidos moles e os resultados da modelagem corporal após os procedimentos de lipoaspiração.

O grupo de aplicadores e pontas remodeladoras de tecidos moles Morpheus em pouco tempo se tornou uma ferramenta muito utilizada no mundo para se obter o endurecimento fracionário da pele, assim como a redução de rugas e a remodelação de tecidos moles.

Mulholland compara o Morpheus com um aperto de mão entre o BodyTite, o Facetite e o Accutite RFAL e a Fractora, "considerando que a Fractora é externa, percutânea DERMAL RFAL, enquanto o Morpheus é RFAL externo aplicado ao espaço adiposo e subdérmico" (Figura 7.5).

FLUXO DE RF DE UMA AGULHA DURANTE A RF FRACIONADA NA SUB-SUPERFÍCIE

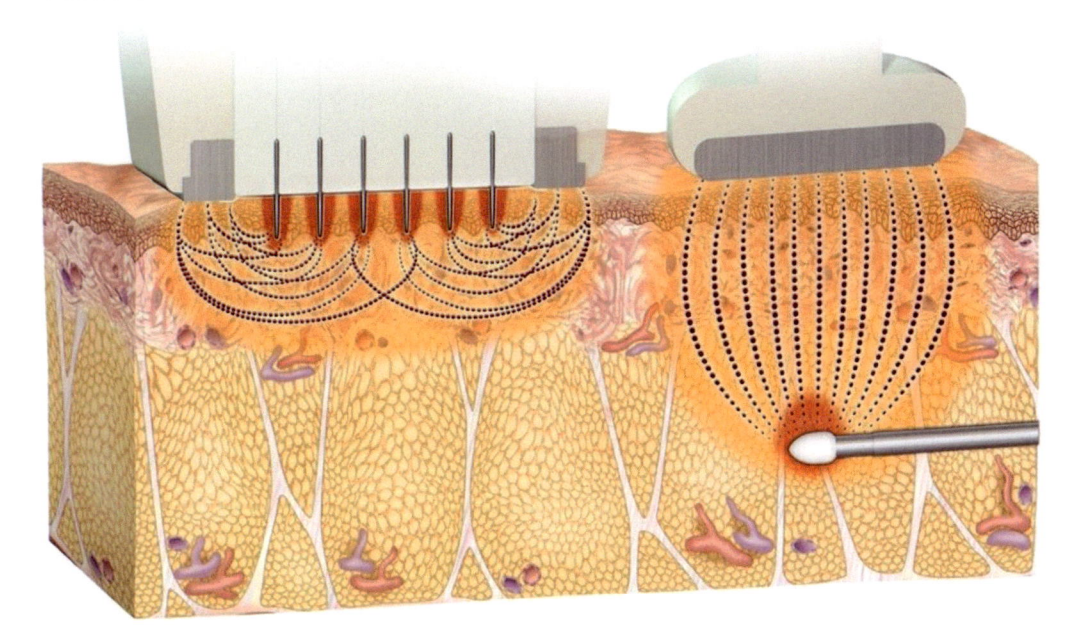

FIGURA 7.5 | O Morpheus® é como um "aperto de mão" fisiológico ou um modo híbrido do Fractora® RF fracionada dérmica de *ressurfacing* à esquerda juntamente com a lipo-coagulação subcutânea de radiofrequência assistida interna e externa, a contração da rede fibroseptal, com a suave remodelação dérmica RF não ablativa a partir do BodyTite®, FaceTite, AccuTite, ou o aplicador do labiaplastia ginecológica Aviva à direita.
Fonte: Mulholland (2019).

Para que o Morpheus flua e induza a contração dos tecidos moles, a peça de mão fornece 24 pinos (quando facial) de eletrodos emissores de RF codificados em silicone, que agem na cultura superficial sob a pele, quando é liberado um pulso proprietário de energia elétrica de radiofrequência, que coagula o tecido adiposo subdérmico e fortalece as conexões horizontais, oblíquas e verticais com a pele, chamadas FSN, proporcionando significativo aperto da pele macia e reduzindo rugas sobrejacentes, cicatrizes, texturas irregulares, poros e estrias. As agulhas revestidas cumprem a importante função de proteger a pele de qualquer lesão térmica (Figuras 7.6 e 7.7).

O que é o Morpheus Burst? É uma ablação RFAL adiposa vertical fracionada múltipla e sequencial automatizada numa coagulação em um único ciclo. Uma penetração de até 7 mm de ablação e 8 mm de calor permite o uso do aplicador Morpheus 8 em vários níveis durante um mesmo ciclo de inserção (Figura 7.8).

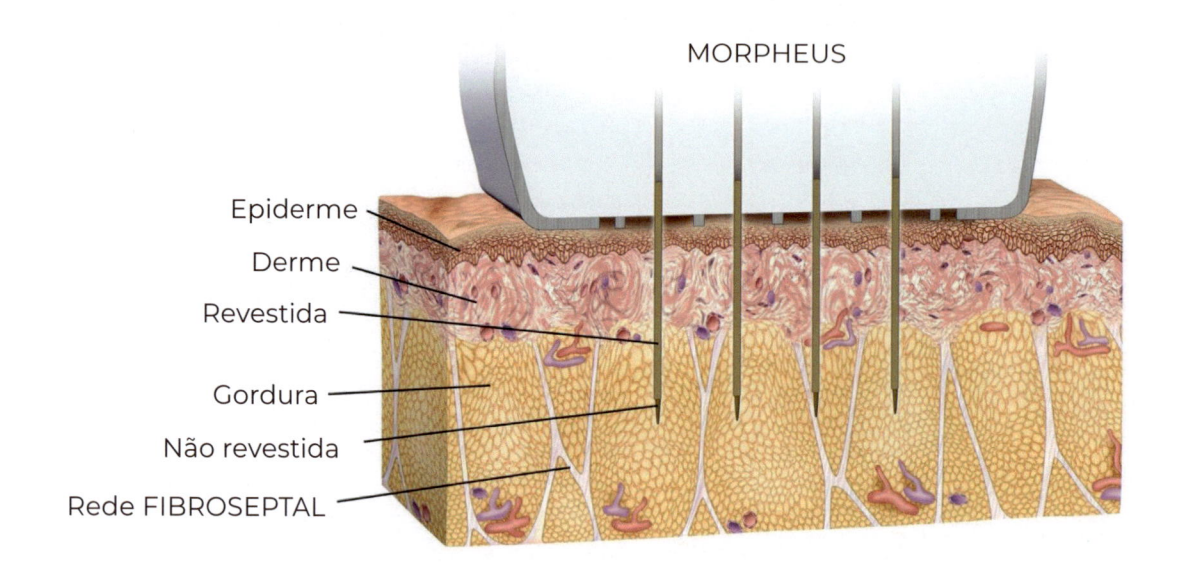

FIGURA 7.6 | O Morpheus entrega uma carga positiva por meio de um eletrodo com agulhas revestido de silicone, através da pele para a gordura superficial. A pele e a junção epidérmico-dérmica é protegida pelo revestimento de silicone. As agulhas não são revestidas e são incorporadas na gordura. A ponta de cada agulha é carregada positivamente, e é emitida uma forte energia de RF que aquece, coagula e contrai a gordura, a rede fibroseptal e a pele sobreposta. O fluxo da RF se distancia carregada negativamente e a maior área de revestimento dos eletrodos de retorno negativo se encontra estaticamente sobre a superfície da pele (e NÃO ADJACENTE à ponta da agulha, portanto NÃO microagulha RFmicro).
Fonte: Mulholland (2019).

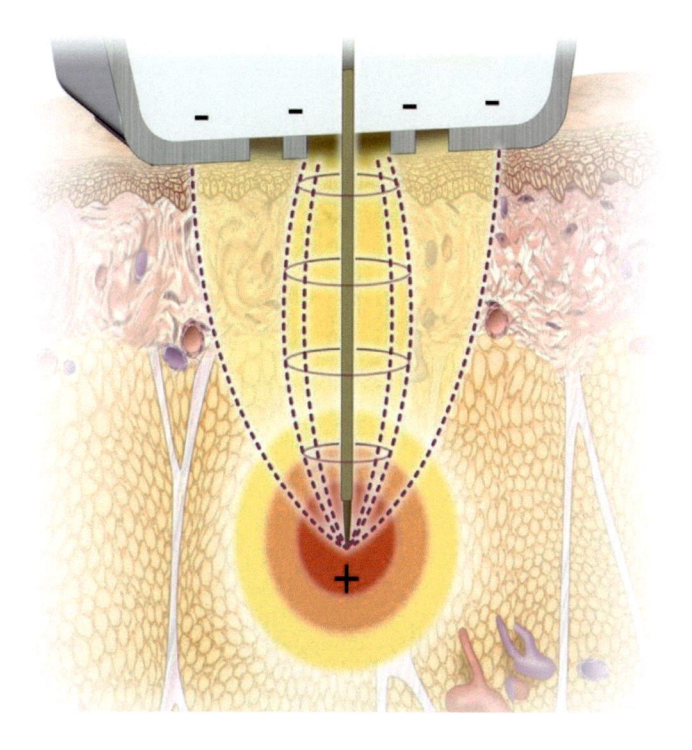

FIGURA 7.7 | A ponta não revestida do eletrodo do Morpheus é carregada positivamente e resulta em uma forte lesão coagulativa e ablativa na gordura e rede fibroseptal circundante. A RF então flui pela agulha, ao longo da rede fibroseptal até os eletrodos de retorno triangulares negativamente carregados que a agulha projeta e retorna pelos lados da ponta. Esta RF superficial é não ablativa por natureza e resulta em uma contração e aquecimento não necrótico da derme papilar e reticular.
Fonte: Mulholland (2019).

Cada pulso de Morpheus Burst corresponde a três passagens sequenciais, resultando na obtenção de três vezes o índice ablativo e coagulativo, além de significativo aumento na contração dos tecidos moles (Figura 7.9).

A família Morpheus 8 de ablação RFAL fracionada adiposa e dérmica tornou-se o conjunto de dispositivos ablativos fracionados de maior sucesso e uso no mundo.

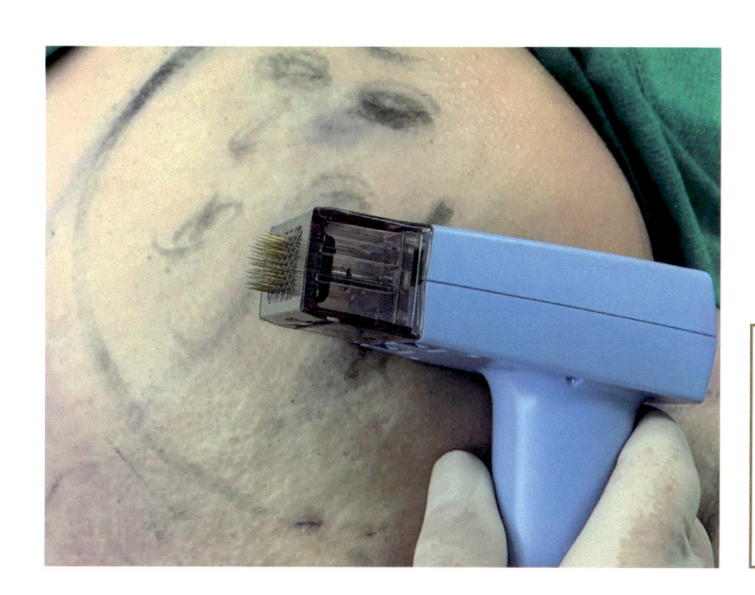

FIGURA 7.8 | O Morpheus Burst vem com o aplicador Morpheus Body. Eletrodos de 40 agulhas que penetram 2-7 mm com pulso único, ablação e coagulação automática de pulso duplo ou triplo.
Fonte: Mulholland (2019).

FIGURA 7.9 | Múltiplas passadas em diferentes níveis, resulta em uma remodelação horizontal e vertical fracionada do tecido adiposo e da rede fibroseptal com remodelação dérmica para a contração ideal dos tecidos moles e da firmeza da pele.
Fonte: Mulholland (2019).

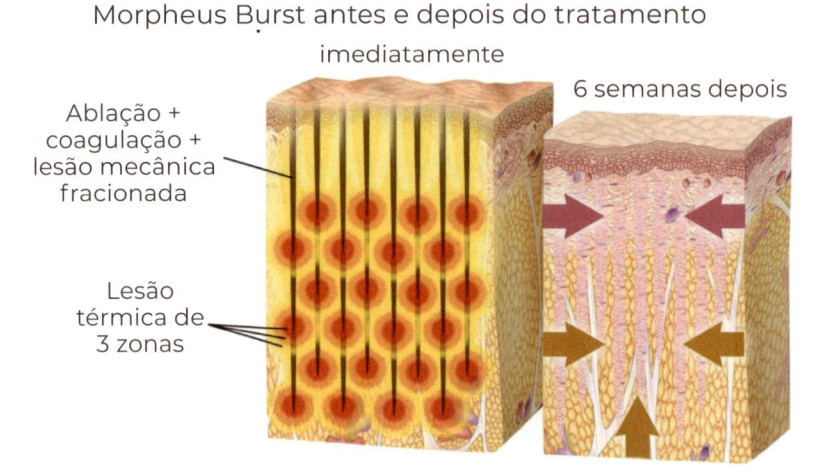

RENUVION

O Renuvion é um aparelho que parece uma pistola com uma cânula, a qual é introduzida sob a pele da paciente por meio de um corte igual ao de uma lipoaspiração, entre 0,5 e 1,0 cm, nas regiões onde se deseja tratar a flacidez.

O aparelho mistura gás hélio e radiofrequência, que juntos geram o que chamamos de jato de plasma. Ao aplicar esse jato de plasma sob a pele, o Renuvion reduz os septos fibrosos que ficam abaixo da pele, ocasionando imediatamente a retração da pele, minimizando a flacidez e a hérnia do tecido gorduroso.

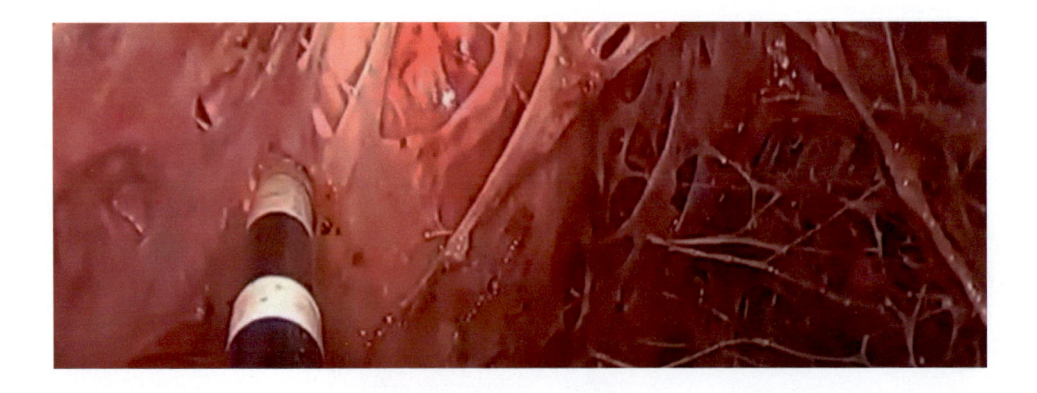

FIGURA 7.10 | Imagem do Renuvion atuando nos septos fibrosos realizada pela Dra. Luciene com auxílio de uma câmera de vídeo.
Fonte: acervo do autor.

Além desse efeito imediato, também ocorre um efeito secundário, isso entre 6 e 9 meses de estímulo de colágeno nessa região, o que também vai ocasionar retração de pele e melhorar os resultados finais.

Esse aparelho tem o porém de só poder ser utilizado em bloco cirúrgico.

CONCLUSÃO

Cirurgia e tecnologia são excelentes aliados no tratamento da celulite. A lipoaspiração é uma maneira segura, controlada e definitiva de reduzir o tecido adiposo subcutâneo, enquanto as tecnologias são responsáveis pela contração dos septos fibrosos e pelo estímulo para o colágeno. Os resultados e sua manutenção dependerão das características intrínsecas – metabolismo, hormônios, idade – e dos cuidados que a paciente terá no pós-operatório.

A cicatrização é um processo natural e biológico bem orquestrado, e o resultado final dependerá dessa reparação. Equilibrando a magnitude do insulto cirúrgico contra a capacidade de reparo do tecido, conseguiremos os melhores resultados.

REFERÊNCIAS

Allain JC, Le Lous M, Cohen-Solal L, Bazin S, Maroteaux P: Isometric tensions developed during the hydrothermal swelling of rat skin. Connect Tissue Res 1980;7:127-133.

Chvapil M, Jensovsky L: The shrinkage temperature of collagen fibres isolated from the tail tendons of rats of various ages and from different places of the same tendon. Gerontologia 1963;1:18-29.

Chvapil M, Jensovsky L: The shrinkage temperature of collagen fibres isolated from the tail tendons of rats of various ages and from different places of the same tendon. Gerontologia 1963;1:18-29.

De La Casa Almeida M, Suarez Serrano C, Rebollo Roldán J, Jiménez Rejano JJ. Cellulite's aetiology: A review. J Eur Acad Dermatology Venereol. 2013;27:273-278.

Dobke MK, Dibernardo B, Thompson RC, Usal H. Assessment of biomechanical skin properties: Is cellulitic skin different? Aesthet Surg J. 2002;22:260-266.

Flory PJ, Garrett RR: Phase transitions in collagen and gelatin systems. J Am Chem Soc 1958;80:4836-4845.

Friedmann DP, Vick GL, Mishra V. Cellulite: A review with a focus on subcision. Clin Cosmet Investig Dermatol. 2017;10:17-23.

Hexsel DM, Abreu M, Rodrigues TC, Soirefmann M, do Prado DZ, Gamboa MM. Side-by-side comparison of areas with and without cellulite depressions using magnetic resonance imaging. Dermatol Surg. 2009;35:1471-1477.

Le Lous M, Cohen-Solal L, Allain JC, Bonaventure J, Maroteaux P: Age related evolution of stable collagen reticulation in human skin. Connect Tissue Res 1985;13:145-155.

Leszko M. Cellulite in menopause. Prz Menopauzalny 2014;13:298–304.

Luebberding S, Krueger N, Sadick NS. Cellulite: An evidence-based review. Am J Clin Dermatol. 2015;16:243-256.

Mirrashed F, Sharp JC, Krause V, Morgan J, Tomanek B. Pilot study of dermal and subcutaneous fat structures by MRI in individuals who differ in gender, BMI, and cellulite grading. Skin Res Technol. 2004;10:161-168.

Mulholland, RS. "BodyTite®: The Science and Art of Radiofrequency Assisted Lipocoagulation (RFAL) in Body Contouring Surgery." The Art of Body Contouring. IntechOpen, 2019.

Nürnberger F, Müller G. So-called cellulite: An invented disease. J Dermatol Surg Oncol. 1978;4:221-229.

Ortonne JP, Zartarian M, Verschoore M, Queille-Roussel C, Duteil L. Cellulite and skin ageing: Is there any interaction?

Piérard GE, Nizet JL, Piérard-Franchimont C. Cellulite: From standing fat herniation to hypodermal stretch marks. Am J Dermatopathol. 2000;22:34-37.

Rossi AB, Vergnanini AL. Cellulite: A review. J Eur Acad Dermatol Venereol. 2000;14:251-262.

Rudolph C, Hladik C, Hamade H, Frank K, Kaminer MS, Hexsel D, Gotkin RH, Sadick NS, Green JB, Cotofana S. Structural Gender Dimorphism and the Biomechanics of the Gluteal Subcutaneous Tissue: Implications for the Pathophysiology of Cellulite. Plast Reconstr Surg. 2019 Apr;143(4):1077-1086. doi: 10.1097/PRS.0000000000005407. PMID: 30730492.

Smalls LK, Lee CY, Whitestone J, Kitzmiller WJ, Wickett RR, Visscher MO. Quantitative model of cellulite: Threedimensional skin surface topography, biophysical characterization, and relationship to human perception. J Cosmet Sci. 2005;56:105–120.

Whipple LA, Fournier CT, Heiman AJ, Awad AA, Roth MZ, Cotofana S, Ricci JA. The Anatomical Basis of Cellulite Dimple Formation: An Ultrasound-Based Examination. Plast Reconstr Surg. 2021 Sep 1;148(3):375e-381e. doi: 10.1097/PRS.0000000000008218. PMID: 34432683.

8

OUTROS TRATAMENTOS PARA CELULITE

Dra. Cibele Tamietti Durães
Dr. Roberto Chacur

A celulite é uma condição multifatorial e é causada por aspectos hormonais, dificuldade de circulação, acúmulo de gordura, flacidez e formação de fibroses. Uma intervenção eficaz depende, portanto, do tratamento de cada uma dessas causas, conforme a necessidade de cada paciente.

Diversos tratamentos podem e devem ser associados para tratar a celulite. Eles podem ser classificados em não invasivos, minimamente invasivos e cirúrgicos, podendo ser associados entre si em um protocolo de tratamento específico para cada paciente, tendo como objetivo a saúde da pele como um todo. Além dos métodos que serão descritos neste capítulo, é importante associar a eles a adoção de hábitos saudáveis, como a prática regular de atividade física e alimentação equilibrada.

De acordo com o Índice de Massa Corporal (IMC), pode ser necessário um acompanhamento com nutricionista, nutrólogos ou endocrinologistas, para correção dele e assim poder obter melhor resultado.

TRATAMENTOS NÃO INVASIVOS

Tratamentos tópicos

As terapias tópicas servem como coadjuvantes no tratamento da celulite. Sozinhas, elas não são eficazes, pois têm apenas efeito transitório, não atuando sobre a retração causada pelos septos fibrosos.

Existem inúmeros ingredientes cosmecêuticos e fitoterápicos que atuam nos adipócitos, favorecendo a lipólise, no interstício, ou na microcirculação da celulite.

Os que agem nos adipócitos são os beta-agonistas (representados pelas metilxantinas), que, por meio da inibição da atividade da enzima fosfodiesterase, têm o potencial de induzir a lipólise, os inibidores alfa-adrenérgicos (ioimbina, piperoxana, fentolamina, di-hidroergotamina) e os ativadores da adenilciclase (hormônios tireoidianos, algumas algas e os silícios orgânicos).

Entre os que agem nos interstícios, podemos citar os silícios orgânicos, a *Centella asiatica*, o ácido ascórbico, algumas enzimas e algas, a tretinoína e o retinol. Os retinoides inibem as metaloproteinases, que danificam a estrutura do colágeno e estimulam a produção de elastina, aumentando a espessura do colágeno, melhorando as fibras elásticas e inibindo a diferenciação das células precursoras dos adipócitos.

As substâncias que agem na microcirculação são os fitoterápicos, como flavonoides, saponinas, cumarinas e pentoxifilinas. Esses extratos botânicos melhoram a microcirculação local e reduzem a viscosidade sanguínea, o fator de crescimento plaquetário; diminuindo, assim, a permeabilidade capilar e melhorando o tônus da parede do vaso.

Os efeitos coadjuvantes dos tópicos utilizados compreendem a estimulação da microcirculação periférica, a promoção da lipólise, o aumento da neocolagênese dérmica, a drenagem linfática e a redução do edema.

Tratamentos orais

As terapias orais são muito questionadas quanto a sua eficácia, porém, assim como as tópicas, atuam como coadjuvantes no tratamento da celulite. Esse tipo de tratamento exerce, principalmente, o papel de suplementos nutricionais, podendo atuar como antioxidante; estimulador do metabolismo celular e do controle do peso corporal, como lipofílicos, estimuladores da síntese de colágeno e elastina; e como redutor de edema e da inflamação.

Diante disso, seguem alguns exemplos na literatura de substâncias indicadas no manejo da LDG.

Agonistas de PPAR

Os receptores ativados por proliferadores de peroxissoma (PPARs) são uma família de fatores de transcrição nuclear encontrada nos queratinócitos humanos e nos adipócitos que são ativados por drogas hipolipidêmicas de fibrato, ácidos graxos, eicosanoides e prostanoides. Os PPARs foram identificados pela primeira vez na epiderme em 1992 e posteriormente descoberta sua importância na homeostase epidérmica, mostrando que eles podem acelerar a formação da barreira epidérmica, induzir a diferenciação epidérmica e influenciar na biossíntese de lipídios, como, por exemplo, as ceramidas, na pele.

Artigos científicos de 2006 destacam os benefícios de um agonista de PPAR, em particular o ácido petroselínico e o ácido linoleico conjugado (CLA®, patente da Unilever), que atuam na diferenciação epidérmica, reduzindo a inflamação, aumentando os componentes da matriz extracelular e promovendo melhorias nos sinais de fotodano e no tom da pele. Embora tenham sido realizados poucos estudos sobre a celulite, o CLA® demonstrou reduzir a massa de gordura corporal em indivíduos obesos, com aumento correspondente na massa corporal magra e melhoria nos sinais da celulite.

Centella asiatica

A *Centella asiatica* é uma erva medicinal amplamente utilizada no Oriente e que está se tornando popular no Ocidente. Na Índia, ela é conhecida como *mandukparni* ou *pennywort* indiano, ou ainda *jalbrahmi*. Já na China, ela se chama *gotu kola*.

Os constituintes ativos da *Centella asiatica* são as saponinas (também chamadas de triterpenoides); brahmosídeo e brahminosídeo; glicosídeos *isothankuniside* e *thankuniside*; esteróis vegetais; flavonoides e outros componentes sem atividade farmacológica conhecida, como os taninos abundantes (20-25%); ácido essencial (0,1% com beta-cariofileno, trans-beta-farnesen e germacreno D); fitoesteróis (campesterol, sitosterol, estigmasterol); mucilagens; resinas; aminoácidos livres (alanina, serina, aminobutirato, aspartato, glutamato, lisina e treonina); flavonoides (derivados de quercetina e kempferol); um alcaloide (hidrocotina); um componente amargo (vallerina); e ácidos graxos (ácidos linoleico, linolnélico, oleico, palmítico e esteárico). Os oligoglicosídeos triterpenos do tipo ursano e oleanano, como centellasaponinas B, C e D, também estão presentes na planta e, embora os mecanismos não sejam totalmente conhecidos, é altamente provável que esses agentes sejam agonistas de PPAR.

Diversos estudos sobre a *Centella asiatica* mostram sua ação no organismo humano como antioxidantes; redutores do diâmetro dos adipócitos, principalmente na região glúteo-femoral e da fibrose interadipocitária; como bactericida; anti-inflamatório; estimulante da produção de colágeno; ativador da circulação sanguínea; efeito diurético com melhora da retenção de líquidos, entre outros. Por isso, ela é indicada como coadjuvante nos tratamentos da LDG.

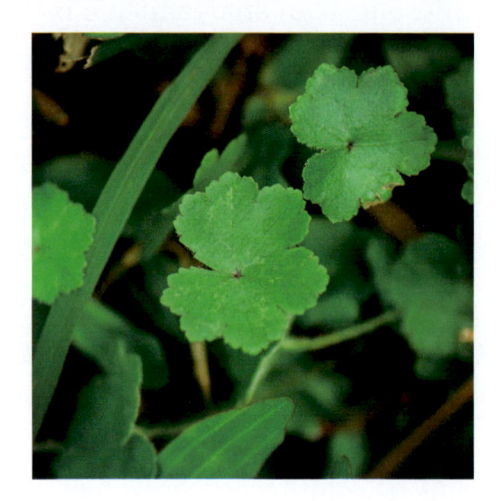

FIGURA 8.1 | *Centella asiatica*.
Fonte: phuonghoangthuy/pixabay.com (2022).

Hidroxicitrato

O hidroxicitrato de *Garcinia cambogia*, também conhecido como *tamarindo Malabar*, é um inibidor da lipogênese e tem sido usado sozinho ou em conjunto com cromo ligado à niacina ou *Gymnema sylvestre* (ácido ginêmico) para ajudar no controle e na redução do peso corporal. Além disso, por ser um hidroxiácido, ajuda na síntese de colágeno. Por essas ações, é provável que seu uso melhore a aparência da LDG.

Chá-verde e os polifenóis

O chá-verde é proveniente das folhas da planta *Camellia sinensis* e contém uma variedade de fitoquímicos. Em geral, 30% do peso seco das folhas é composto por componentes polifenólicos, incluindo flavonóis, flavonoides e ácidos fenólicos. A maioria dos polifenóis presentes no chá-verde apresenta-se como flavonóis e, dentre estes, as catequinas são predominantes.

As principais catequinas do chá-verde são: epigalocatequina-3-galato (EGCG); epigalocatequina (EGC); epicatequina-3-galato (ECG); e epicatequina (EC). Catequinas (C), galocatequinas (GC), galato de catequina (GC) e galato de galocatequina galato (GCC) podem ser epimerizadas durante o tratamento térmico.

Dentre as catequinas do chá-verde, a EGCG é a mais abundante, constituindo cerca de um terço do seu peso seco total, e a elas são atribuídas importantes propriedades contra câncer, obesidade, diabetes e inflamações. O chá-verde é considerado o maior componente bioativo para a redução de peso, tendo como efeito a diminuição da diferenciação e proliferação dos adipócitos durante a lipogênese.

O mecanismo pelo qual o chá-verde pode reduzir o percentual de gordura corporal ainda não está completamente elucidado, porém existem diversas hipóteses, que incluem: aumento da expressão dos genes envolvidos no metabolismo de ácidos graxos; inibição da atividade da enzima catecol-o-metiltransferase; aumento da oxidação de gorduras; melhora dos marcadores de termogênese; aumento do gasto energético; estimulação da lipólise; regulação de atividades de enzimas endógenas antioxidantes; diminuição da produção de ERO (espécies reativas de oxigênios) e dos níveis de inflamação do tecido adiposo. No entanto, não há consenso quanto à dose, à duração do tratamento e ao modo de administração ideais desse tipo de chá-suplemento, visto que os estudos variam muito nesses quesitos.

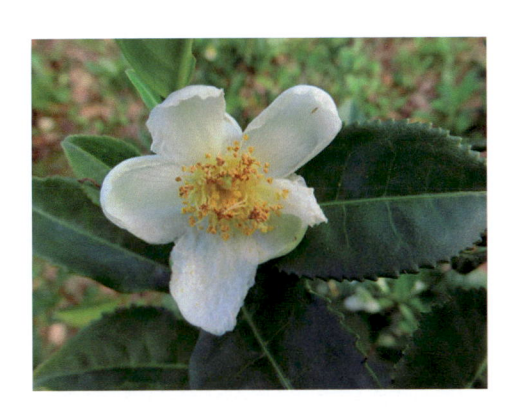

FIGURA 8.2 | *Camellia sinensis.*
Fonte: NatashaG/pixabay.com (2022).

Embora os efeitos desse chá na LDG não tenham sido testados, por ser tópico de interesse para o tratamento da obesidade, tem sido usado também como coadjuvante nos tratamentos da LDG.

Ginkgo biloba

O extrato de *Ginkgo biloba* é uma substância obtida a partir das folhas da árvore do Ginkgo, nativa das Coreias, da China e do Japão. Esse fitoterápico é rico em flavonoides e terpenoides; exerce forte ação anti-inflamatória e antioxidante; e atua na melhora do fluxo sanguíneo arterial, cerebral e periférico.

O *Ginkgo biloba* é utilizado no tratamento da LDG por propiciar numerosos efeitos na circulação periférica. Esse extrato diminui a viscosidade do sangue, inibe o fator de ativação plaquetária, diminui a permeabilidade vascular e aumenta a deformabilidade dos glóbulos vermelhos, melhorando a microcirculação. Ele tem ainda ação contra os radicais livres, ativa o metabolismo celular e inibe a fosfodiesterase. Os flavonoides agem como antioxidantes e anti-inflamatórios, além de atuarem como vasodilatadores arteriais e vasoconstritores venosos. Os terpenos inibem o ativador de plaquetas, diminuem a permeabilidade do vaso e melhoram a tonicidade da parede vascular.

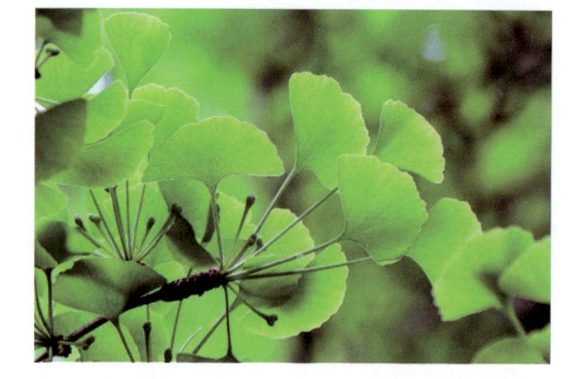

FIGURA 8.3 | *Ginkgo biloba*.
Fonte: wal_172619/pixabay.com (2022).

Dimpless®

O Dimpless® é derivado da variedade francesa do melão cantaloupe, rico em superóxido-desmutase (SOD) (representando cerca de 85 a 90% da composição total) e outros antioxidantes primários, como a catalase (CAT) e a glutationa-peroxidase (GPx), e secundários, como coenzima Q10, ácido lipoico, carotenoides, vitaminas A, E e C.

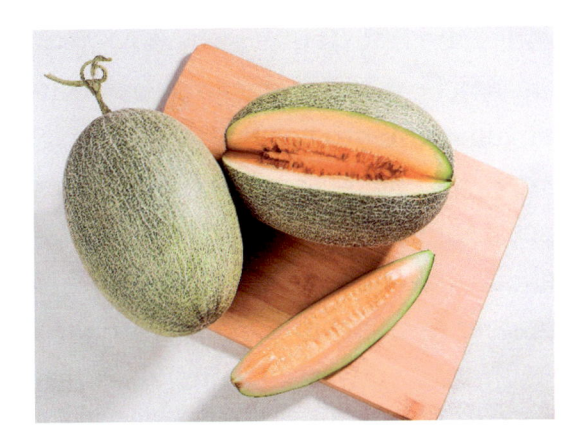

FIGURA 8.4 | Melão cantaloupe.
Fonte: we-o_rd35u4njkftjjtbg7ixabay (2022).

Devido às suas propriedades antifibrose da superóxido-desmutase (SOD), o Dimpless® foi elaborado para reduzir tanto o estado fibroso quanto o tamanho dos adipócitos pelo estímulo da lipólise. Além disso, Dimpless®, pelos seus componentes, tem ação anti-inflamatória, atua na lipogênese, favorece a reconstrução da matriz extracelular, diminui o tamanho dos adipócitos e reduz nódulos e o acúmulo de gorduras, colaborando, assim, para a melhora do aspecto da LDG.

Mais estudos são necessários para comprovar sua eficácia.

Cellasene® Gold

Cellasene® Gold é um suplemento fiterápico desenvolvido na Itália para melhorar a aparência da celulite. Ele contém *Ginko biloba*; óleo de semente de uva; óleo de peixe e óleo de borragem; *Centella asiática*; *fucus vesiculosus* (algas marinhas); *melilotus officinalis* (trevo-doce); *rucus acuceatus* e vitamina E. Devido a essa associação de diversas ervas, o Cellasene® Gold atua como antioxidante; age na microcirculação cutânea, favorecendo a drenagem linfática e a melhora do lipedema; e atua na síntese de colágeno e na lipólise de adipócitos, com consequente melhora do contorno corporal e do aspecto da LDG.

Mais estudos são necessários para comprovar sua eficácia.

Silício orgânico

O silício é um oligoelemento fundamental para o organismo humano e é um constituinte estrutural da elastina, do colágeno, das proteoglicanas e das glicoproteínas endógenas, que formam as estruturas de sustentação da pele. Atua diretamente na manutenção e conservação da estrutura da derme durante o processo de envelhecimento cutâneo.

Estudos em cultura de fibroblastos demonstraram que os silícios promovem a formação de pontes entre aminoácidos hidroxilados das fibras elásticas e de colágeno, protegendo essas fibras da glicosilação não enzimática e diminuindo a sua taxa de degradação. Eles atuam como coenzima na síntese das macromoléculas da matriz intersticial e reorganizam as glicoproteínas estruturais e proteoglicanas da substância fundamental por estimular o agrupamento de aminoácidos polares, normalizando a sua capacidade hidrofílica. Na microcirculação, os fibroblastos modificam a permeabilidade capilar venosa e linfática; no tecido adiposo, estimulam a síntese de adenosina-monofosfato cíclico (AMPc) e a hidrólise de triglicérides, provavelmente por meio de um mecanismo de ação na membrana celular, ativando a adenilciclase.

O organismo humano, com o passar dos anos, perde progressivamente a capacidade de assimilação de silício, fornecido naturalmente pela alimentação, sendo, por isso, indicada sua reposição oral. Essa reposição deve ser feita por meio dos silícios orgânicos, pois assim são biologicamente ativos. Baseadas nisso, várias empresas desenvolveram uma série de silícios orgânicos, com diferentes atividades, para atuar sobre a matriz extracelular dos tecidos conjuntivos, particularmente sobre as fibras de colágeno, e combater os sinais de envelhecimento da pele e da flacidez cutânea. Por agirem sobre a flacidez, podem também ser usados como coadjuvantes nas melhorias do aspecto do LDG.

Algumas formas de silício orgânico de uso oral são:

- Exsynutriment® (Exsymol-Biotec): ácido ortossilícico estabilizado em colágeno marinho (dose diária recomendada: 100-600 mg).
- Nutricolin® (Galena): ácido ortossilícico estabilizado em colina (dose diária recomendada: 50-600 mg).
- Biosil® (Infinity Pharma): ácido ortossilícico estabilizado em colina (dose diária recomendada: 520 mg).
- SiliciumMax® (Fagron): ácido ortossilícico estabilizado em maltodextrina (dose diária recomendada: 50 a 600 mg).
- Monometilsilanetriol (MMST): é a forma MMST de silício orgânico estabilizada em colágeno marinho, presente no SiliciumMax®

líquido (da Fagron) e nos comprimidos de Neosil® (Grupo MD Lab).

Outros tratamentos orais

Outras substâncias que podem ser indicadas como coadjuvantes no tratamento oral da LDG são:

- *Vitis vinifera* (extrato de semente de uva): proporciona propriedades antioxidantes e atua no sistema microvascular.
- *Fucus vesiculosus* (algas marinhas): reduz o tecido adiposo subcutâneo e influencia na atividade metabólica da gordura subcutânea.
- *Melilotus officinalis* (trevo-doce): promove o retorno venoso, aumenta a circulação linfática e melhora a resistência capilar.
- *Aesculus hippocastanum* (castanheiro-da-índia): atividade anti-inflamatória, antioxidante e antiedema. Atua sobre a circulação periférica, sanguínea e linfática, auxiliando na vasoconstrição, favorecendo o retorno circulatório e reduzindo a retenção de líquidos.
- *Equisetum arvense* (cavalinha): ação diurética, estimula o metabolismo cutâneo, acelera a cicatrização e aumenta a elasticidade cutânea.
- *Dioscorea opposita* (raiz de inhame selvagem): seu extrato regula a liberação de glicerol dos adipócitos que diminuem o teor de gordura no tecido.

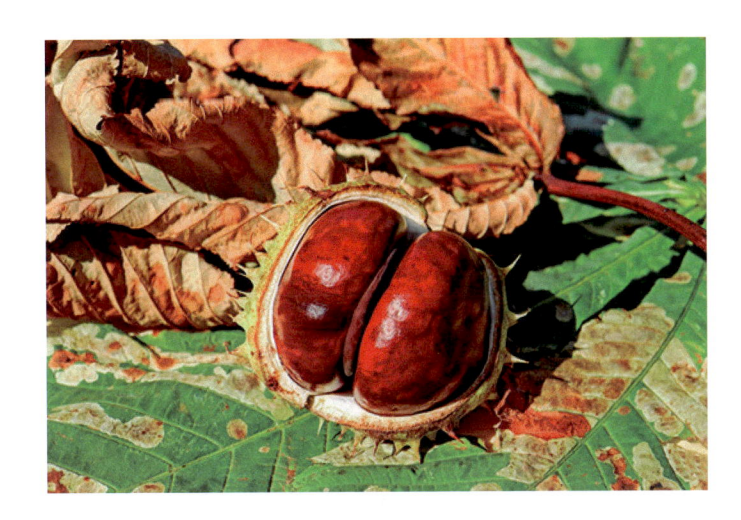

FIGURA 8.5 | Castanheiro-da-índia.
Fonte: Couleur/pixabay.com (2022).

DRENAGEM LINFÁTICA: MANUAL OU ENDERMOLOGIA

Desenvolvida por Emil e Estrid Vodder em 1936, a drenagem linfática é uma técnica cujos movimentos auxiliam na circulação linfática do organismo, drenando os fluidos acumulados entre os espaços intersticiais e, consequentemente, colaborando para o equilíbrio hídrico tecidual.

A drenagem linfática manual é realizada por uma manipulação com mãos sobre os vasos linfáticos; com isso, é possível exercer diferentes pressões, superficiais e profundas, ao longo da via do sistema linfático, que potencializam o transporte do fluido para os canais linfáticos, reduzindo o edema intercelular do tecido adiposo e diminuindo os metabólicos que causam os distúrbios nas estruturas anatômicas.

Já a drenagem linfática por endermologia é realizada com o auxílio de dispositivos que combinam a sucção contínua com uma movimentação constante da pele e maior consistência da pressão e agilidade do procedimento.

Assim como as terapias tópicas, a drenagem linfática (manual ou por endermologia) é transitória e tem como principal finalidade diminuir o linfedema associado à lipodistrofia ginoide (LDG). Desse forma, promove-se a redução dos resíduos e a microcirculação do tecido subcutâneo.

APARELHOS E TECNOLOGIAS

Luz intensa pulsada

A técnica de luz intensa pulsada (LIP) é uma tecnologia que emite feixes de luzes policromáticas e não colimadas, com diferentes comprimentos de onda na pele, causando um dano térmico pela energia emitida. Com isso, a LIP proporciona o reparo e a remodelação subsequentes do colágeno, estimulando sua produção e induzindo uma derme mais firme e homogênea, melhorando, assim, de forma discreta, a aparência estética da LDG. Contudo, esses resultados não são significativos ou duradouros.

LED infravermelho

O calor na pele gerado pela luz infravermelha promove um aquecimento dérmico profundo que desencadeia aumento da microcirculação, drenagem linfática e formação de novas fibras colágenas.

A combinação de LEDs infravermelhos com exercícios físicos aumenta o nível metabólico e potencializa os efeitos da atividade física e da queima de gorduras, podendo atuar no tratamento da celulite. De acordo com alguns estudos, a luz infravermelha, ao ser absorvida pelo corpo, aumenta a síntese de ATP (adenosina trifosfato); esta, por sua vez, fornece energia para as células realizarem suas atividades. A luz infravermelha, além de ajudar no aumento do condicionamento físico, pelo aumento do ATP, tem efeito analgésico e anti-inflamatório, que contribui para que as pessoas se exercitem de uma forma melhor e por mais tempo. Acredita-se, ainda, que a luz atue diretamente nos tecidos de gordura, aumentando sua taxa metabólica e levando a maior queima de gorduras, principalmente durante o exercício.

Quando associado a outras técnicas, como ultrassom e drenagem linfática (manual ou mecânica), o LED parece proporcionar um resultado ainda melhor como coadjuvante no tratamento da LDG.

Terapia por ondas acústicas

Também conhecida como onda de choque extracorpórea ou terapia de ativação de pulso, tem por objetivo melhorar a microcirculação cutânea, a neocolagênese e a drenagem linfática. Caracterizando-se como alternativa segura, a terapia por ondas acústicas, já amplamente utilizada em urologia para fragmentar cálculos renais, tem sido também utilizada como alternativa de tratamento na LDG.

Alguns estudos mostraram que as ondas acústicas no tecido subcutâneo rompem os septos fibrosos escleróticos presentes na LDG; estimulam a remodelação do colágeno na derme; impulsionam a microcirculação e o fluxo linfático, além de promoverem uma lipólise e a redução da espessura da gordura subcutânea. Desse modo, além de melhorarem o lipedema associado ao LDG, melhoram também a elasticidade da pele e a aparência geral da celulite/LDG.

Corrente-russa

A corrente-russa ou eletroestimulação-russa estimula o tônus muscular por meio da eletroterapia. Além de estimular o tônus muscular, com a consequente melhora da flacidez da pele, a corrente-russa estimula também a circulação sanguínea da região, com melhora do retorno venoso dos membros inferiores. Ela atua como coadjuvante no tratamento da LGD.

Criofrequência

A tecnologia de criofrequência associa ondas eletromagnéticas de alta frequência com ponteiras que promovem resfriamento da pele. As ondas eletromagnéticas produzem calor nesse órgão e no tecido subcutâneo de até 60°C, enquanto as ponteiras de resfriamento resfriam as camadas superiores da pele a – 0°C. A combinação dessas duas temperaturas gera um choque térmico no tecido cutâneo, com consequente contração tecidual e estímulo do colágeno e da elastina, bem como melhora da flacidez, agindo, assim, de forma coadjuvante no tratamento da LDG.

Microcorrentes

Os procedimentos de microcorrentes utilizam a eletroestimulação por meio de correntes de baixa frequência, contínua ou alternada.

O objetivo das microcorrentes é acelerar o metabolismo das células e a eliminação de líquido e resíduos, contribuindo na melhora do lipedema associado ao LDG.

VelaShape III®

O VelaShape III® é uma combinação de radiofrequência bipolar (RF), energia de luz infravermelha, vácuo pulsado e massagem mecânica (*rollers*). O seu princípio é aquecer as células de gordura, para levá-las à apoptose, além do aumento do metabolismo corporal, que ajuda na eliminação dessas células naturalmente.

A radiofrequência e a luz infravermelha são responsáveis por aquecer as células adiposas sob a pele, enquanto o vácuo e os *rollers* são especialmente projetados para a massagem mecânica, promovendo a melhora da drenagem linfática local. Nesse processo é que as células de gordura são dissolvidas, quebradas e eliminadas do organismo. Sendo assim, por reduzir a gordura corporal e agir na redução do edema, o VelaShape III® atua no tratamento da LDG.

Ultrassom

A energia liberada pelas ondas ultrassônicas promove uma cavitação na gordura subcutânea, ou seja, formação de microbolhas dentro dos adipócitos, que rompem as ligações moleculares e causam mudança química nessa célula e na sua membrana. Isso leva ao rompimento mecânico da sua parede e liquefaz seu conteúdo, facilitando a drenagem dessa gordura. Com isso há redução do volume do tecido adiposo e melhora do contorno corporal.

Embora, em associação com outras técnicas (como, por exemplo, a radiofrequência), possa ser usado no tratamento do LGD, não tem comprovação da sua eficácia quando usado sozinho para tanto. Ademais, não se sabe se as alterações estruturais provocadas pelo ultrassom são de longa duração.

Ultrassom micro e macrofocado

Tecnologia que emite energia ultrassônica de alta intensidade e que provoca microzonas de coagulação térmica entre 50 e 60°C, em diferentes profundidades, atingindo a derme reticular profunda, o sistema musculoaponeurótico superficial (SMAS) e a platisma. Isso promove uma desnaturação do colágeno, com contração imediata dele e uma neocolagênese, conferindo, assim, o aumento da espessura da pele e da fáscia muscular, melhora da firmeza e do tônus e consequente melhora da flacidez. Os transdutores macrofocados atingem a camada de gordura, promovendo desnaturação e contração da camada subcutânea, com redução da gordura localizada.

Ao melhorar a flacidez e a espessura da pele, e reduzir o tecido adiposo, seu uso pode ser indicado como coadjuvante no tratamento da LDG.

CoolSculpting®

O CoolSculpting® consiste numa técnica de criolipólise (congelamemto das células de gordura). Esta é uma técnica que foi descoberta em 2007 e testada inicialmente em porcos. Em 2010 surgiu a primeira tecnologia de criolipólise aprovada para uso humano, assegurada pela Universidade de Harvard com o nome de CoolSculpting® e com a autorização da Food and Drug Administration (FDA) – agência reguladora dos Estados Unidos – para esse fim.

O equipamento do CoolSculpting® faz a sucção dos tecidos e os submete a um resfriamento homogêneo, entre –7 e –10°C, por um período de uma hora, tempo necessário para que ocorra a necrose e a apoptose das células adiposas. Nas semanas seguintes ao procedimento, o sistema linfático elimina essas células rompidas; os resultados de redução de gordura localizada começam a ser mais visíveis em cerca de três semanas e alcançam os efeitos máximos em, aproximadamente, três meses. De acordo com estudo de Harvard (ROX ANDERSON, 2008), é possível eliminar entre 10 e 25% da gordura localizada com uma única sessão do CoolSculpting®.

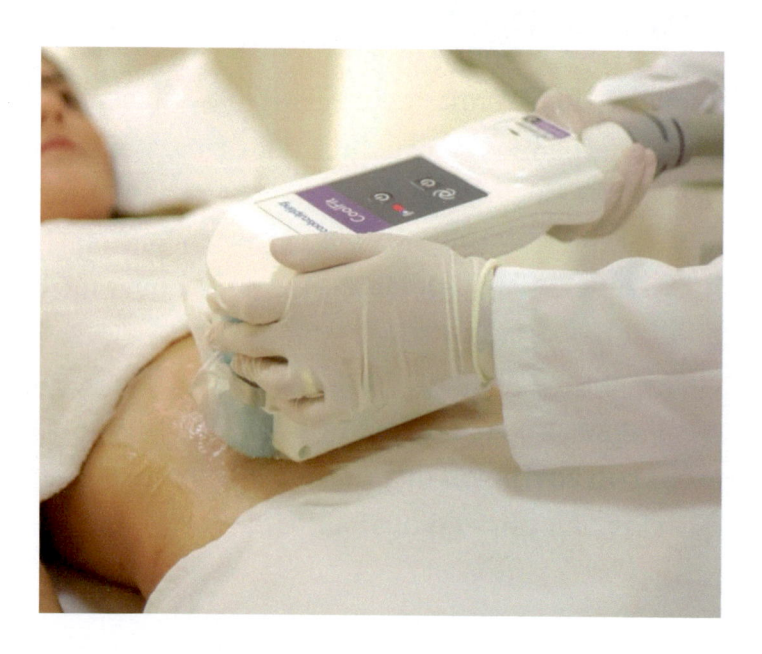

FIGURA 8.6 | CoolSculpting®.
Fonte: acervo do autor.

Sendo assim, essa técnica pode ser indicada, associada a outros métodos ou equipamentos, também como coadjuvante no tratamento da LDG.

Manthus®

Manthus® é um equipamento que trabalha com as chamadas terapias combinadas, constituídas por um ultrassom de 3 MHZ de frequência, associado a um gerador de estímulos elétricos e correntes polarizadas com grande penetração (correntes estereodinâmicas). As ondas de ultrassom têm efeito térmico, vasodilatador e penetram nas células de gordura, promovendo o aumento da permeabilidade das suas membranas e incentivando suas atividades enzimáticas, com consequente diminuição do tamanho das células de adipócitos. As correntes estereodinâmicas estimulam o sistema linfático a expulsar as toxinas e gorduras que foram eliminadas com a realização do ultrassom. Com isso, essas correntes promovem uma discreta melhora em relação à gordura localizada, à flacidez de pele e, consequentemente, à LDG.

Radiofrequência

A energia de radiofrequência (RF), na forma de ondas eletromagnéticas, tem frequência de 3 KHz a 300 Ghz, sendo as terapêuticas mais utilizadas variando entre 0,5 e 1,5 MHz. Essa energia é conduzida eletricamente, produzindo elevação da temperatura tecidual entre 38 e 40°C; pela impedância, essa corrente elétrica é convertida em energia térmica. O modo de emissão da energia pode ser monopolar, bipolar e, nos aparelhos mais recentes, tripolar, hexapolar e multipolar (Freeze®).

A indução de calor nos tecidos dérmicos (calor endógeno) desencadeia uma série de reações fisiológicas, como: vasodilatação periférica local, com consequente aumento do fluxo sanguíneo, da oxigenação tecidual e do metabolismo celular; provoca ainda a contração imediata das fibras colágenas, ativando os fibroblastos e promovendo uma neocolagênese, uma reorganização dos septos fibrosos e espessamento da camada subjacente dérmica, com melhora da sustentação, firmeza da pele e redução da flacidez; melhora da drenagem linfática, com diminuição das toxinas e dos líquidos intersticiais; lise ou ruptura das membranas do adipócito, com redução no volume do tecido adiposo. Esta última é hipótese ainda não comprovada.

A RF é utilizada no tratamento da melhora do aspecto clínico da LDG. Mas geralmente a RF tem melhor resultado quando usada em combinação com outras técnicas, como ultrassom, luz infravermelha e drenagem linfática por sucção. De acordo com revisões bibliográficas, sua eficácia sozinha, ou mesmo em combinação com outras tecnologias, no tratamento da LDG é limitada.

Freeze®

Freeze® é um equipamento de radiofrequência multipolar que funciona com oito pontos, cria um campo magnético entre eles e atinge as camadas superficiais e profundas da pele. Essa é uma tecnologia desenvolvida para reverter os efeitos do envelhecimento da pele e indicada para a melhora e prevenção da flacidez corporal e facial. Os pulsos magnéticos estimulam o FGF2, hormônio responsável pelo crescimento dos vasos sanguíneos e proliferação de fibroblastos, e, simultaneamente, a alta potência da radiofrequência emite ondas eletromagnéticas, que promovem o aumento da síntese de colágeno e da elastina. Essa combinação de energia causará um dano térmico controlado, estimulando os mecanismos de autorreparação do tecido cutâneo, com consequente melhora da flacidez associada ao LDG.

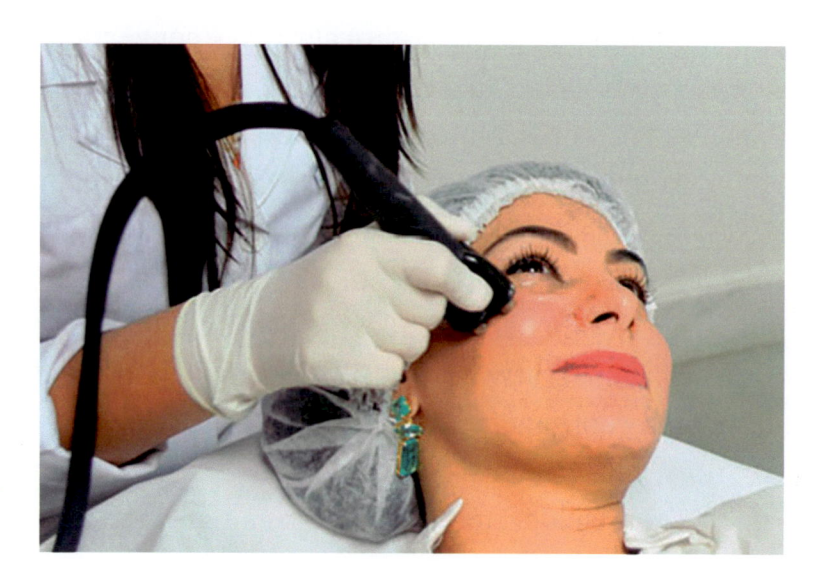

FIGURA 8.7 | Freeze®.
Fonte: acervo do autor.

Outros aparelhos

Outros aparelhos, de efetividade questionável, que podem ser utilizados por auxiliarem no tratamento da LDG, são: eletrolipoforese, termoterapia, iotonforese, oxigenozonoterapia e oxigenoterapia.

- Eletrolipoforese: aplicação de várias longas agulhas em pares, ligadas a um aparelho de baixa frequência, que criam um campo eletromagnético no tecido alvo, desencadeando uma lipólise e drenagem linfática.
- Termoterapia: uso do calor para vasodilatação local.
- Iontoforese: aplicação de corrente galvânica na pele, o que cria um campo eletromagnético e facilita a penetração de substância ativa mediante a camada córnea e promove vasodilatação.
- Oxigenozonoterapia: uso de oxigênio e gás ozônio para lipólise. Atualmente é considerado iatrogênico, pois promove estresse inflamatório e oxidativo, com destruição irreversível do tecido de sustentação.
- Oxigenoterapia: o excesso de oxigênio no tecido adiposo leva à lipoclasia, mas, por outro lado, pode causar aumento da produção de radicais livres e um dano biológico pela lipoperoxidação. Para evitar um dano oxidativo à distância, é recomendado usar uma ampola de vitamina C e uma ampola de glutadiona reduzida (antioxidante), por via endovenosa, uma hora antes da oxigenoterapia.

TRATAMENTOS MINIMAMENTE INVASIVOS

Carboxiterapia

Esta técnica foi manuseada pela primeira vez em 1932, na França, em arteriopatias periféricas, mas somente em 1953 na região subcutânea. Em 2004, o método foi descrito por Brandi para fins estéticos pós-lipoaspiração e tratamento da flacidez.

O aumento da concentração de dióxido de carbono (CO_2) no tecido estimula a dissociação entre o oxigênio e a hemoglobina, causando liberação do oxigênio para o sangue e posteriormente para o tecido. Esse processo gera, consequentemente, a expulsão do CO_2 pelo sangue para ser eliminado pelos pulmões (Efeito Bohr).

A administração de CO_2 no tecido subcutâneo induz hipercapnia e reduz o pH local, além de agir diretamente no relaxamento da musculatura lisa das arteríolas, acarretando importante vasodilatação e melhora da microcirculação. Além disso, a infusão do CO_2 na pele leva a um estiramento tecidual e a uma consequente inflamação subclínica, que promove os processos de reparo e regeneração, ativando os macrófagos, os fibroblastos e células endoteliais. Com isso ocorre uma remodelação da matriz extracelular, com formação de novas fibras de colágeno e elastina na pele tratada e uma neoangiogênese. Além disso, estudos mostram que a infiltração de gás CO_2 no tecido adiposo subcutâneo, por melhorar a circulação periférica, aumenta a perfusão tecidual e a pressão parcial de oxigênio pela vasodilatação reflexa, levando à melhora na organização das linhas fibrosas e à redução no número e no tamanho dos adipócitos na área tratada, melhorando a gordura localizada e o aspecto de casca de laranja da celulite (LDG), uma vez que, ao reduzir o acúmulo da gordura localizada, diminui a compressão tecidual local, a tração nos feixes fibróticos e a consequente protusão dos adipócitos na derme, típicos da LDG.

Com a melhoria dos fluxos sanguíneo e linfático, pela melhora da perfusão tecidual periférica promovida pelo CO_2, ocorre aumento da drenagem linfática e diminuição do lipedema associado à LDG.

Mesoterapia ou intradermoterapia

Mesoterapia é procedimento desenvolvido em 1952 pelo Dr. Michel Pistor para o tratamento da dor e dos distúrbios vasculares. O termo *mesoterapia* foi publicado pela primeira vez, por Pistor, em uma revista médica local da França, em 1958, e definida por ele como tratamento do mesoderma (a camada germinativa primária que se desenvolve em tecido conjuntivo, no músculo e no sistema circulatório).

A mesoterapia consiste na aplicação de injeções intradérmicas de ativos fitoterápicos ou farmacológicos diretamente na região a ser tratada. Cada sessão consiste na aplicação de inúmeras injeções superficiais com agulhas curtas especializadas e técnicas específicas. As injeções podem ser intradérmicas ou subcutâneas, embora conceitualmente seja discutível se a técnica empregada neste último seria mesoterapia, já que o número de puncturas e o volume injetado no subcutâneo não correspondem ao tradicionalmente utilizado na mesoterapia.

Apesar de a mesoterapia ser usada para diversos fins com diferentes tipos de substâncias e ter diversas revisões na literatura do seu uso para lipólise e LDG, sua eficácia no tratamento desta não foi demonstrada de forma consistente devido à variabilidade da substância e aos diferentes mecanismos de ação.

No capítulo "Tratamentos Injetáveis para Celulite" são abordados os principais ativos usados em mesoterapia para o tratamento da LDG.

Bioestimuladores de colágeno injetáveis

Outra opção atual para o tratamento da LGD é o uso de bioestimuladores de colágeno injetáveis (tais como ácido poli-L-láctico, hidroxiapatita de cálcio ou PMMA) na área acometida pela celulite, pois essas substâncias estimulam a produção de fibroblastos e de novos componentes de matriz extracelular, levando a uma renovação e remodelação ativa do tecido conjuntivo, com ativação da produção de colágeno e elastina, além de promover a angiogênese. Com isso há aumento da espessura e da densidade dérmica, melhora do tônus e firmeza da pele, além de melhorar a microcirculação em nível local, melhorando a flacidez e a aparência da LGD.

Esse tratamento pode ser feito isoladamente ou em combinação com outras terapias, com excelentes resultados, em especial com a técnica de Goldincision®.

- Ácido poli-L-lático (PLLA): são micropartículas de polímeros sintéticos de ácido lático, absorvível, semipermanente e biodegradável, que produz uma resposta inflamatória, por meio de fagocitose por macrófagos teciduais (encapsulamento das micropartículas) e fibroplasia subsequente. Metade do produto é digerido em seis meses. Ele tem duração de ação de 12 a 24 meses.
- Hidroxiapatita de cálcio (CaHA): são microesferas de CaHA sintético, não derivado de animais, biodegradável. Sua composição quí-

mica é similar à dos minerais naturalmente existentes em ossos e dentes (análogo sintético do constituinte inorgânico dos ossos e dentes). As microesferas de CaHA são encapsuladas por uma rede de fibrina, fibroblastos e macrófagos, com o CaHA atuando como um andaime para a fibroplasia e a formação do novo colágeno. Esse processo inicia-se em até quatro semanas e perdura por cerca de doze meses. Porém, os efeitos clínicos da CaHA podem durar de um a três anos. Sua eliminação do organismo segue a mesma via de metabólitos dos restos ósseos resultantes de fraturas ósseas comuns, o que garante sua biocompatibilidade e segurança.

- Polimetilmetacrilato (PMMA): são microesferas não absorvíveis resultantes da polimerização do monômero metacrilato de metila. Essas microesferas, ao serem injetadas no organismo humano, são encapsuladas pelas fibras de colágenos do hospedeiro e cada microesfera produz uma reação individual no organismo, estimulando os fibroblastos a formarem novas fibras colágenas; isso resulta num tecido conjuntivo sólido e rico em colágeno, agindo, dessa forma, mais como estimulador tecidual do que como preenchedor propriamente dito. O PMMA é o único implante permanente liberado pela Agência Nacional de vigilância Sanitária (ANVISA) e pela Federal Drug Administration (FDA) – EUA.
- Policaprolactona (Ellansé®): é feito na mesma apresentação do Radiesse®, sendo 30% de partículas com microscopia aproximada de 40 micrômetros; cada partícula associada a um carreador de carboximetilcelulose.

TRATAMENTOS CIRÚRGICOS

Laser-lipólise ou lipoaspiração a *laser*

A lipoaspiração é uma cirurgia que tem como objetivo aspirar com uma cânula o excesso de gordura localizado em diferentes regiões do corpo.

A lipoaspiração a *laser* (ou *laser*-lipólise) utiliza uma cânula, mas com uma fibra óptica no seu interior, que conduz o *laser* de diodo de baixa frequência (comprimento de onda de 650 nm). Este tem como alvo quebrar a gordura subcutânea, facilitando sua eliminação pelo próprio organismo – quando em pouca quantidade –, ou facilitando sua posterior aspiração por cânulas. Ao ser quebrada a membrana do adipócito, pela energia do *laser*, reduz-se o trauma da retirada de gordura posteriormente aspirada pela cânula convencional e se aumenta a coagulação venosa, com menor incidência de hematomas e equimoses, o que proporciona uma recuperação mais rápida.

Esse *laser* interage com as células de gordura, mesmo as localizadas em camadas mais profundas, promovendo a ruptura dos adipócitos e a sua liquefação, transformando os triglicerídeos nele contidas em glicerol e ácidos graxos, para que eles sejam removidos naturalmente pela circulação linfática. Além disso, esse material tem afinidade com a água e a oxi-hemoglobina; logo, quando a água é vaporizada, gera-se calor, o qual estimula os fibroblastos a produzirem fibras colágenas, o que suscita uma organização da derme reticular e promove a retração da pele (*skin tightening*), bem como um aumento da espessura cutânea, com consequente tratamento das áreas flácidas.

A técnica de lipoaspiração a *laser* foi aprovada pela ANVISA, mostrando-se eficaz e segura para a redução da LDG/celulite e da gordura localizada.

Lipoaspiração superficial com lipoenxertia autóloga

Esta é uma técnica que associa a lipoaspiração superficial convencional a uma cânula especial com ponta achatada, em forma de cunha, semelhante a um "bico de pato"; foi desenvolvida por Carlos Uebel, com a lipoenxertia autóloga subcutânea.

Na lipoenxertia autóloga, inicialmente, coleta-se gordura da região dos quadris ou áreas trocantéricas e se reserva para usar na lipoenxertia. Posteriormente, é realizada uma lipoaspiração superficial com a cânula em forma de cunha. Essa cânula vai rompendo os ligamentos conjuntivos fibrosos, liberando os septos que prendem a pele à fáscia e ao tecido subcutâneo, além de promover o mínimo possível de dano aos vasos sanguíneos subdérmicos, mantendo, dessa forma, a pele bem vascularizada. Por fim, reinjeta-se subcutaneamente a gordura coletada em todas as áreas onde houve a ruptura cirúrgica dos septos de tecido conjuntivo, para preencher a região que ficou com o *espaço morto* pelo procedimento. No final de todo o processo, é realizado um curativo compressivo na área enxertada, além do uso de uma bermuda com malha de compressão. O curativo é mantido por três semanas e a malha por mais 30 dias após a retirada do curativo.

Subcision®

Esta é uma técnica cirúrgica descrita em 1995 por Orentreich e Orentreich para a correção de rugas e cicatrizes deprimidas da face. Em 1997, ela foi descrita para o tratamento de celulite por Hexsel e Mazzucco.

Subcision® é indicada na celulite para os descolamentos dos septos fibrosos. Ela é realizada com o paciente deitado, sem associação com o uso de produtos injetáveis, uma vez que a própria Subcision® age como preenchedor autólogo e fisiológico.

Essa técnica está descrita em detalhes em outros capítulos deste livro.

Goldincision®

A Goldincision® é uma marca que envolve um método desenvolvido pelo cirurgião brasileiro Roberto Chacur que trata diversos aspectos da celulite, como a fibrose, a flacidez e a má circulação local. O método combina bioestimuladores de colágeno injetáveis com descolamento dos septos fibrosos, sendo realizado com o paciente em pé, para tratar, ponto a ponto, as depressões na pele, além de também reduzir a flacidez, que é uma das causas da celulite.

Essa técnica também está descrita em detalhes em outros capítulos deste livro.

REFERÊNCIAS

Afonso JPJM, Tucunduva TCM, Pinheiro MVB, Bagatin E. Cellulite: a review. Surg Cosmet Dermatol. 2010;2(3)214-19.

Allam NM, Elshorbagy RT, Eid MM, Abdelbasset WK, Elkholi SM, Eladl HM Comparison of Extracorporeal Shock Wave Therapy versus Manual Lymphatic Drainage on Cellulite after Liposuction: A Randomized Clinical Trial. Evid Based Complement Alternat Med. 2021 Aug 10; 2021: 9956879. doi: 10.1155/2021/9956879.

Amorim CB, Ferreira TS, Pinheiro TA, Pinheiro TA, El uso de extractos vegetales en el tratamiento de la hidrolipodistrofia ginoide (celulites). EFDeportes.com, Revista Digital. Buenos Aires, Año 18, n. 188, Enero de 2014. http://www.efdeportes.com/

Arraes GCF, Funchal C. Influência dos polifenóis do chá verde na obesidade. Nutrição Brasil v.16 n.1 (2017). Doi: https://doi.org/10.33233/nb.v16i1.740

Atamoros FMP, Pérez DA, Sigall DA, Romay AAA, Gastelum JAB, Salcedo JAP, Salgado PEE, Palacios GJG, Guerrero-Gonzalez GA, De la Cerda RM, Olivera RMP, Soriano FR, Tinoco ES, Hernández ECW. Evidence-based treatment for gynoid lipodystrophy: A review of the recent literature. J Cosmet Dermatol. 2018 Dec;17(6):977- 983.: 10.1111/jocd.12555.

Bacci PA, Leibaschoff G. La Celulitis. Medical Books, Cáscon: 19-196, 2000.

Bayrakci Tunay V, Akbayrak T, Bakar Y, Kayihan H, Ergun N. Effects of mechanical massage, manual lymphatic drainage and connective tissue manipulation techniques on fat mass in women with cellulite. Journal of the European Academy of Dermatology and Venereology. 2010;24(2):138–142. doi: 10.1111/j.1468-3083.2009.03355.x

Celulite. Sociedade Brasileira de Dermatologia. Sbd.Org, 2017.

Chacur R, Menezes HS, Chacur NMBS, Bataiolli, RO, Nardi R. Cellulite treatment using subcision and polymethyl methacrylate filling (Goldincision®): case report. Indian Journal of Applied Research: Volume-9 | Issue-9 | September - 2019. DOI: 10.36106/ijar/6405958

Chacur, R. Ciência e Arte do Preenchimento. Editora AGE, 2018, 262 páginas.

Christ C., Brenke R., Sattler G., Gabriel G., Siems W. Boosting skin elasticity and revitalizing the dermis in cellulite and connective tissue weakness by means of extracorporeal acoustic wave therapy. Journal of Aesthetic Dermatology. 2008; 1:1–11.

Christovam, CF. Utilização tópica do silício orgânico no tratamento do envelhecimento facial. Rev Ciên Farmacêuticas Bás Aplic. 2016;29(2):109-17.

Ciporkin H, Paschoal LH. Atualização terapêutica e fisiopatogênica da Lipodistrofia Ginóide (LDG) "Celulite". Editora Santos, São Paulo: 11-197, 1992.

Efeito da Radiofrequência no envelhecimento cutâneo facial: Uma revisão. Interfisio. http://www.interfisio.com.br

Friedmann DP, Vick GL, Mishra V. Cellulite: a review with a focus on subcision. Clin Cosmet Investig Dermatol. 2017: Jan;7 (10): 17-23. DOI: 10.2147/CCID.S95830.

Gohil KJ, Patel JA, Gajjar AK. Pharmacological Review on Centella asiatica: A Potential Herbal Cure-all. Indian J Pharm Sci. 2010 Sep-Oct; 72(5): 546–556. doi: 10.4103/0250-474X.78519

Gomes, EA. Radiofrequência no tratamento da flacidez. 12 folhas.

Hexsel D, Mazzuco R. Cellulite. In: Tosti A, Hexsel, D, editors. Update in Cosmetic Dermatology. Mumbai: Springer-Verlag Berlin Heidelberg; 2013:21–32.

Hexsel D, Weber MB, Taborda ML, Dal'Forno T, Zechmeister-Prado D. Celluqol® - instrumento de avaliação de qualidade de vida em pacientes com celulite. Surg Cosmet Dermatol. 2011; 3 (2):96- 101.

Hexsel D, Orlandi C, Zechmeister do Prado D. Botanical extracts used in the treatment of cellulite. Dermatol Surg. 2005; 2: 866- 872; discussion 872.

Hexsel D, Soirefmann M. Cellulite: definition and evaluation. In: H Philippe, F Ferial, HI Maibach, A Agache, eds. Agache's Measuring the Skin. Basel, Switzerland: Springer International Publishing; 2017: 695- 702.

Hexsel D, Soirefmann M. Cosmeceuticals for cellulite. Semin Cutan Med Surg. 2011; 30: 167-170.

Hexsel DM, Dal'forno T, Hexsel CL. A validated photonumeric cellulite severity scale. J Eur Acad Dermatol Venereol. 2009 May;23(5):523-8. DOI: 10.1111/j.1468-3083.2009.03101.x.

Hexsel DM, Mazzuco R. Subcision: a treatment for cellulite. Nt J Dermatol 39:539-44, 2000.

Hexsel DM, Mazzuco R. Subcision: Uma alternativa cirúrgica para lipodistrofia ginóide ("celulite") e outras alterações do relevo corporal. An Bras Dermatol 72:27-32, 1997.

Kede MPV, Sabatovich O. Dermatologia Estética. Editora Atheneu, São Paulo: 337-358, 2003.

Leonardi GR. Celulite: Prevenção e tratamento, 1a edição, Editora: Pharmabooks, São Paulo-SP-2010;

Mendonça AMS, Pádua M, Ribeiro AP, Milani GB, João SMA. Confiabilidade intra e interexaminadores da fotogrametria na classificação do grau de lipodistrofia ginóide em mulheres assintomáticas. Fisioter. Pesqui. 2009 June: 16(2):102-106. DOI: 10.1590/S1809-29502009000200002.

Orentreich DS. Orentreich N. Subcutaneous inicisionless (subcision) surgery for the correction of depressed scars and wrinkles. Dermatol Surg 21:543-9, 1995.

Quatresooz P, Xhauflaire-Uhoda E, Piérard Franchimont C, Piérard GE. Cellulite histopathology and related mechanobiology. Int J Cosmet Sci. 2006 Jun; 28(3):207- 10. DOI: 10.1111/j.1467- 2494.2006.00331.x.

Rawlings AV. Cellulite and its treatment. Int J Cosmet Sci. 2006; 28: 175- 190.

Rossi ABR, Vergnanini AL. Cellulite: a review; J Eur. Acd Dermatol Vener 14: 251-262, 2000.

Rotunda AM, Avram MM, Avram AS. Cellulite: Is there a role for injectables? J Cosmet Laser Ther. 2005;7:147-54.

Schonvvetter B, Soares JL, Bagatin E. Longitudinal evaluation of manual lymphatic drainage for the treatment of gynoid lipodystrophy. An. Bras. Dermatol. 2014 Oct; 89(5): 712-718. DOI:10.1590/abd1806- 4841.20143130.

Tokarska K, Tokarski S, Woźniacka A, Sysa Jędrzejowska A, Bogaczewicz J. Cellulite: a cosmetic or systemic issue? Contemporary views on the etiopathogenesis of cellulite. Postepy Dermato Alergol. 2018 Oct;35(5):442-446. DOI: 10.5114/ ada.2018.77235.

Zerini I, Sisti A, Cuomo R, et al. Cellulite treatment: a comprehensive literature review. J Cosmet Dermatol. 2015; 14: 224- 240.

9

EFEITOS BIOESTIMULADORES DE INJEÇÕES DE MICROESFERAS EM ESTRUTURAS DE PELE SOBREJACENTES

Dr. Gottfried Lemperle
Frankfurt, Alemanha

MENSAGEM A LEVAR PARA CASA

1. A bioestimulação é de fato a reação normal de um corpo estranho a todas as microesferas de enchimento.
2. A neocolagênese ocorre somente após microesferas Ellansé®, de longa duração, e permanentes, de PMMA.
3. Os implantes de PMMA são "implantes vivos" que sangram quando cortados.
4. Sculptra® e Radiesse® são dissolvidos por células gigantes antes que a neocolagênese possa começar.

5. As estruturas alisadas da pele são causadas por edema intradérmico da matriz extracelular que envolve todas as reações de corpo estranho. O edema facilita a migração de macrófagos e a troca de moléculas (MARMUR; PHELPS; GOLDBERG, 2004).

INTRODUÇÃO

Nos últimos 10 anos, quase todos os fabricantes de preenchedores dérmicos e seus médicos injetores afirmaram que os seus produtos estimulam a neocolagênese após a injeção (HADDAD et al., 2022).

O estímulo ao novo colágeno é resultado da ativação de fibroblastos. A sabedoria convencional tem sido de que a ativação de fibroblastos por meio de preenchedores resultou exclusivamente do uso desses preenchedores categorizados como bioestimuladores, dentre os quais está o ácido poli-L-láctico, que produzem uma reação inflamatória cutânea. A maior compreensão de enchimentos não inflamatórios, como a hidroxiapatita de cálcio, ajudou a esclarecer a forma como os enchimentos não inflamatórios estimulam a produção de novo colágeno. Estudos recentes provaram a eficácia de novos preenchimentos bioestimuladores que estão entrando no mercado, por exemplo a policaprolactona, bem como a hipótese de que os ácidos hialurônicos reticulados atuam como um suporte estrutural para fibroblastos produtores de colágeno (HANDLER; GOLDBERG, 2018).

Isso soa muito mais agradável do que "nosso produto estimula uma reação inflamatória de corpo estranho". No entanto, a evidência histológica para essa afirmação bem como uma segunda alegação, de que o seu produto também suaviza as estruturas superficiais da pele, são inexistentes ou não convincentes. "Sabedoria convencional" sem provas não é argumento científico. A busca por evidências de bioestimulação e neocolagênese resume-se a alguns fatos. Os preenchedores dérmicos podem ser divididos em duas categorias: volumizadores puros, como ácidos hialurônicos (AH) secretados por fibroblastos (WANG et al., 2007) (Figura 9.1) e gel de poliacrilamida (PAAG) (BUZZACCARINI et al.,

2022), que são lentamente degradados por hialuronidases e hidrolases secretadas e novamente absorvidas por macrófagos, muitas vezes sem muito esforço de outras células (Figura 9.2). Por outro lado, estimuladores puros, como a maioria dos materiais particulados, iniciam forte reação celular após a injeção, o que frequentemente substitui o volume do transportador.

Existem dois carreadores para microesferas: atelo-colágeno bovino em Artecoll® e Bellafill®; e carboximetilcelulose (CMC) nos produtos brasileiros com PMMA Biossimetric® e Linnea safe®, assim como em Sculptra® (PLLA), Radiesse® (CaHA) e Ellansé® (PCL). Todos são absor-

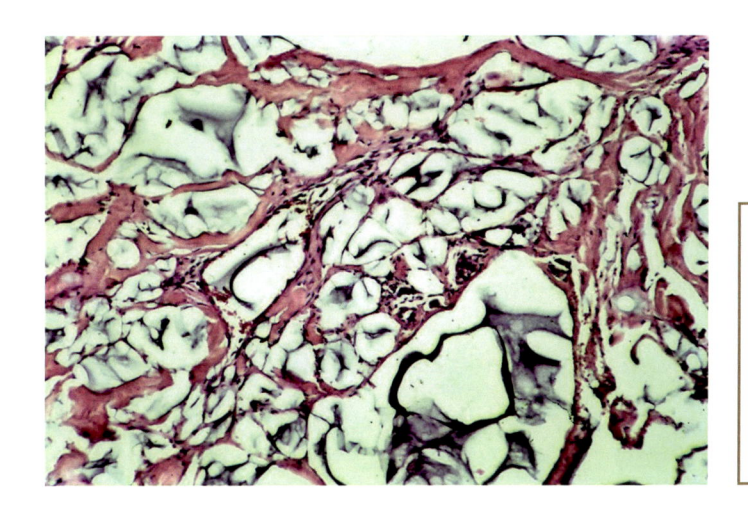

FIGURA 9.1 | Ácido hialurônico (Restylane) aos três meses. O gel é disperso no tecido subcutâneo frouxo com pouco envolvimento celular, mas absorção lenta pelas hialuronidases teciduais; um típico volumizador.
Fonte: acervo do autor.

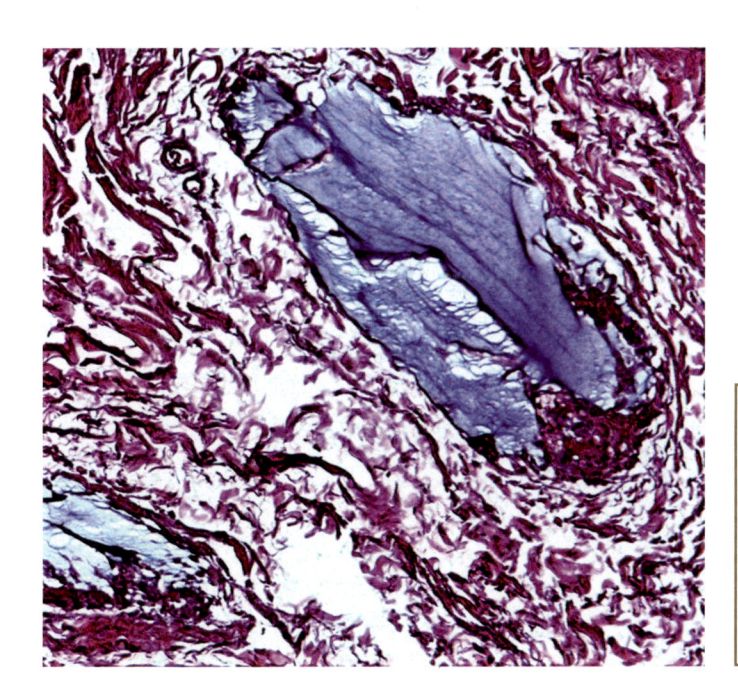

FIGURA 9.2 | Aquamid (PAAG) em um mês em tecido subcutâneo frouxo é muito biocompatível com pouca estimulação celular. Em seu polo inferior, algumas células gigantes estão buscando absorver o PAAG (talvez devido à contaminação).
Fonte: acervo do autor.

vidos nos primeiros dias após a injeção, deixando as microesferas aglomeradas no tecido.

Os monócitos e macrófagos invasores e as células gigantes emergentes, como primeiras matérias-primas de defesa externa, preenchem lentamente os espaços entre as microesferas. Nas semanas seguintes, fibroblastos e capilares completarão o quadro. Clinicamente, essa troca causa uma leve reentrância na pele das áreas injetadas, mas ela é nivelada dentro de quatro semanas por células de defesa ou tecido conjuntivo encravado. As fibras de colágeno aparecem primeiramente após um ano, quando a maioria dos preenchimentos temporários foram absorvidos.

As reações histológicas às injeções de microesferas são extremamente variadas, de acordo com a sua estrutura química: vão desde um leve envolvimento celular em torno de PMMA (Biossimetric®) e esferas de cálcio em Radiesse® (ALMEIDA *et al.*, 2019; YUTSKOVSKAYA; KOGAN, 2017) até uma reação granulomatosa expressiva em torno das microesferas de policaprolactona em Ellansé® (KIM, 2020).

Como muitos desejos e desinformações são descritos e repetidos na literatura, as reações histológicas aos quatro estimuladores injetáveis individuais são descritas e discutidas aqui. Esses fatos estão causando um possível efeito dos injetáveis nas estruturas sobrejacentes da pele.

PREENCHIMENTOS DÉRMICOS PARTICULADOS

Sculptra®

O ácido poli-L-láctico (PLLA), um polímero sintético, biocompatível e biodegradável, tem sido utilizado com segurança em muitas aplicações clínicas nas últimas décadas. O Sculptra® pode ser categorizado como um preenchedor estimulador, pois estimula a síntese e o depósito de tecido fibroso e de colágeno. Na maioria dos estudos, o efeito do Sculptra® na síntese de colágeno foi investigado *in vivo* e a maioria dos dados foram provenientes de relatórios clínicos e histológicos. Há apenas um estudo relatando esse efeito *in vitro* usando fibroblastos. Aqui, investigamos se o PLLA na forma de nanopartículas pode fornecer o mesmo efeito na síntese de colágeno em fibroblastos, assim como o Sculptra®. Surpreendentemente, descobrimos que não houve estímulo de colágeno apenas em fibroblastos; por outro lado, as coculturas de fibroblastos e macrófagos mostraram estímulo de colágeno por nanopartículas de PLLA (RAY, 2009, (p.1-9).

O Sculptra® foi introduzido em 1999 e é distribuído hoje pela Galderma Laboratories (Dallas, Texas). Como uma das primeiras empresas de enchimento, a Galderma surgiu com o *slogan* de "neocolagênese" em 2009 (LACOMBE, 2009), uma aquisição de um fato histológico que ocorre diariamente no reparo de feridas. O Sculptra® pode ser descrito como um estimulador de uma reação de corpo estranho e é apenas mais um volumizador cujo efeito desaparece quando a última microesfera é absorvida pelo organismo (LEMPERLE; MORHENN; CHARRIER, 2020).

O Sculptra® contém microesferas lentamente absorvíveis de ácido poli-L-láctico (150 mg/frasco) para serem suspensas em 5, 10 ou até mesmo 18 ml de gel de carboximetilcelulose, para evitar a formação de nódulos no tecido subcutâneo. As microesferas são envolvidas por macrófagos (Figura 9.3) que logo se fundem com células gigantes (Figura 9.4) e começam a decair aos nove meses (Figura 9.5) sem sinal histológico de fibras colágenas. Nessa época, por exemplo, fibroblastos em implantes de PMMA secretam fibras de colágeno para manter as microesferas de PMMA no lugar por toda a vida e formar um tecido conjuntivo permanente, incluindo capilares.

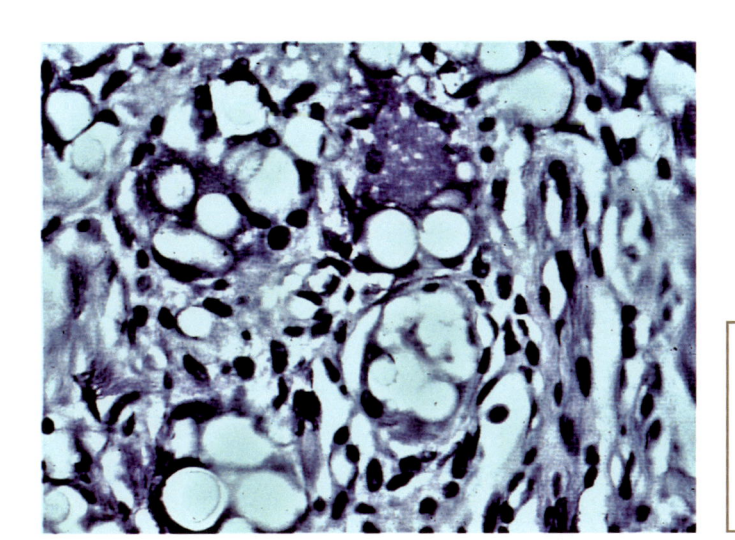

FIGURA 9.3 | Sculptra® (PLLA) aos três meses: todas as microesferas são envolvidas por macrófagos que formam cápsulas reais ao seu redor

Fonte: acervo do autor.

FIGURA 9.4 | Sculptra® (PLLA) aos seis meses. Todas as microesferas são circundadas por células gigantes que liberam hidrolases osteoclásticas para degradá-las, mas a maior parte do implante consiste em matriz extracelular.
Fonte: acervo do autor.

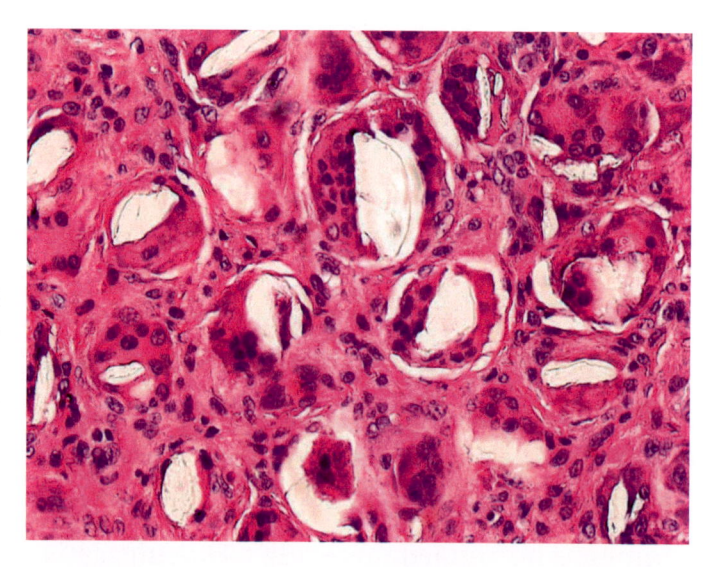

FIGURA 9.5 | Sculptra® (PLLA) aos nove meses. Todas as microesferas ainda estão cercadas por células gigantes. Os espaços entre elas são preenchidos com macrófagos e monócitos. A matriz celular desaparecerá com a última microesfera PLLA após 12 meses (da Harvard University School of Dental Medicine).
Fonte: acervo do autor.

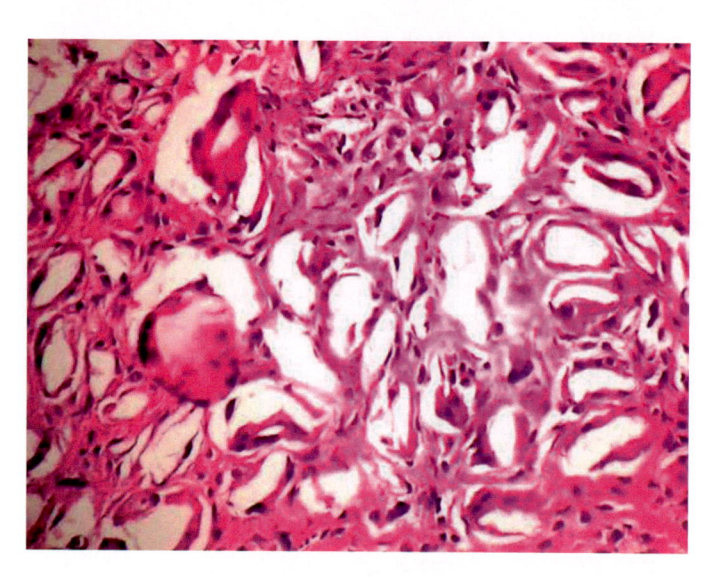

Não foram encontrados dados na literatura científica ou na Internet para provar a alegada neocolagênese após injeções de PLLA. Ao contrário, seu volume é povoado apenas por células gigantes, monócitos e macrófagos, mas, obviamente, poucos fibroblastos e fibras colágenas (Figura 9.4).

Radiesse®

Radiesse® é um biocompatível, biodegradável e reabsorvível preenchedor bioestimulador que pode estimular a produção endógena de colágeno. É um produto único que proporciona tanto reposição de volume quanto bioestimulação de colágeno como mecanismo primário de ação. Após aproximadamente 9 ou até 12 meses, as partículas de CaHA são degradadas em cálcio e fosfato e são eliminadas pelo sistema renal. A correção imediata é gradualmente seguida pela formação de um novo tecido por meio de neocolagênese, produção de elastina, angiogênese e proliferação celular. O resultado é uma melhora estética duradoura por ≥18 meses, com pele firme e elástica e aumento da espessura da pele (ALMEIDA et al., 2019).

Radiesse® (Merz Aesthetics, Frankfurt, Alemanha) é o melhor injetável biocompatível de todos, devido ao seu componente natural cálcio-hidroxila-apatita, molécula da qual os ossos e os dentes são feitos (YUTSKOVSKAYA; KOGAN, 2017). As suas microesferas são suspensas em carboximetilcelulose e causam os menores efeitos colaterais de todos os materiais particulados injetados, especialmente os granulomas de corpo estranho (LEMPERLE; MORHENN; CHARRIER, 2020).

Por outro lado, esse produto estimula uma reação de corpo estranho leve (Figura 9.6) e é absorvido após nove meses como pequenos fragmentos ósseos por hidrolases osteoclásticas, com envolvimento celular forte em uma reação de corpo estranho comum (Figura 9.7) (LEMPERLE, 2009).

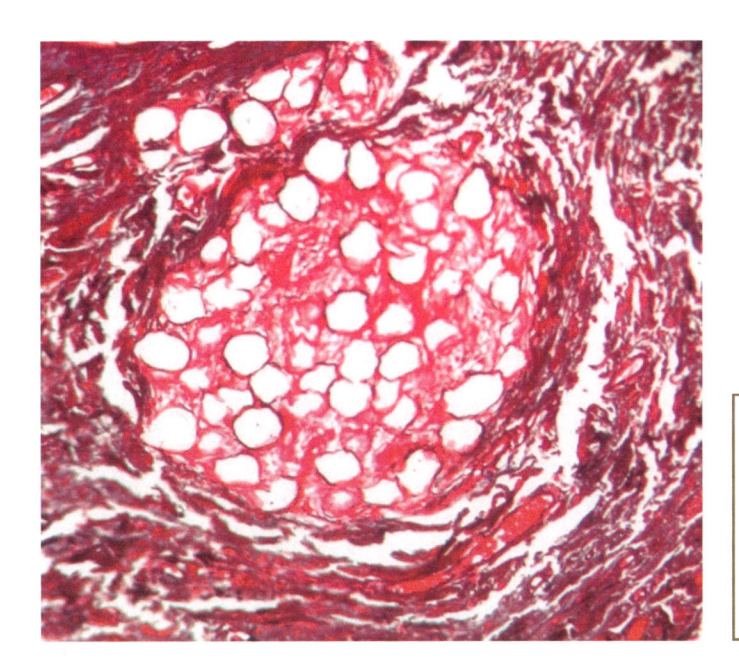

FIGURA 9.6 | Nódulo de Radiesse® (CaHA) aos 3 meses. As microesferas são abraçadas por macrófagos e a fibrina preenche os seus interespaços. Nenhum aumento de volume comparado ao volume injetado.
Fonte: acervo do autor.

FIGURA 9.7 | Radiesse® (CaHA) aos nove meses. As microesferas estão agora envolvidas por células gigantes (como osteoclastos) e parcialmente destruídas por suas hidrolases secretadas. Monócitos, mas não fibroblastos e fibras de colágeno, são detectáveis, o que aumentaria o volume.
Fonte: acervo do autor.

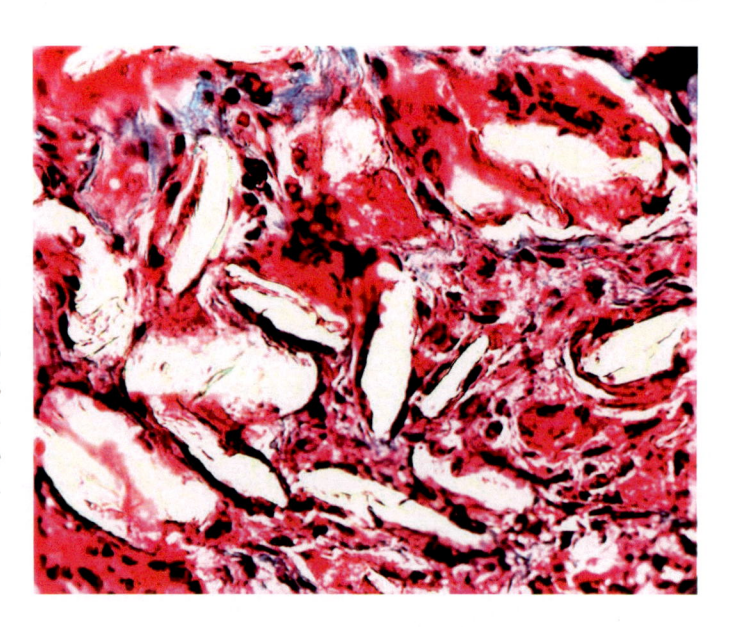

Logo após o Sculptra®, a comunidade Radiesse® adotou o pensamento pleno de desejo de Galderma e da comunidade Sculptra®, além de também reivindicar a bioestimulação e a neocolagênese como seus principais segredos (ALMEIDA *et al.*, 2019; YUTSKOVSKAYA; KOGAN, 2017).

Ellansé®

O estimulador de colágeno Ellansé® é composto por microesferas de PCL bioabsorvíveis suspensas em um carreador de gel aquoso de carboximetilcelulose. Além do efeito de preenchimento dos tecidos moles, as microesferas estimulam a produção de novo colágeno, resultando em restauração de volume, remodelação e melhoria da qualidade da pele. Estão disponíveis três versões (Ellansé-S®,-M®,-L®), proporcionando a duração do efeito de pelo menos 18 meses e até 3 anos, pois o tempo de degradação das microesferas de PCL depende do comprimento inicial da cadeia polimérica. Esses preenchedores, também conhecidos como estimuladores de colágeno, são caracterizados por sua longa duração de ação e por suas propriedades bioestimuladoras: o aumento da produção de colágeno que segue a sua implantação prolonga sua duração de ação (CHRISTEN; VERCERI, 2020).

Ellansé® (Sinclair Pharma, Londres) é o preenchedor dérmico mais jovem do mercado, tendo sido introduzido em 2009. Desde sua introdução, ele é reivindicado como um "estimulador de colágeno". O Ellansé® é composto por 4 microesferas polimerizadas de ácido policaprolactônico (PCL), sendo 30% suspensas em 70% de carboximetilcelulose (CMC). De acordo com as suas diferentes polimerizações, os poliésteres são lentamente degradados ao longo dos anos por hidrólise das ligações éster.

A hipótese de neocolagênese (CHRISTEN; VERCERI, 2020) foi confirmada por Kim em 2020; as imagens histológicas em seus dois artigos anteriores, de 2015 (KIM; VAN ABEL, 2015) e 2019 (KIM, 2019), não foram convincentes. Após 1.000 injeções intradérmicas de LCP por intermédio de um injetor automatizado na pele temporal de 13 mulheres, ele encontrou um aumento de 26,7% das fibras colágenas após quatro anos. Ele descreveu ainda uma melhora da textura da pele em 30% aos seis meses e o espessamento da derme temporal em 11,1% – de 2,15 mm para 2,7 mm (KIM, 2019).

Suas imagens histológicas mostram grande número de células gigantes de corpo estranho logo após a injeção, que estão tentando engolir cada microesfera de PCL (Figura 9.8), o que é visto de forma semelhante apenas em granulomas de enchimento (LEMPERLE *et al.*, 2009). Apenas o Sculptra® mostra uma taxa de 100% de células gigantes em sua reação inicial de corpo estranho (Figura 9.4). As células gigantes são o sinal típico de um granuloma de corpo estranho quando os macrófagos sozinhos não são capazes de destruir o material (LEMPERLE *et al.*, 2009).

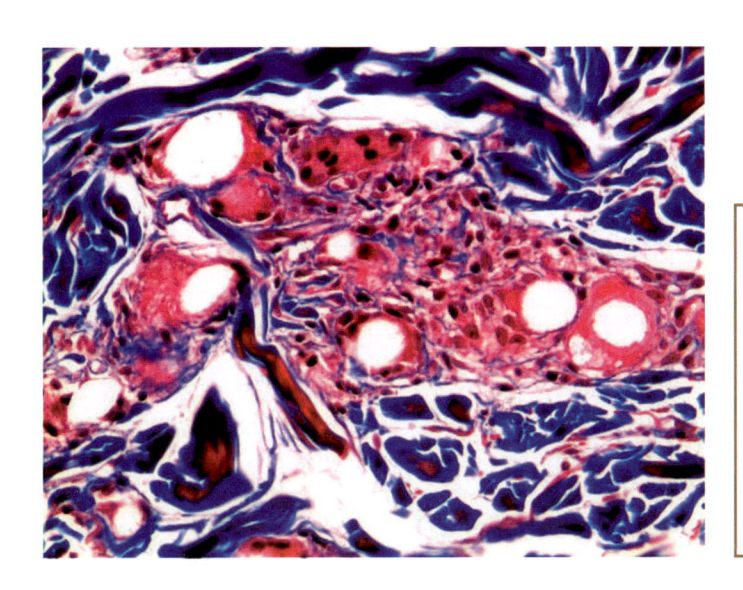

FIGURA 9.8 | As microesferas de Ellansé® (PLC) aos 13 meses são englobadas por células gigantes. Azul representa os feixes de colágeno maduro ao redor do implante PLC. As fibras azuis finas, como sinal de neocolagênese precoce, no centro não contribuem para o volume (azul Victoria) (de 16).

Fonte: acervo do autor.

As células gigantes são geralmente formadas pela fusão de macrófagos frustrados que sozinhos não conseguem degradar as microesferas de PCL. Esse forte estímulo do PCL sugere uma substância tóxica dentro do próprio PCL (possivelmente seu catalisador). Em sua figura 3A e 3B após 1 e 4 anos, Kim descreve novas "fibras de colágeno extremamente finas" não reconhecíveis (Figura 9.8), que não podem ser responsáveis pelo aumento de volume após injeções de LCP. O verdadeiro aumento de volume ocorre essencialmente devido à quantidade significativa de células gigantes e em função da matriz extracelular edemaciada, repleta de monócitos e macrófagos (Figura 9.9).

Aos dois anos, todas as microesferas ainda estão cercadas por células gigantes e embutidas na matriz extracelular fibrinosa sem fibras colágenas óbvias (Figura 9.9). Aos três anos, não há significativa mudança histológica, exceto uma aglomeração das microesferas (Figura 9.10). O pequeno tamanho das células gigantes e a sua ausência no canto inferior direito sugere que essas microesferas estão localizadas no centro do implante, onde ainda não foram alcançadas pelas células gigantes. Isso pode sugerir confusão com uma biópsia anterior.

Finalmente, aos quatro anos de idade, vemos feixes de colágeno claramente definidos aparecendo pela primeira vez na literatura de preenchimento dérmico para outro preenchimento o PMMA (KIM, 2020) (Figura 9.11). É surpreendente que essas fibras de colágeno maduras não sejam encontradas após três anos (Figura 9.10).

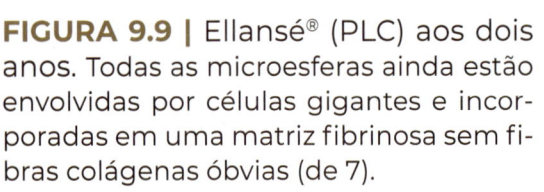

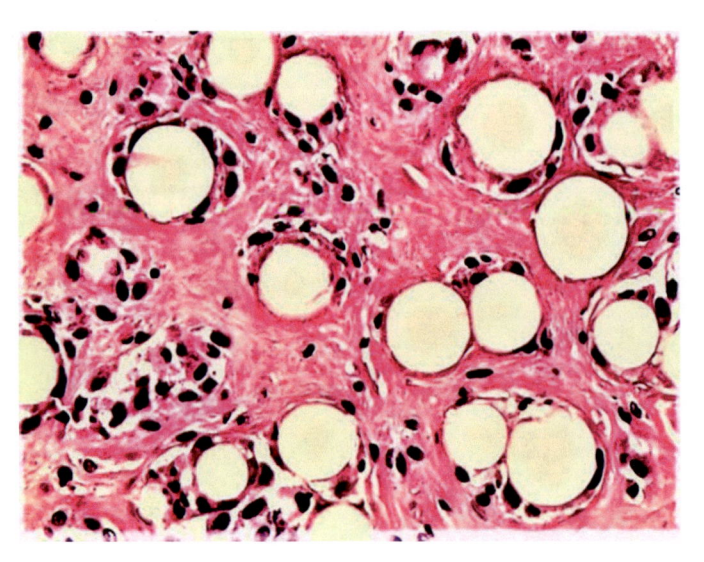

FIGURA 9.9 | Ellansé® (PLC) aos dois anos. Todas as microesferas ainda estão envolvidas por células gigantes e incorporadas em uma matriz fibrinosa sem fibras colágenas óbvias (de 7).
Fonte: acervo do autor.

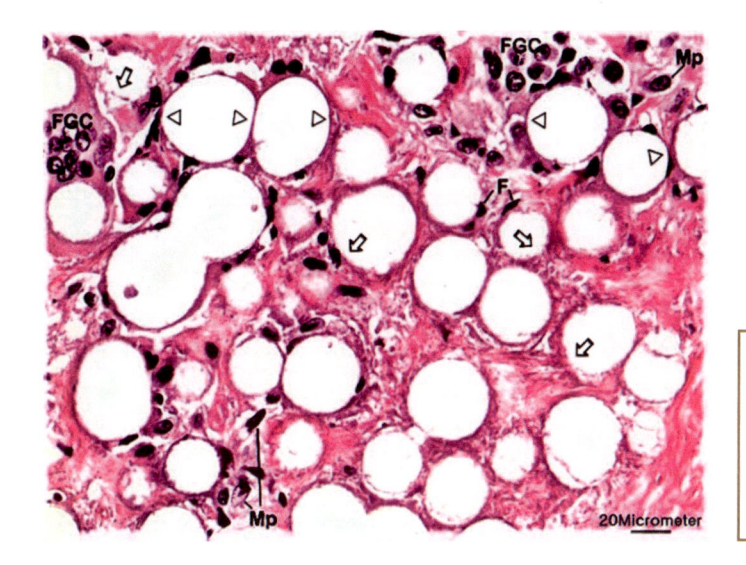

FIGURA 9.10 | Ellansé® (PLC) aos três anos. As microesferas abraçadas estão agrupadas em uma pequena matriz extracelular (de 7).
Fonte: acervo do autor.

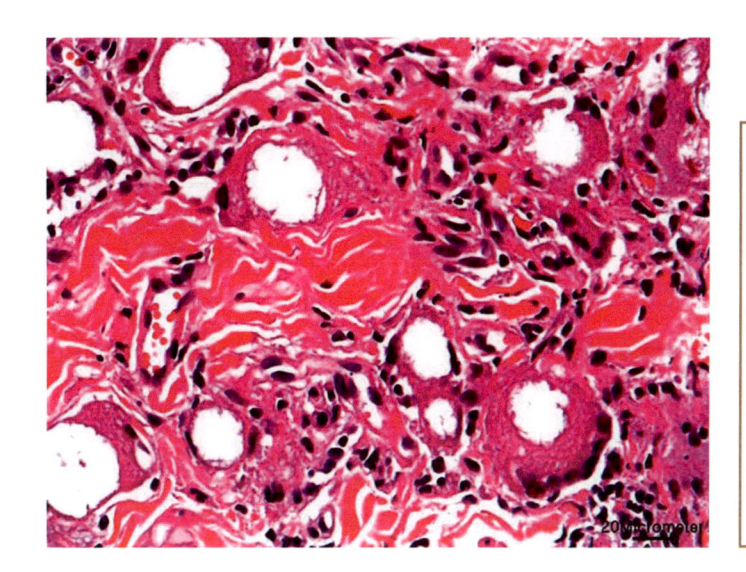

FIGURA 9.11 | Ellansé® (PLC) aos quatro anos mostra uma degradação volumosa de microesferas de PLC por células gigantes de corpo estranho. Seu conteúdo espumoso demonstra lenta degradação por suas hidrolases secretadas. Os amplos feixes de colágeno maduro estão formando uma rede entrelaçada, que desaparecerá com a absorção da última microesfera (tricrômio de Masson) (de 7).
Fonte: acervo do autor.

O aumento do espessamento dérmico após a injeção intradérmica de PCL é demonstrado na figura 1B de Kim (Figura 9.12). À primeira vista, trata-se de um edema dérmico típico causado por microesferas de PCL tóxicas engolfadas por células gigantes de defesa (ver setas). Esse inchaço habitual é a explicação para o efeito de alisamento das estruturas superficiais da pele sobrejacente.

PMMA – Microesferas

As microesferas de PMMA injetáveis e não absorvíveis de 40 μm de tamanho foram desenvolvidas no início de 1980, como resposta às

FIGURA 9.12 | Microesferas de Ellansé® (PLC) foram injetadas por via intradérmica (>) e células gigantes estão tentando engoli-las. Essa reação de corpo estranho desencadeia um edema intradérmico típico da substância extracelular que suaviza as estruturas superficiais da pele acima delas (de 7).
Fonte: acervo do autor.

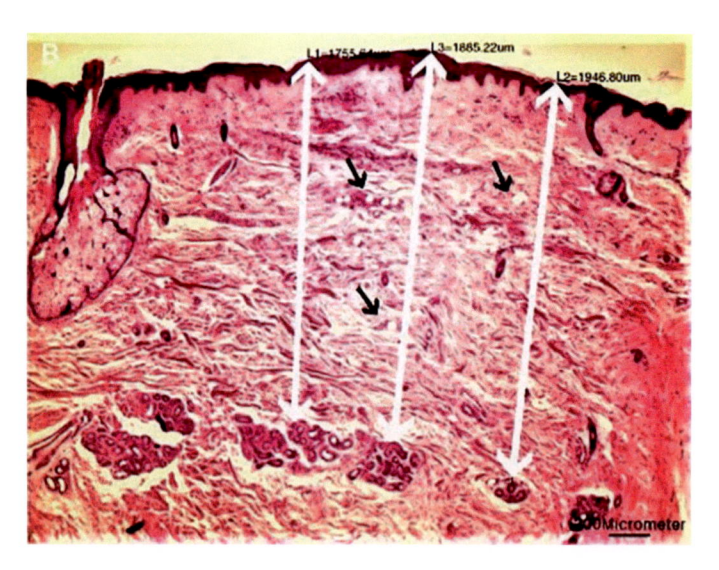

injeções de colágeno bovino de ação curta Zyderm® e Zyplast® (LEMPERLE et al., 1991). Eles foram introduzidos no Brasil em 1996 e fabricados por muitos anos sob o nome de Metacrill® (SERRA; GONÇALVES; RAMOS-E-SILVA, 2014; CHACUR, 2019). Hoje, dois injetáveis semelhantes compostos de PMMA são aprovados pela Agência Nacional de Vigilância Sanitária (ANVISA) (SOUZA et al., 2018): Biossimetric® (MTC Medical Comércio e Indústria, de Anápolis, Goiás) e Linnea Safe® (Laboratório Lebon, de Porto Alegre).

As microesferas de PMMA da Biossimetric® são de tamanho uniforme, limpas de pequenas partículas e as suas superfícies ainda proporcionam rugosidade suficiente para a fixação de macrófagos (LEMPERLE, 2022). Ambos diferem de Artecoll-4, da China, e de Bellafill, dos EUA, em função de seu transportador, que é carboximetilcelulose (CMC), comercialmente disponível em Biossimetric® ou hidroxietilcelulose (em Linnea Safe) – em vez de colágeno bovino, caro, de Artecoll e Bellafill (RONAN et al., 2019).

Os três carreadores são absorvidos nos primeiros dias e deixam as microesferas aglomeradas e fixadas no local da injeção. Em uma semana, os macrófagos invadem a borda externa das microesferas (LEMPERLE, 2022) e, em 3 meses, todas as microesferas são encapsuladas com dois ou três macrófagos. Já os fibroblastos avançam para a matriz extracelular com vistas a produzir capilares para a sua nutrição e renovação (Figura 9.13).

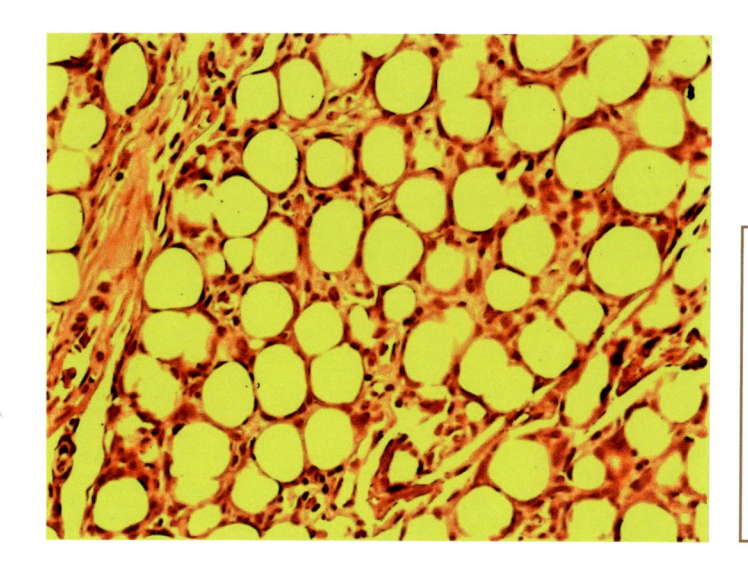

FIGURA 9.13 | Microesferas de PMMA aos três meses: todas estão envolvidas por um ou dois macrófagos, mas sem células gigantes; os espaços intermediários são preenchidos por tecido conjuntivo contendo fibroblastos, poucas fibras colágenas e capilares

Fonte: acervo do autor.

A partir de nove meses, a maioria dos macrófagos inúteis sai de cena ou é fagocitada após a apoptose. Dessa forma, fibroblastos, fibras colágenas e capilares estão preenchendo os interespaços (Figura 9.14). Aos 10 anos, todas as microesferas estão entrelaçadas com fibroblastos e fibras colágenas largas (Figura 9.15) e as arteríolas e vênulas converteram o PMMA injetado em um "implante vivo", que sangra quando cortado.

Histologicamente, não há diferença detectável entre os diferentes injetáveis de PMMA, visto que as quatro empresas eliminaram pequenas partículas de PMMA abaixo de 20 µm, que eram fagocitadas e transportadas para os linfonodos, pulmão ou fígado (LEMPERLE; MORHENN; CHARRIER, 2020). Essas pequenas partículas podem ter sido a supos-

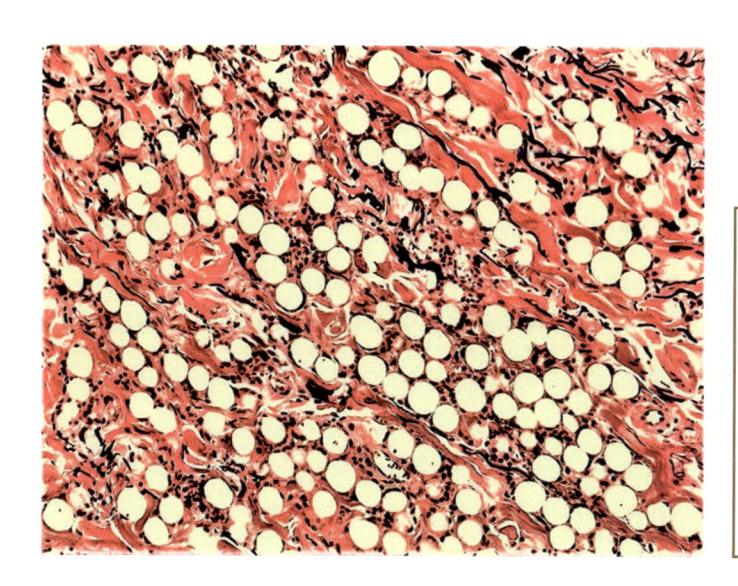

FIGURA 9.14 | As microesferas de PMMA aos três anos estão entrelaçadas a fibras colágenas, poucos fibroblastos e poucos macrófagos. É a imagem de uma reação de corpo estranho em repouso que não quer mais rejeitar as microesferas inertes de PMMA, mas mantê-las como o "implante vivo" do próprio corpo

Fonte: acervo do autor.

FIGURA 9.15 | Microesferas de PMMA dez anos após a injeção abaixo do sulco nasolabial. Todos os fios vermelhos são fibras de colágeno recém-formadas que permanecerão até o fim com o paciente (tricrômio de Masson).
Fonte: acervo do autor.

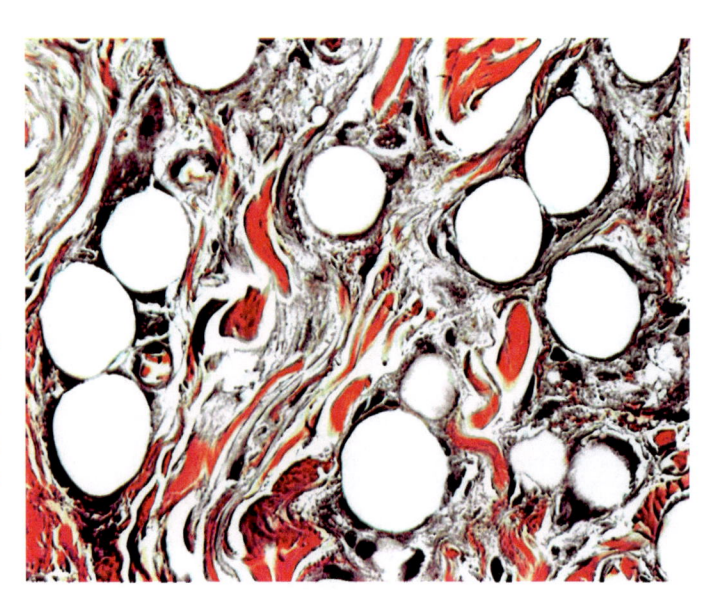

ta causa da formação tardia do granuloma de corpo estranho, tendo em vista que a sua estrutura química permaneceu na memória dos macrófagos. Uma infecção bacteriana sistêmica do paciente foi, muitas vezes, o gatilho para uma reação granulomatosa em todos os locais anteriormente afetados (LEMPERLE *et al.*, 2009).

DISCUSSÃO

Mecanismos de defesa contra materiais estranhos injetados

Se as partículas são injetadas no corpo humano, as células danificadas ao redor liberam citocinas no tecido, o que faz com que os monócitos próximos se convertam em macrófagos. Essa primeira fileira de *guerreiros* tenta fagocitar as partículas intrusas ou torná-las inofensivas ao encapsulá-las com seus corpos celulares (Figura 9.12). Os macrófagos têm um tamanho que varia de 10 µm a um máximo de 60 µm, ou seja, eles não podem marchar com uma microesfera *abraçada* de 40 µm de diâmetro. Assim, eles permanecem ligados ao inimigo como gêmeos siameses, temporariamente com microesferas absorvíveis em Sculptra®, Radiesse® e Ellansé® e, permanentemente, com microesferas de PMMA em Artecoll, Bellafill, Biossimetric® ou Linnea Safe®.

Como todas as células precisam de oxigênio, os macrófagos fixos enviam mais citocinas e atraem mais macrófagos e fibroblastos, que constroem um tecido conjuntivo regular com capilares e pequenos vasos, isto é, formam um *implante vivo,* que sangra ao ser cortado. No entanto, uma reação de corpo estranho também promove o aumento da circulação sanguínea e do metabolismo local, com comprovado aumento de temperatura pela termografia corporal.

A neocolagênese ocorre no corpo humano como um componente natural do reparo de feridas, como resultado de uma resposta inflamatória à lesão. Uma segunda tarefa dos fibroblastos é o envolvimento e a fixação de corpos estranhos permanentes, como implantes mamários ou microesferas inertes. Ao contrário do neocolágeno (Figura 9.7), os feixes de colágeno maduro apenas podem ser detectados e comprovados em imagens histológicas de Ellansé® e PMMA nos primeiros nove meses após a injeção (Figuras 9.11 e 9.14).

Esse é um período em que metade das microesferas de PLLA, CaHA ou PCL injetadas já foi absorvida. Infelizmente, existem apenas algumas imagens histológicas desses outros três injetáveis dérmicos. A coloração especial com *picrosirius red* ou tricrômio de Masson poderia fornecer evidências de fibras de colágeno reivindicadas e possíveis.

Perda de elasticidade da pele e "celulite"

Há cerca de 10 anos, alguns injetores de diferentes preenchedores dérmicos observaram que as estruturas da pele sobrejacentes melhoraram após a injeção de certos produtos. Um estudo de Goldberg *et al.* (2013) sobre a resposta do tecido humano ao Sculptra® "abriu uma nova classe de estimuladores de colágeno" (CHRISTEN, 2022), que parafraseia em palavras mais atraentes uma simples reação de corpo estranho.

Cavallini *et al.* (2019) avaliaram a qualidade da pele seis meses após a injeção intradérmica de um HA viscoso, que foi recentemente desenvolvido (VYC-12), em 40 mulheres com uma nova "Análise Digital da Superfície Cutânea" (DACS), e foi encontrada uma textura que melhora 30%. Esse efeito após injeções intradérmicas não é incomum e é absolutamente compreensível.

Kim (2019) mediu a espessura da derme um ano após a injeção intradérmica e encontrou microesferas de PCL cercadas por células gigantes e alguns fibroblastos dispersos. O edema circundante com fibras de colágeno claramente afastadas foi a causa desse aumento de espessura (Figura 9.12).

Bravo *et al.* (2022) injetaram ácido hialurônico (AH) e Radiesse® em 15 mulheres em um plano subdérmico e mediram um aumento de 11,1% na espessura da derme após quatro meses. A derme facial tem espessura média de 1 mm; 11,1% de aumento são 0,11 mm, a espessura da epiderme. A empolgação com essa bioestimulação dérmica foi igualmente alta.

Como é geralmente o caso em se tratando de cosméticos, há poucos fatos, mas muito pensamento positivo envolvido. Não há dúvida de que a elasticidade da pele diminui com a idade e que o extremo afinamento e enrugamento que ocorrem no rosto de algumas mulheres é provável que se deva principalmente a uma frouxidão tardia de causa genética.

A neocolagênese dérmica é frequentemente vista como a principal razão da melhora visível da pele após diferentes tratamentos estéticos não invasivos e minimamente invasivos. Contudo, a dinâmica muito lenta da remodelação do colágeno maduro na matriz extracelular da derme, com tempo de meia-vida de 15 anos, torna cada aumento observável da produção de colágeno insuficiente para substituir uma parte significativa da matriz durante o curto período em que se afirma que a melhora da pele ocorre (KRUGLIKOV, 2013).

Além disso, a mudança do colágeno tipo 3 para o colágeno tipo 1, que é mais espesso e resistente, ocorre somente após nove meses.

Portanto, o efeito observado deve ser atribuído ao edema natural que acompanha todas as reações celulares temporárias e permanentes.

As nádegas desempenham papel importante na atratividade física e sempre foram consideradas como critério de beleza feminina ligado à fecundidade e ao estado de saúde.

Com o envelhecimento, a pele perde a sua elasticidade. A perda de gordura subcutânea glútea e a frouxidão dos septos interlobulares levam à diminuição do volume da área e à ptose glútea (HEXSEL; MAZZUCO, 2000; KAMINER *et al.*, 2019; COHEN *et al.*, 2020; YOUNG VL, DI BERNARDO, 2021).

O sistema de suspensão glútea, um tecido conjuntivo denso ligamentar, torna-se menos firme, levando à flacidez das nádegas. Esse processo acarreta um comprometimento da qualidade da pele, com o desenvolvimento de estrias e reentrâncias derivadas da celulite que afetam particularmente as nádegas e as coxas de 80% das mulheres. Essa condição multifatorial é uma preocupação real e gera como consequência o aumento do interesse pela estética dessa região (SERRA; GONÇALVES; RAMOS-E-SILVA, 2014; CHACUR, 2019; HEXSEL; MAZZUCO, 2000; DAVIS; BOEN; FABI, 2019).

Os eventos adversos das subcisões podem ser:

a) Formação de nódulos se o PMMA ou preenchimento temporal não se espalhar no tecido circundante – o que pode ser evitado pela diluição adicional do PMMA a 30%.
b) Formação de seroma se os pequenos espaços de subcisão se comunicarem e permitirem o acúmulo de líquidos.
c) Hemossiderina e hiperpigmentação da pele acima dos nódulos e seromas (HEXSEL; MAZZUCO, 2000; DAVIS; BOEN; FABI, 2019).

Curiosamente, a formação de granulomas ocorreu somente após injeções intradérmicas ou de preenchimento subdérmico alto no plano dermo-subdérmico, e não após injeções mais profundas na gordura subcutânea ou epiperiosteal nos ossos, nem intramuscular após aumento muscular ou profundo das nádegas. A explicação para esse fenômeno é o fato de a derme ser o órgão mais sensível e imunologicamente ativo. Esse fato é importante quando se trata de subcisão (HEXSEL; MAZZUCO, 2000) de bandas fibrosas sob covinhas na pele (celulite) e preenchimento imediato com materiais particulados (DAVIS; BOEN; FABI, 2019).

Os injetáveis particulados podem melhorar as estruturas da pele. Todo injetável é inicialmente um corpo estranho que perturba a integridade do tecido. Os fibroblastos circundantes ou as células danificadas liberam citocinas de medo, que causam edema e atraem macrófagos para ajudá-los a se defenderem contra os corpos estranhos.

Se olharmos para o tecido conjuntivo frouxo subcutâneo, os espaços entre as fibras de colágeno individuais variam de cerca de 5 μm a 10 μm de largura, que é a largura de um fibroblasto. Por outro lado, os macrófagos têm um diâmetro de 10 μm até um máximo de 20 μm e praticamente precisam deslizar por esses pequenos espaços em direção aos corpos estranhos intrusos.

Para facilitar esse caminho para eles, as citocinas ao redor de um corpo estranho causam um edema local que alarga os espaços entre as fibras de colágeno. Isso é semelhante à situação de toxinas injetadas ou veneno de abelhas ou cobras, em que um forte edema por um lado dilui o veneno, mas, ao mesmo tempo, facilita a migração de macrófagos para fagocitar e limpar possíveis detritos celulares.

O primeiro passo dos mecanismos de defesa do organismo é a formação de edema, para permitir que as células de defesa tenham um caminho rápido até o local do incidente. No caso de injetáveis, os que causam problemas não são bactérias, toxinas ou vírus, mas microesferas de 40 μm de diâmetro. Em função do seu tamanho, eles não podem ser fagocitados e transportados, mas serão envoltos por macrófagos e células gigantes até serem absorvidos, ou fixados como PMMA no tecido pelo resto da vida do paciente.

Como a vida útil dos macrófagos atinge apenas algumas semanas ou meses, eles devem ser substituídos repetidamente. Para essa troca de células invasoras e para o transporte de restos celulares, o corpo mantém um edema crônico pronto. No caso de injeções subdérmicas de microesferas absorvíveis ou não absorvíveis, esse edema permanece até o final da absorção ou até o fim da vida do paciente e atinge as estruturas da derme, suavizando as rugas superficiais (KIM, 2019).

O colágeno está contido em muitas pomadas, porém, até hoje, nenhuma molécula penetrou na pele por esse meio. O mesmo ocorre com os ácidos hialurônicos (AH): nosso corpo contém cerca de 15 g de AH, principalmente na pele, mas milhões de mulheres utilizam-no em cremes ou soros, com a esperança de que ajude a sua pele a absorver água, inclusive comprimindo a. Uma exceção é a pele inflamada, cujas células epidérmicas inchadas cedem e deixam passar por seus espaços intercelulares certos antibióticos, cortisona e anti-inflamatórios não esteroides (AINEs). Nossa barreira cutânea intacta permite que apenas cerca de 20 moléculas complicadas – como DMSO, estrogênios ou nicotina – permeiem, mas elas desaparecem no primeiro vaso linfático que atingem (MORTAZAVI; MOGHIMI, 2022).

CONCLUSÕES

Todos os injetáveis particulados estimulam uma reação de corpo estranho: Radiesse® – que é o com menos degradação predominante por hidrolases osteoclásticas; Sculptra® – uma resposta média; e Ellansé® – o mais forte, com todas as microesferas sendo engolidas por células gigantes de corpo estranho (KIM, 2019).

Os três fabricantes e todos os usuários afirmam que o seu produto é um estimulador de colágeno, mas apenas injetáveis permanentes de PMMA, como Biossimetric®, Linnea Safe®, Artecoll e Bellafill, mostraram histologicamente, por 40 anos, que a reação inicial de corpo estranho se acalma em seis meses e dá lugar a um encapsulamento estável de todas as microesferas (LEMPERLE et al., 1991; LEMPERLE, 2022).

Todos os fabricantes de preenchedores temporários e seus usuários afirmam que seu produto é um estimulador de colágeno, mas apenas o Ellansé® estimula os fibroblastos a secretarem fibras de colágeno maduras em seu período de degradação de quatro anos. Em contrapartida, microesferas permanentes de PMMA em Biosimetric, Linnea Safe, Artecoll e Bellafill mostraram histologicamente por 40 anos que a reação inicial de corpo estranho se acalma em seis meses e dá lugar aos macrófagos, para encapsulamento e fixação estáveis com fibras colágenas maduras (LEMPERLE et al., 1991; LEMPERLE, 2022). Portanto, as microesferas de PMMA são os únicos estimuladores de colágeno reais (Figuras 9.14 e 9.15), mesmo que os seus fabricantes e usuários nunca tenham reivindicado esse fato.

A hipótese de neocolagênese, descrita e apresentada cem vezes após as injeções de Sculptra® e Radiesse®, é baseada na suposta "sabedoria convencional" e no "pensamento positivo", para acalmar médicos e pacientes. Essa era uma hipótese desde o início, porque soava muito melhor do que a verdade científica de uma reação de corpo estranho. Finalmente, Kim (2020) apresentou a prova de que as microesferas de PLC também estimulam a síntese de colágeno após quatro anos, quando a degradação das microesferas de PLC por células gigantes está chegando ao fim.

Assim como ocorreu a mudança de reação de corpo estranho para bioestimulação, a literatura de preenchimento mais recente tem que evitar a expressão *granuloma de corpo estranho* e substituí-la por *resposta inflamatória de início tardio* (LOIR). De mesma forma, alguns periódicos proíbem a palavra *complicação* e pedem para substituí-la por *eventos adversos* (EAs). Infelizmente, também em artigos científicos, somos obrigados a apagar a realidade e descartar muitos fatos como velhas *fake news.*

REFERÊNCIAS

Blanco Souza TA, Colomé LM, Bender EA, Lemperle G. Brazilian consensus recommendation on the use of polymethylmethacrylate filler in facial and corporal aesthetics. Aesthetic Plast Surg. 2018; 42:1244-1251.

Bravo BF, de Menezes Penedo LB, de Melo Carvalho R, Miot HA, Elias MC. Improvement of facial skin laxity by a combined technique with hyaluronic acid and calcium hydroxylapatite fillers: A clinical and ultrasonography analysis. J Drugs Dermatol. 2022; 21:102-106.

Buzzaccarini G, Laganà AS, Borin M et al. Los Deline copolyamide filler for breast and buttock augmentation. The position statement of the Italian Aesthetic Medicine Association (AMEI) J Plast Reconstr Aesthet Surg. 2022 June 20; S1748-6815(22)00371-0.

Cavallini M, Papagni M, Ryder TJ, Patalano M. Skin quality improvement with VYC-12, a new injectable hyaluronic acid: Objective results using digital analysis. Dermatol Surg. 2019; 45:1598-1604.

Chacur R, Sampaio Menezes H, Maria Bordin da Silva, et al. Gluteal augmentation with polymethylmethacrylate: A 10-year cohort study. Plast Reconstr Surg Glob Open. 2019; 31;7:e2193.

Christen MO, Verceri F. Polycaprolactone; How a well-known and futuristic polymer has become an innovative collagen-stimulator in esthetics. Clin Cosmet Investig Dermatol. 2020; 13:31-48.

Christen MO. Collagen stimulators in body applications: A review focused on poly-l-lactic acid (PLLA). Clin Cosmet Investig Dermatol. 2022; 15:997-1019.

Cohen JL, Sadick NS, Kirby MT, et al. Development and validation clinician and patient reported photonumeric scales to assess buttocks cellulite severity. Dermatol Surg. 2020; 46:1628-1635.

Davis DS, Boen M, Fabi SG. Cellulite: Patient Selection and Combination Treatments for Optimal Results-A Review and Our Experience. Dermatol Surg. 2019 Sep;45(9):1171-1184.

De Melo F, Nicolau P, Piovano L, et al. Recommendations for volume augmentation and rejuvenation of the face and hands with the new generation polycaprolactone-based collagen stimulator (Ellansé®). Clin Cosmet Investig Dermatol. 2017; 10:431-440.

Durairaj KK, Devgan L, Lee Bs A, et al. Poly-l-lactic acid for gluteal augmentation found to be safe and effective in retrospective clinical review of 60 Patients. Dermatol Surg. 2020; 46 Suppl 1:S46-S5.

Goldberg D, Guana A, Volk A, Daro-Kaftan E. Single-arm study for the characterization of human tissue response to injectable poly-L-lactic acid. Dermatol Surg. 2013; 39:915-922.

Haddad S, Galadari H, Patil A, Goldust M, Al Salam S, Guida S Evaluation of the biostimulatory effects and the level of neocollagenesis of dermal fillers: a review. Int J Dermatol. 2022 Apr 29. doi: 10.1111/ijd.16229.

Handler MZ, Goldberg DJ. Neocollagenesis. In: Goldberg DJ (ed): Dermal Fillers. Aesthet Dermatol. Basel, Karger, 2018, vol 4, p.27-35.

Hexsel DM, Mazzuco R. Subcision: a treatment for cellulite. Int J Dermatol. 2000; 39(7):539-544.

Kaminer MS, Casabona G, Peeters W, et al. Validated assessment scales for skin laxity on the posterior thighs, buttocks, anterior thighs, and knees in female patients. Dermatol Surg. 2019; 45(Suppl.1):S12-S21.

Kim J. Isovolemic Degradation of Polycaprolactone Particles and Calculation of Their Original Size from Human Biopsy. Plast Reconstr Surg Glob Open 2020; 8:e2866.

Kim JA, Van Abel D. Neocollagenesis in human tissue injected with a polycaprolactone-based dermal filler. J Cosmet Laser Ther. 2015; 17:99-101.

Kim JS. Changes in dermal thickness in biopsy study of histologic findings after a single injection of polycaprolactone-based filler into the dermis. Aesthet Surg J. 2019; 39(12): NP484–NP494.

Kruglikov IL. Neocollagenesis in non-invasive aesthetic treatments. J Cosmet Dermatol Sci Appl. 2013; 3:1A001.

Lacombe V. Sculptra®: a stimulatory filler. Facial Plast Surg. 2009; 25:95-99.

Lemperle G, Gauthier-Hazan N, Wolters M, Eisemann-Klein M, Zimmermann U, Duffy DM: Foreign body granulomas after all injectable dermal fillers. Part 1: Possible causes. Plast Reconstr Surg. 2009; 123:1842-63.

Lemperle G, Morhenn V, Charrier U. Human histology and persistence of various injectable filler substances for soft tissue augmentation. Aesthetic Plast Surg. 2020; 44:1348-1360.

Lemperle G, Ott H, Charrier U, Hecker J, Lemperle M. PMMA microspheres for intradermal implantation: Part I. Animal research. Ann Plast Surg. 1991; 26:57-63.

Lemperle G. Human histology of a new bulking agent containing PMMA-microspheres against gastric reflux and incontinence. Int J Innov Res Med Sci (IJIRMS) 2022; 7:177-184.

Mortazavi SM, Moghimi HR. Skin permeability, a dismissed necessity for anti-wrinkle peptide performance. Int J Cosmet Sci. 2022; 44:232-248.

Ray S, Ta HT. Investigating the effect of biomaterials such as poly-(l-lactic Biomater. 2020;11,51 (p.1-9).

Ronan SJ, Eaton L, Lehman A, Erickson CP. Histologic characterization of polymethylmethacrylate dermal filler biostimulatory properties in human skin Dermatol Surg. 2019; 45:1580-1584.

Serra MS, Gonçalves LZ, Ramos-E-Silva M. Soft tissue augmentation with PMMA-microspheres for the treatment of HIV-associated buttock lipodystrophy. Int J STD AIDS. 2014 May 22. pii: 0956462414536878.

Trindade de Almeida A, Figueredo V, Gonzaga da Cunha AL, et al. Consensus recommendations for the use of hyperdiluted calcium hydroxyapatite (Radiesse®) as a face and body biostimulatory agent. Plast Reconstr Surg Glob Open. 2019; 7:e2160.

Wang F, Garza LA, Kang S, et al: In vivo stimulation of de novo collagen production caused by cross-linked hyaluronic acid dermal filler injections in photodamaged human skin. Arch Dermatol 2007; 143:155-163.

Young VL, Di Bernardo BE. Comparison of cellulite severity scales and imaging methods. Aesthet Surg J. 2021; 41(6):NP521–NP537.

Yutskovskaya YA, Kogan EA. Improved neocollagenesis and skin mechanical properties after injection of diluted calcium hydroxylapatite in the neck and décolletage: A Pilot Study. J Drugs Dermatol. 2017; 16:68-74.

10

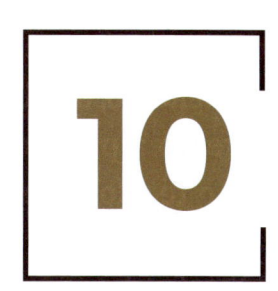

INFLUÊNCIA DOS HORMÔNIOS NA CELULITE: COM ÊNFASE NA ADIPONECTINA

Dra. Gabriela Camargo
Dr. Roberto Chacur

INTRODUÇÃO

A celulite – conhecida também como lipodistrofia ginoide e fibro-edema geloide – é considerada um distúrbio estrutural, inflamatório e bioquímico do tecido subcutâneo, que leva a alterações significativas na aparência da pele. Isso se dá mediante a inflamação crônica vascular e de baixo grau de perturbação da circulação microvascular e linfática do tecido adiposo subcutâneo (ATAMOROS *et al.*, 2018).

Quanto à etiologia, há um fator genético-constitucional influenciado por alterações hormonais, hábitos alimentares e sedentários (RIVITTI, 2018). Já em relação à patogênese da celulite, fatores inflamatórios têm sido associados e a inflamação crônica pode desempenhar importante papel no desenvolvimento de septos fibrosos. Na mulher, o septo fibroso é fino, com projeção perpendicular; já no homem, esse septo é mais grosso, com projeção oblíqua. Aparentemente, essas características histológicas favorecem o sentido de expansão do tecido gorduroso quando aumentado, sendo, na mulher, em direção à superfície e no homem, em direção à profundidade. Na mulher, o tecido se apresenta mais espesso; o tecido conectivo é mais frouxo, produzindo maiores saliências; e as células de gordura são maiores. A predominância da celulite no público feminino pode ser explicada pela diferença da organização do tecido adiposo entre os sexos (DAVID *et al.*, 2011; BORGES; SCORZA, 2016; FRIEDMANN; VICK; MISHRA, 2017).

Podem desempenhar também importante papel na patogênese da celulite as significativas diminuições na expressão subcutânea da adiponectina (APN) – hormônio derivado de adipócitos com funções anti-inflamatória, antifibrótica e vasodilatadora. A adiponectina é uma glicoproteína expressa quase que exclusivamente no tecido adiposo (FRIEDMANN; VICK; MISHRA, 2017).

CELULITE

A lipodistrofia ginoide ou ginecoide, cujo termo tem origem no grego *gynec-oid*, conhecida também como fibroedema geloide e celulite, é um distúrbio do tecido adiposo mais comum em mulheres, principalmente após a adolescência. Ela é caracterizada por ser um processo não inflamatório, que leva à ocorrência de retração irregular da superfície cutânea; acúmulo de gordura (tecido adiposo); ondulações na pele (aspecto de casca de laranja); fibras de colágeno danificadas (comprometimento da matriz dérmica); comprometimento da microcirculação (retenção de líquidos); e nodosidade, podendo ser até dolorosas à palpação (Figura 10.1) (RIVITTI, 2018).

Há muitas teorias sobre a fisiopatologia da celulite, pelo fato de esta ser complexa, necessitando de muitas pesquisas para elucidá-la. Esse distúrbio provavelmente é multifatorial e tem como causas uma falha da microcirculação; alterações anatômicas; redução na produção do hormônio adiponectina pela célula subcutânea da pele; alterações no tecido conjuntivo dérmico; polimorfismo genético; e processos inflamatórios (SCHONVVETTER *et al.*, 2014; TOKARSKA *et al.*, 2018).

Múltiplos fatores também estão envolvidos na etiologia da celulite, incluindo os de origem étnica, de gênero, genética, biotipo corporal, dis-

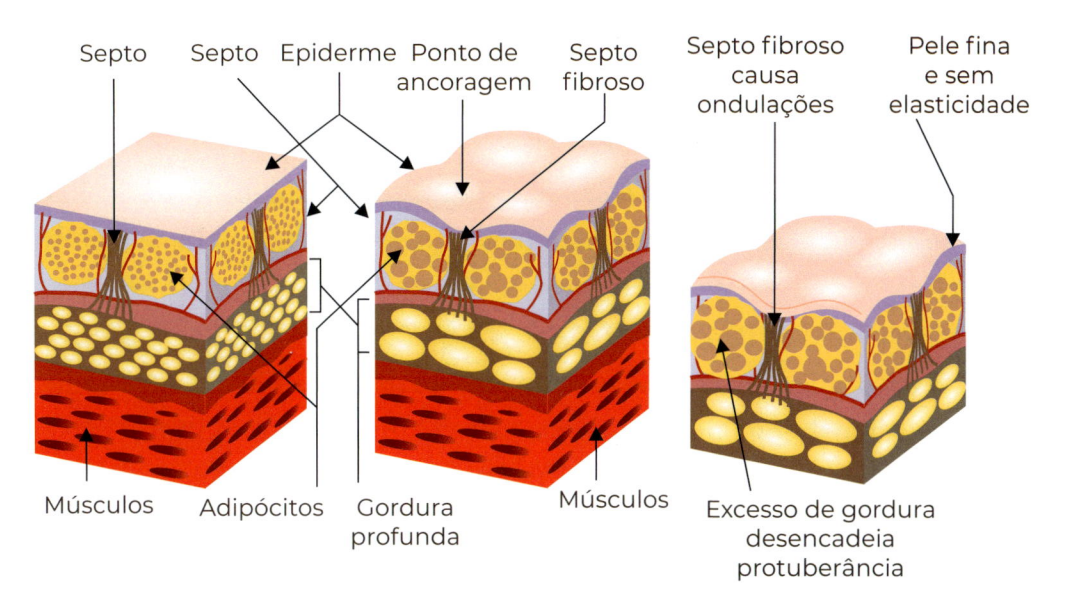

PELE SAUDÁVEL
Adipócitos em tamanho normal
Circulação normal
Líquidos intersticiais circulam normalmente
Fibras de colágeno com elasticidade

PELE COM CELULITE
Adipócitos maiores e em maior número
Circulação prejudicada
Líquidos estagnados com toxinas
Fibras de colágeno sem elasticidade

FIGURA 10.1 | Pele saudável e pele com celulite com aumento do volume dos adipócitos e incremento dos arranjos de fibra de colágeno
Fonte: acervo do autor.

tribuição do tecido adiposo e receptores envolvidos, sendo considerado como principal desencadeante o hiperestrogenismo (MACHADO *et al.*, 2009).

O tecido adiposo libera uma adipocina benéfica, com ação anti-inflamatória – adiponectina –, com capacidade de sintetizar e secretar a leptina, responsável pela sensação de saciedade do nosso organismo (KOKKINOFTA *et al.*, 2012).

A adiponectina leva também à melhora da sensibilidade à insulina, suprimindo o efeito do fator de necrose tumoral alfa (TNF-α) e interleucina 6 (IL-6) e interferon γ (INF-γ), atuando na proteção de doenças metabólicas e cardiovasculares, que podem levar à ocorrência de celulite (COIMBRA *et al.*, 2014).

Na maioria dos casos, a avaliação da celulite é realizada com exame físico, com o paciente em pé e os músculos relaxados, para que as lesões deprimidas e elevadas sejam identificadas mais facilmente, independentemente do teste de pinça ou contração muscular (HEXSEL et al., 2015).

A celulite pode ser classificada em graus de 0 a III, com base em critérios clínicos – indo desde a completa ausência de celulite até seu grau mais grave (Quadro 10.1).

A classificação do Quadro 10.1, apesar de prática, não abrange todos os aspectos morfológicos importantes da celulite. Nesse sentido, Hexsel *et al.* (2009) e Hexsel *et al.* (2010) publicaram a *Cellulite Severity Scale* (escala de gravidade da celulite), conforme o Quadro 10.2, com base em cinco aspectos clínicos e morfológicos importantes da celulite: A) número de lesões deprimidas em evidência; B) profundidade das depressões; C) aspecto morfológico das alterações da superfície da pele; D) grau de flacidez ou flacidez da pele; E) grau de celulite. Cada um desses itens é classificado de zero a três; a soma total das pontuações deles indica o grau de celulite em leve, moderada ou grave, conforme nos mostra a Quadro 10.2.

Alguns estudos têm utilizado a escala de gravidade da celulite na avaliação da melhora do quadro. Isso ocorre porque essa escala é considerada objetiva e confiável na avaliação de resultados de ensaios clínicos (HEXSEL *et al.*, 2011; HEXSEL *et al.*, 2013; HEXSEL *et al.*, 2015).

Independentemente do grau da celulite, a população feminina é extremamente afetada, com incidência maior entre as faixas etárias de 15

QUADRO 10.1 | Classificação da celulite com base em critérios clínicos

Grau ou estágio	Características clínicas
0	Pele com superfície lisa (ausência de celulite).
I	Quando a paciente está em pé ou deitada, a superfície da pele é lisa, porém com o teste de pinça ou contração muscular podem ser visualizadas alterações na superfície da pele.
II	A aparência de casca de laranja fica evidente quando a paciente está em pé, sem uso de qualquer manipulação da pele (pinça ou contração muscular).
III	Estão presentes as alterações do estágio II acompanhadas de áreas elevadas e de nódulos.

Fonte: HEXSEL *et al.* (2015).

QUADRO 10.2 | Escala de gravidade da celulite

A) Número de lesões deprimidas em evidência Refere-se ao número total de depressões em evidência, por inspeção visual. As pontuações são expressas da seguinte forma: Zero: nenhuma/sem depressões 1. Pequena quantidade: de 1 a 4 depressões são visíveis 2. Quantidade moderada: de 5 a 9 depressões são visíveis 3. Grande quantidade: de 10 ou mais depressões são visíveis
B) Profundidade das depressões Avalia a profundidade das depressões por inspeção visual das áreas afetadas – recomenda-se comparação com as fotos de escala de gravidade da celulite. Zero: nenhuma/sem depressões • Depressões superficiais • Depressões de profundidade média • Depressões profundas
C) Aspecto morfológico das alterações da superfície da pele Avalia os diferentes padrões morfológicos das alterações da superfície da pele – recomenda-se comparação com as fotos de escala de gravidade da celulite. Zero: sem áreas elevadas • Aparência de casca de laranja • Aparência de requeijão • Aparência de colchão
D) Grau de flacidez ou flacidez da pele Avalia o grau de flacidez – recomenda-se comparação com as fotos de escala de gravidade da celulite. A frouxidão, grau de flacidez ou flacidez da pele confere ao órgão afetado uma aparência drapeada. Zero: ausência de flacidez • Aparência drapeada leve • Aparência drapeada moderada • Aparência drapeada severa
E) Escala de classificação de Nürnberger & Müller Baseado na classificação da celulite apresentada no Quadro 11.1. Os pacientes devem ser avaliados na posição ortostática (em pé) com os músculos glúteos relaxados. Caso o paciente não apresente depressões evidentes, deve-se solicitar a contração dos glúteos ou aplicar o teste de pinça, para diferenciar os escores 0 e 1. Zero: nota zero • Primeira série • Segunda série • Terceira série

Fonte: HEXSEL *et al.* (2015).

QUADRO 10.3 | Nova classificação da celulite baseada nos resultados dos escores da escala de gravidade da celulite

Pontos	Nova classificação da celulite
1-5	Leve
6-10	Moderada
11-15	Grave

Fonte HEXSEL *et al.* (2015).

e 45 anos – fase reprodutiva. Essa condição atinge em média 95% das mulheres pós-púberes, de todas as raças, com maior prevalência nas caucasianas (AFONSO *et al.*, 2010; CUNHA; CUNHA; MACHADO, 2015).

Comumente, as regiões mais afetadas pela celulite são: coxas, região glútea e abdome e, excepcionalmente, mamas, tórax e braços. As regiões mais predispostas ao aumento do microedema nas camadas de gordura subcutânea são as coxas e as nádegas, por conta da circulação vascular baixa, que promove anormalidades na pele (ATAMOROS *et al.*, 2018).

HORMÔNIOS NA CELULITE

Considerando que a celulite ocorre em quase 100% das mulheres pós-púberes, sendo rara sua ocorrência em homens sem deficiência androgênica, os hormônios femininos certamente desempenham papel fundamental em sua etiopatogenia (AFONSO *et al.*, 2010; HEXSEL *et al.*, 2012; JESUS *et al.*, 2020).

Na mulher, os estrogênios são responsáveis por um número maior de células de gordura armazenadas no tecido adiposo. O tecido conjuntivo encontra-se de forma radial ou perpendicular à superfície da pele, levando à formação de compartimentos retangulares que facilitam a extrusão das papilas na região derme-hipoderme. Essa região apresenta também lóbulos maiores e septos paralelos. Já no homem, os septos fibrosos são menores e arranjados em planos oblíquos com pequenos lóbulos de gordura (Figura 10.2). Essa diferença explica o fato de apenas 2%, em média, dos homens desenvolverem celulite (CRUZ *et al.*, 2015; ARRUDA *et al.*, 2016; MOURA; FEITOSA, 2019; TORTORA, 2019).

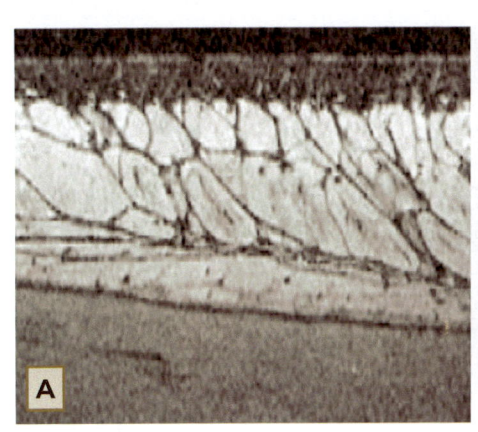

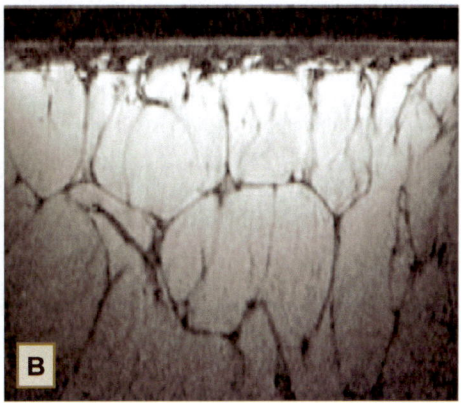

FIGURA 10.2 | A) Hipoderme do homem; B) hipoderme na mulher sem celulite.
Fonte: Cunha ALG, Cunha MG, Machado (2015).

Nos homens podem ocorrer casos de celulite se estes apresentarem deficiência androgenética – hipogonadismo, síndrome de Klinefelter, estados pós-castração e em pacientes que fizeram uso de terapia com estrógenos para câncer de próstata. O quadro pode piorar de acordo com a severidade da deficiência (AFONSO *et al.*, 2010).

O fato de a celulite afetar de maneira quase exclusiva a mulher, pelas características anatômicas da hipoderme e, principalmente, pela influência hormonal tem merecido especial atenção (DAVID; PAULA; SCHNEIDER, 2011).

O estrogênio, entre os hormônios envolvidos no processo da celulite, é considerado o principal fator de desenvolvimento, além de responsável pelo agravamento do quadro, agindo ao nível de: 1) substância fundamental amorfa: leva à alteração do colágeno e das glicosaminoglicanas, tendo como consequência o edema intersticial por conta do acúmulo de água, que leva à fibroesclerose característica da celulite; 2) adipócitos: aumenta a resposta dos receptores α-antilipolíticos, estimulando a enzima responsável pela lipogênese (LPL); 3) microcirculação: leva à diminuição do tônus venoso e à vasodilatação (CHORILLI *et al.*, 2007).

No mecanismo patológico da celulite, a matriz extracelular – formada por fibras de colágeno e elastina, assim como por material intersticial amorfo, pode sofrer modificações quando há desequilíbrio no seu funcionamento, tanto por compressão dos seus elementos quanto por distensão, o que levaria a uma resposta com intenção de equilibrar o sistema. Essa matriz já pode ter sofrido alteração por alguns fatores genéticos individuais, como idade, influência dos hormônios, entre outros (DAVID *et al.*, 2011).

As alterações hormonais podem levar a disfunções no metabolismo que podem criar ou agravar a celulite. A título de exemplificação, no período da menopausa, a baixa produção de estrogênio é responsável pelo aumento da permeabilidade vascular e diminuição do seu tônus, os quais comprometem a microcirculação, sendo, portanto, fatores predisponentes importantes ao desenvolvimento de celulite (LESZKO, 2014).

Outros pontos que contribuem para a ocorrência da celulite são os efeitos da deficiência de estrogênio no tecido conjuntivo da pele, que incluem diminuição da produção e do conteúdo tópico das fibras de colágeno e elastina tipos I e III (LESZKO, 2014).

Denomina-se estrogênio um grupo de hormônios esteroides com 18 carbonos secretados principalmente pelos ovários, e pelas glândulas adrenais, mas em menor quantidade. O estrogênio engloba três hormônios esteroides estruturalmente semelhantes: 17β-estradiol (E2); estrona (E1) e estriol (E3). Destes, o 17β-estradiol é o principal esteroide em humanos que possui propriedades estrogênicas (KENDALL; ESRON, 2002).

É clara a relação dos hormônios na mulher com a ocorrência da celulite, quando se considera que o estrogênio é uma causa significativa no seu surgimento, em que diversos fatores podem explicar sua colaboração na etiologia da celulite. A ocorrência desta se dá pela mudança do tecido gorduroso, dos conectivos e dos vasos. Nos vasos, o estrogênio pode aumentar ou diminuir a irrigação da região, comprometendo os tecidos, que se tornam mais fibrosados (MEYER *et al.*, 2005; MENDONÇA; RODRIGUES, 2011).

A diminuição de receptores de leptina no hipotálamo pode estar relacionada à deficiência do estrogênio, que poderia levar à diminuição da saciedade, maior ingestão, tendo como consequência ganho de massa corporal. O estrogênio diminui o peso corporal, reduzindo o nível sérico de leptina e inibindo a ingestão de alimentos (THOMPSON JÚNIOR; SIITERI, 1974; SIMPSON *et al.*, 2002).

Além disso, esse hormônio também determina a quantidade e a disposição da gordura corporal. No período menstrual, ocorrem variações fisiológicas que podem levar ao edema, gerando um desequilíbrio no sistema tegumentar. Esse desequilíbrio hormonal pode culminar na ocorrência da celulite ou agravá-la, principalmente na fase reprodutiva (ELLERVICK, 2021).

O eixo hipotálamo-adeno-hipófise regula a secreção dos hormônios gonadais. A hipófise anterior secreta os hormônios folículo-estimulante (FSH) e luteinizante (LH) em resposta ao hormônio liberador de gonadotrofinas (GnRH). A função do FSH na mulher é regular o crescimento folicular e a crescente produção de estradiol pelas células da granulosa. Já o LH é responsável pelo aumento da captação de colesterol, além de estimular as células intersticiais da teca dos folículos ovarianos a secretarem androstenediona e testosterona (androgênios). O FSH e, principalmente, o LH, após a ovulação, atuam nas células luteinizadas da granulosa e da teca do corpo lúteo, levando ao aumento da produção de estradiol e, em maior quantidade, de progesterona. Os hormônios gonadais, nessa fase, regulam a secreção de GnRH, FSH e LH por meio de um mecanismo de retroalimentação negativa. A secreção de FSH é modulada negativamente por peptídeos produzidos no ovário, como ativina e inibina (BULUN; ADASHI, 2003).

A retenção de fluidos pelas mulheres tem ligação com o estrogênio. O corpo delas está programado para armazenar gordura para uso nos períodos de gestação e amamentação; aparentemente, a atividade hormonal, que em determinadas fases da vida feminina pode elevar excessivamente os níveis de estrogênio, é um poderoso estimulante na formação de celulite. Nas regiões mais afetadas, os sistemas linfático e circulatório não são capazes de oxigenar e nutrir os tecidos, nem de drenar as toxinas. Partindo desse princípio, qualquer fator que propicie a retenção de líquidos agrava os quadros de celulite. O tecido conjuntivo torna-se disforme, evidenciando esse quadro, por estar mal oxigenado, subnutrido e sem elasticidade (ZIMMERMANN, 2014).

As alterações causadas por fibroblastos (principalmente o estrógeno) na celulite levam à ocorrência de modificações estruturais nas glicosaminoglicanas (GAGs) com hiperpolimerização, levando ao aumento de seu poder hidrofílico e à pressão osmótica intersticial, o que gera o acúmulo de líquido entre os adipócitos, tendo como consequência a deposição de colágeno na matriz intersticial. A falta de uniformidade na deposição dessas fibras de colágeno promove uma esclerose irregular de vários tamanhos, tanto nos vasos sanguíneos quanto nos adipócitos. Com frequência, as mudanças no tamanho dos capilares levam à formação de microaneurismas, por estrangulamento, fazendo com que ocorra o extravasamento de plasma para o interstício, juntamente com algumas citocinas e linfócitos, reforçando essa desordem (SANT'ANA et al., 2007).

A lipólise é um evento controlado por hormônios – glucagon, catecolaminas, paratormônio, hormônio melanócito estimulante, tirotropina e adenocorticotropina –, além de adipocinas e citocinas (ZECHNER et al., 2009). Já os adipócitos apresentam receptores β-adrenérgicos (agonistas) e α2-adrenérgicos (antagonistas) associados à proteína G estimulatória e inibidora, respectivamente (RIBEIRO, 2010).

Quando se estimula o receptor β-adrenérgico, ocorre a ativação da enzima de membrana adenilciclase, a qual transforma o ATP em AMPc; a proteína-quinase inativa é responsável pela lipogênese. Na matriz intersticial, o estrogênio estimula a produção dos fibroblastos e altera o *turnover* das macromoléculas, levando à hiperpolimerização do ácido hialurônico e à perda da elasticidade das fibras colágenas. Na microcirculação, aumenta-se a permeabilidade e diminui-se o tônus vascular, facilitando o edema e diminuindo o fluxo sanguíneo, o que também estimula a lipogênese (KEDE; SABATOVICH, 2009).

No metabolismo do tecido adiposo há interferência dos sistemas nervosos simpático e parassimpático. A ativação simpática estimula a lipólise, sendo mediada por receptores β-adrenérgicos, que levam à ação da enzima lipase hormônio-sensível (LHS). A ativação parassimpática tem efeitos anabólicos, como a captação de glicose e ácidos graxos, estimulada pela insulina (FONSECA-ALANIZ et al., 2006; BORGES, 2010).

Também podem desempenhar importante papel no desenvolvimento da celulite outros hormônios tais como: prolactina; hormônios da tireoide; insulina; catecolaminas, incluindo noradrenalina e adrenalina; além das citocinas (ELLERVICK, 2021).

FUNÇÃO E ESTRUTURA DA ADIPONECTINA E SUA INFLUÊNCIA NA CELULITE

A adiponectina é uma glicoproteína anti-inflamatória secretada de forma abundante no tecido adiposo quase que de forma exclusiva, com origem nos adipócitos, sobretudo os subcutâneos. Apesar disso, pode ser secretada também pelo endotélio, com função vasoprotetora. Sua concentração plasmática atua beneficiando a sensibilidade à insulina, atuando como um anti-inflamatório. A concentração plasmática de adiponectina em indivíduos obesos ou com síndrome metabólica apresenta-se de forma reduzida (FRÜHBECK *et al.*, 2017; KATSIKI, 2017).

A adiponectina tem um domínio exclusivo que se assemelha ao colágeno, com uma propriedade aderente à nectina, dando origem a seu nome. Ela apresenta uma sequência primária de 244 aminoácidos, com um domínio colágeno amino-terminal e um domínio globular carboxi-terminal, que permitem formar multímeros compostos por isoformas oligoméricas (MAEDA *et al.*, 2020; MARTINEZ-HUENCHULLAN *et al.*, 2020).

Quanto ao peso molecular da adiponectina, este é de 30 kDa. Essa substância é codificada pelo gene ADIPOQ e está estruturada em 3 éxons no cromossomo 3q27, que foi identificado como uma região portadora de gene de susceptibilidade para o diabetes tipo 2 e síndrome metabólica. Suas principais formas circulantes são em hexâmetro e multímero. Os três complexos oligoméricos da adiponectina secretados na circulação são de baixo (trímero – LMW), médio (hexâmetro – MMW) e alto peso molecular (HMW). A depender do sexo, as concentrações plasmáticas dessa forma podem sofrer variações, apresentando no homem 5,5 µg/mL e na mulher, 8,7 µg/mL (YADAV *et al.*, 2013; TORRE-VILLALVAZO *et al.*, 2018; MAEDA *et al.*, 2020).

Alguns autores consideram que a adiponectina se liga a três receptores: AdipoR1, AdipoR2 e T-caderina (molécula de adesão celular que possui uma âncora GPI com domínio transmembranar e intracelular). Apesar da importância da T-caderina, ainda não são conhecidos em sua totalidade os detalhes moleculares de interações desse receptor com a adiponectina, uma vez que recebem menos atenção do que as interações propostas com AdipoR1 e AdipoR2 (PASCOLUTTI *et al.*, 2020).

A função da adiponectina é regular a oxidação de ácidos graxos, que resulta em efeitos positivos na homeostase do metabolismo energético, além de estimular as citocinas que agem em processos fisiológicos e fisiopatológicos, inibindo citocinas pró-inflamatórias, como o TNF-α e IL-6. A adiponectina contém também propriedades de estimular IL-10, que agem na proteção das células apoptose, induzida por citocinas inflamatórias (YANAI; YOSHIDA, 2019; DI ZAZZO et al., 2019).

A realização do mecanismo de indução e inibição de citocinas dá-se pela sinalização de seus receptores AdipoR1 (este é altamente expresso no músculo esquelético) e AdipoR2 (que fica mais restrito ao fígado). A descoberta desses receptores ocorreu a partir de células transfectadas com um DNA complementar (cDNA) do músculo esquelético humano, com a utilização de um agente recombinante de forma globular da adiponectina (FANG; JUDD, 2018; YANAI; YOSHIDA, 2019; MAEDA et al., 2020).

Emanuele et al. (2011) acreditam na hipótese de que a adiponectina expressa no tecido adiposo subcutâneo (TAS) pode desempenhar algum papel na patogênese da celulite. Nesse sentido compararam os níveis de expressão gênica de adiponectina no TAS retirado da celulite na região glútea com os níveis no TAS retirado da mesma região em mulheres sem celulite. Foram medidos também os níveis plasmáticos de adiponectina em mulheres com e sem celulite. Participaram do estudo 30 mulheres, sendo 15 magras com celulite (IMC < 25 kg/m^2) e 15 sem celulite pareadas por idade e IMC. Foi usada para avaliar a adiponectina a reação em cadeia da polimerase com transcrição reversa em tempo real (RT-PCR). A expressão do RNA mensageiro (mRNA) da adiponectina no TAS da região glútea foi significativamente menor nas áreas com celulite, em comparação com aquelas sem. No entanto, os níveis plasmáticos de adiponectina não diferiram entre mulheres com e sem a manisfetação desse quadro. Pode-se concluir que a expressão de adiponcctina está significativamente reduzida no TAS em áreas afetadas pela celulite.

CONCLUSÃO

A celulite é um distúrbio complexo e multifatorial da camada de gordura subcutânea e da pele superficial sobrejacente. Já a adiponectina, um hormônio derivado do adipócito produzido pela gordura subcutânea, apresenta efeitos protetores anti-inflamatórios e vasodilatadores importantes, podendo desempenhar papel fundamental na patogênese da celulite.

Acredita-se que a celulite, por ser multifatorial, pode ser causada, entre outros fatores, pela redução da produção de adiponectina pelo tecido celular subcutâneo.

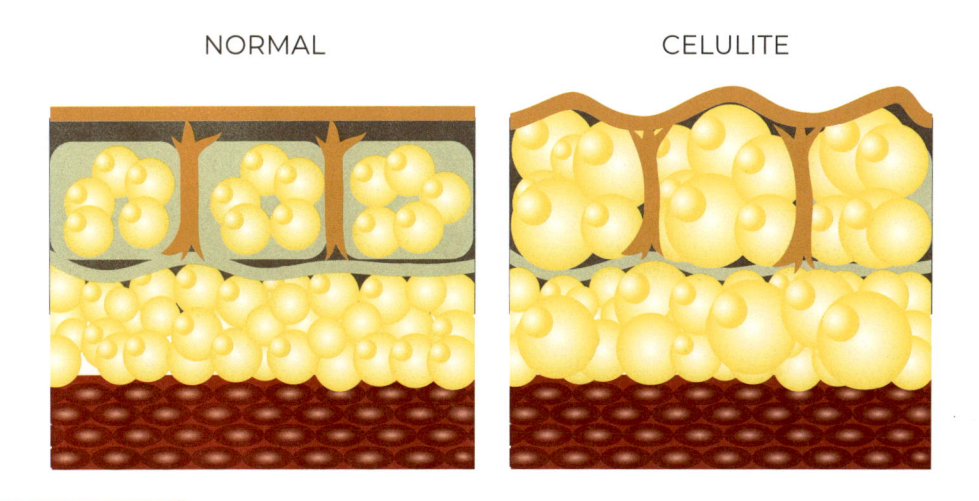

FIGURA 10.3 | Alteração estrutural do tecido adiposo devido à celulite.
Fonte: acervo do autor.

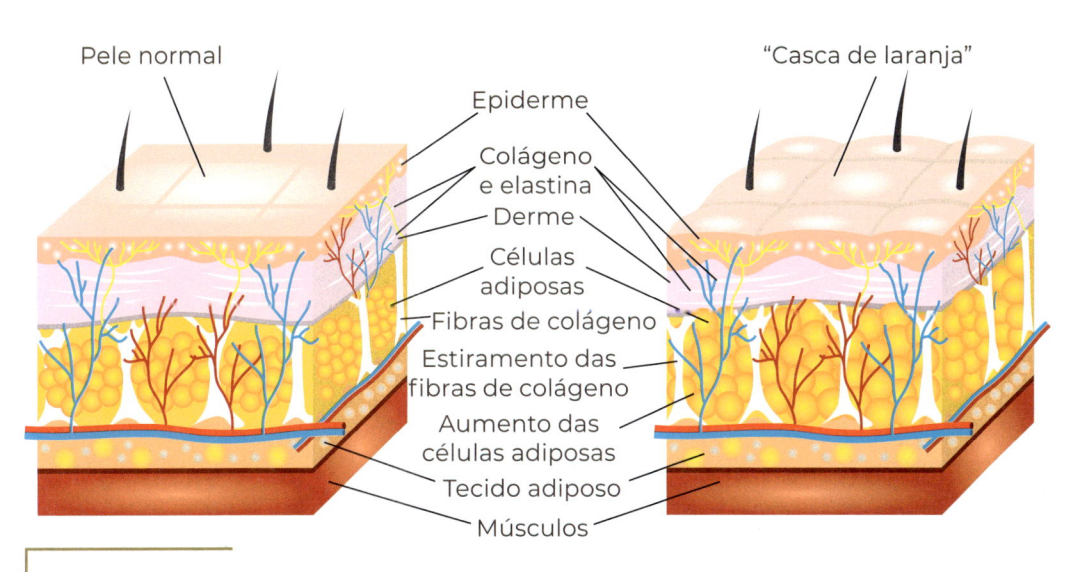

FIGURA 10.4 | A formação da celulite.
Fonte: acervo do autor.

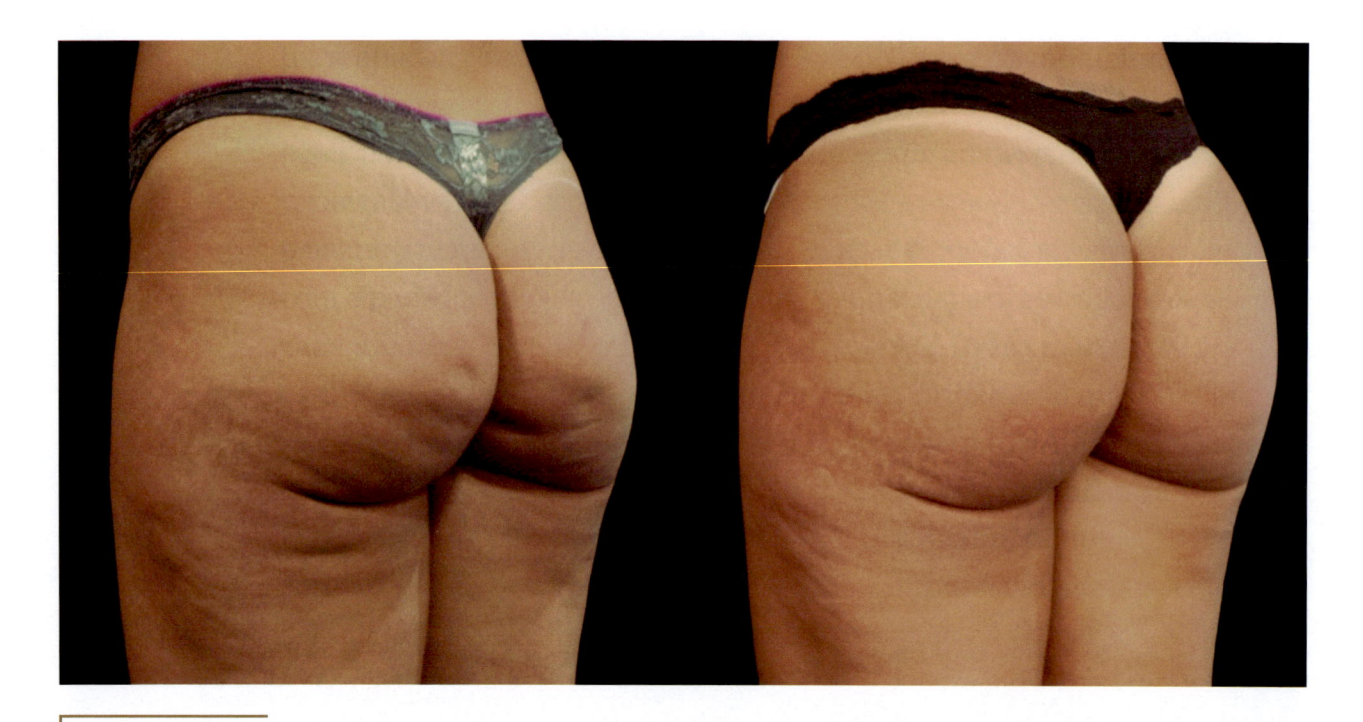

FIGURA 10.5 | Paciente do Dr. Chacur com 45 anos, dançarina, de corpo atlético, que, mesmo com a prática diária de atividade física, teve que recorrer à técnica de volumerização dos glúteos e de Goldincision®.
Fonte: acervo do autor.

Comumente recebemos pacientes semelhantes, muitos em acompanhamento com nutrólogos e em uso de suplementos que auxiliam na definição corporal, com perda de gordura. Existe uma satisfação geral quanto ao corpo, coxas e abdome, entretanto, como a região glútea feminina possui grande percentual dele sendo gordura, o seu tamanho acaba diminuindo drasticamente quando da diminuição do percentual de gordura (embora o aspecto de celulite possa melhorar), em nível maior que ao ganho volumétrico do músculo glúteo máximo, médio e demais, e isso acaba causando um insatisfação ainda maior dessa região, levando muitos colegas nutrólogos a indicarem às pacientes a reposição volumétrica perdida com substâncias preenchedoras, visto que essas pacientes também não teriam a possibilidade de realizar tratamentos com lipoescultra, pela presença de pouca gordura para lipoenxertia. No caso acima, foi associado volumetria intramuscular, com um total de 200 ml de Biossimetric® 30% em cada lado, em duas etapas, associado ao método Goldincision®, melhorando a qualidade geral da pele, reestruturando o colágeno, e implementando a circulação e o metabolismo local.

REFERÊNCIAS

Afonso JPJM et al. Celulite: artigo de revisão. Surg Cosmet Dermatol. v. 2, n. 3, p.214-19, 2010.

Arruda EF et al. Recursos fisioterapêuticos utilizados no tratamento do fibro edema geloide (FEG). Revista Científica da Faculdade de Educação e Meio Ambiente. v. 7, n. 2, p.45-58, 2016.

Atamoros FMP et al. Evidence-based treatment for gynoid lipodystrophy: A review of the recent literature. J Cosmet Dermatol. v. 17, p.977-983, 2018.

Borges FS. Dermato-funcional: modalidades terapêuticas nas disfunções estéticas. 2.ed. São Paulo: Phorte, 2010.

Borges FS, Scorza FA. Terapêutica em estética: conceitos e técnicas. São Paulo: Phorte, 2016.

Bulun SE, Adashi EY. The physiology and pathology of the female reproductive axis. In: WILSON, J.D.; FOSTER, D.W. Williams Textbook of Endocrinology. 11th ed. Philadelphia: WB Saunders Company, 2003.

Chorilli M et al. Avaliação histológica da pele após exposição à gel acrescido de hialuronidase associado ou não a ultra-som. Lat. Am. J. Pharm. v. 26, n. 1, p.26-30, 2007.

Coimbra S et al. Circulating levels of adiponectin, oxidized LDL and Creactive protein in Portuguese patients with psoriasis vulgaris, according to body mass index, severity and duration of the disease. J. Dermatol. Sci. v. 55, n. 3, p.202-204, 2014.

Cruz JCR, Ueno NF, Manzano BM. O estudo científico como base na área da estética: uma contrapartida ao senso comum. Revista Científica da FHO – UNIARARAS. V. 3, n. 2, p.85-93, 2015.

Cunha MG, Cunha ALG, Machado CA. Fisiopatologia da lipodistrofia ginoide. Surg Cosmet Dermatol. v. 7, n. 2, p. 98-103, 2015.

David RB, De Paula RF, Schneider AP. Lipodistrofia ginoide: conceito, etiopatogenia e manejo nutricional. Revista Brasileira Nutrição Clínica v.26, n.3, p.202-206, 2011.

Di Zazzo E et al. Adiponectin as Link Factor between Adipose Tissue and Cancer. International Journal of Molecular Sciences. v. 20, n. 4, p.839, 2019.

Ellervik C. Perspective on cellulite. Dermatology and Dermatologic Diseases. v. 8, n. 6, p.307, 2021.

Emanuele E et al. Adiponectin expression in subcutaneous adipose tissue is reduced in women with cellulite. International Journal of Dermatology. v. 50, p.412-416, 2011.

Fang H & Judd RL. Adiponectin Regulation and Function. Comprehensive Physiology. v. 8, n. 3, p.1.031-1.063, 2018.

Fonseca-Alaniz MH et al. O tecido adiposo como centro regulador do metabolismo. Arq Bras Endocrinol Metab. v. 50, n. 2, p.216-229, 2006.

Friedmann DP, Vick GL, Mishra V. Cellulite: a review with a focus on subcision. Clinical, Cosmetic and Investigational Dermatology. v. 10, p.17-23, 2017.

Frühbeck G et al. Involvement of the leptin-adiponectin axis in inflammation and oxidative stress in the metabolic syndrome. Scientific Reports. v. 7, n. 1, 2017.

Hexsel D et al. A validated photonumeric cellulite severity scale. J Eur Acad Dermatol Venereol. v. 23, n. 5, p.523-8, 2009.

Hexsel D et al. Definition, clinical aspects, classifications, and diagnostic techniques. In: GOLDMAN, M.P. et al. Cellulite pathophysiology and treatment. New York: Taylor & Francis; 2010.

Hexsel D et al. A bipolar radiofrequency, infrared, vacuum and mechanical massage device for treatment of cellulite: a pilot study. J Cosmet Laser Ther. v. 13, n. 6, p.297-302, 2011.

Hexsel D et al. Avaliação dos aspectos psicológicos, psiquiátricos e comportamentais de pacientes com FEG: estudo piloto. Surg Cosmet Dermatol. v. 4, n. 2, p.131-6, 2012.

Hexsel D et al. Noninvasive treatment of cellulite utilizing an expedited treatment protocol with a dual wavelength laser-suction and massage device. J Cosmet Laser Ther. v. 15, n. 2, p.65-9, 2013.

Hexsel D et al. Cellulite: Classification and Scoring. ResearchGate. DOI: 10.1007/978-3-319-26594-0_93-1. Disponível em: https://www.researchgate.net/publication/314921499_Cellulite_Classification_and_Scoring. Acesso em: 17 jul. 2022.

Jesus CBR. Estratégias terapêuticas no manejo do fibro edema gelóide. Journal of Applied Pharmaceutical Sciences. 2020.

Katsiki N et al. Adiponectin, lipids and atherosclerosis. Current Opinion in Lipidology. v. 28, n. 4, p.347-354, 2017.

Kede MPV, Sabatovich O. Dermatologia Estética. 2. ed. Atheneu, 2009.

Kendall B, Esron R. Exercise-induced muscle damage and the potential protective role of estrogen. Sports Med. v. 32, n. 2, p.103-23, 2002.

Kokkinofta R et al. Risk factors of obesity in a cohort of 1001 Cypriot adults: an epidemiological study. Hippokratia, Thessalonike, v. 16, n. 3, p.256-260, 2012.

Leszko M. Cellulite in menopause. Prz Menopauzalny. v.13, n. 5, p.298-304, 2014.

Machado AFP et al. Incidência de fibro edema geloide em mulheres caucasianas jovens. Arq Bras Ciên Saúde. v. 34, n. 2, p.80-86, 2009.

Maeda N et al. Adiponectin, a unique adipocyte-derived factor beyond hormones. Atherosclerosis. v. 292, p.1-9, 2020.

Martinez-Huenchullan SF et al. Skeletal muscle adiponectin induction in obesity and exercise. Metabolism. v. 102, p.154008, 2020.

Mendonça RSC, Rodrigues GBO. As principais alterações dermatológicas em pacientes obesos. ABCD, Arq. Bras. Cir. Dig. v. 24, n. 1, p,68-73, 2011.

Meyer PF et al. Desenvolvimento e aplicação de um protocolo de avaliação fisioterapêutica em pacientes com fibro edema geloide. Fis. em Mov. v. 18, n. 1, p.75-83, 2005.

Moura LRM, Feitosa AORM. Análise dos efeitos do ultrassom terapêutico no fibro edema geloide (celulite). Revista da FAESP. v. 3, n. 4. p.21-29, 2019

Pascolutti R et al. Mapping and engineering the interaction between adiponectin and T-cadherin. Journal of Biological Chemistry. v. 295, n. 9, p.2.749-2.759, 2020.

Rivitti E. Dermatologia de Sampaio e Rivitti. 4. ed. São Paulo: Artes Médicas, 2018.

Sant'Ana EMC, Marqueti RC, Leite VL. Fibro edema geloide (celulite): fisiopatologia e tratamento com endermologia. Fis Esp. v. 1, n. 1, p.30-5, 2007.

Schonvvetter B et al. Longitudinal evaluation of manual lymphatic drainage for the treatment of gynoid lipodystrophy. Anais Brasileiros de Dermatologia. v. 89, n. 5, p.712-18, 2014.

Simpson ER et al. Aromatase - a brief overview. Annu Rev Physiol. v. 64, p.93-127, 2002.

Tassinary J. Raciocínio clínico aplicado à estética corporal. 2018. Disponível em: https://issuu.com/editoraesteticaexperts/docs/cap-2-blog_celulite. Acesso em: 18 ul. 2022.

Thompson Junior EA, Siiteri PK. The involvement of human placental microsomal cytochrome P-450 in aromatization. J Biol Chem. v. 249, n. 17, p.5.373-5.378, 1974.

Tokarska K et al. Cellulite: a cosmetic or systemic issue? Contemporary views on the etiopathogenesis of cellulite. Advances in Dermatology and Allergology v. 35, n. 5, p.442-446, 2018.

Torre-Villalvazo I et al. Adiponectin synthesis and secretion by subcutaneous adipose tissue is impaired during obesity by endoplasmic reticulum stress. Journal of Cellular Biochemistry. v. 119, n. 7, p.5.970-5.984, 2018.

Tortora GJ. Princípios de Anatomia Humana. Guanabara Koogan, 2019.

Yadav A et al. Role of leptin and adiponectin in insulin resistance. Clinica Chimica Acta. v. 417, p.80-84, 2013.

Yanai H, Yoshida H. Beneficial Effects of Adiponectin on Glucose and Lipid Metabolism and Atherosclerotic Progression: Mechanisms and Perspectives. International Journal of Molecular Sciences. v. 20, n. 5, p.1.190, 2019.

Zechner R et al. Adipose triglyceride lipase and the lipolytic catabolism of cellular fat stores. Thematic Review. v. 50, n. 1, p.3-21, 2009.

Zimmermann L. Celulite. Revista Vida Estética. v. 112, p.48-55, 2994.

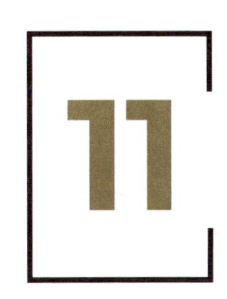

GOLDINCISION®: UMA ABORDAGEM MULTIFATORIAL NO TRATAMENTO DA CELULITE

Dr. Roberto Chacur

INTRODUÇÃO

Goldincision® é uma marca registrada que utiliza métodos consagrados de tratamento, como o descolamento subcutâneo dos septos fibrosos da celulite e o uso de produtos bioestimuladores (produtos particulados) (CHACUR et al., 2019).

   Trata-se não apenas de uma associação de técnicas, mas também aborda a forma de realizá-las: como avaliar o paciente; como fotografar; como preparar a solução anestésica; como infiltrar (uso de microcânulas); qual é o plano de infiltração; como bioestimular; quais são os produtos utilizados; como preparar cada um dos produtos (diluição); qual é a quantidade desejada pela área tratada; quais são os protocolos de aplicação (como infiltrar – com uso de microcânulas) e qual é a sequência para aplicar cada uma das técnicas já utilizadas na medicina (CHACUR *et al.*, 2019).

Não obstante, após a anestesia nas regiões a serem tratadas, e posteriormente à aplicação do produto predeterminado entre o médico e o paciente, temos o descolamento dos septos fibrosos, que será realizado com o paciente em pé, para que o profissional capacitado consiga descolar cada uma das irregularidades de forma precisa. Dessa maneira, é possível visualizar de imediato a correção das irregularidades, o que dificilmente se consegue com o paciente em decúbito (deitado) (CHACUR *et al.*, 2019).

Sendo assim, o modo de realizar cada uma das técnicas já reconhecidas, o protocolo de avaliação e acompanhamento, o intervalo entre as sessões e o uso de técnicas com curativo compressivo, malhas compressivas, cremes para minimizar e acelerar as manchas hipercrômicas, provenientes principalmente do depósito de hemossiderina, segue-se um protocolo a que todos os usuários da marca devem obedecer.

ORIGEM E USO DO TERMO "CELULITE"

Celulite é uma palavra coloquial usada para denominar o depósito de gordura e de tecido fibroso que causa ondulações na pele. No entanto, o sufixo *-ite*, que significa inflamação, é mal utilizado, pois nem sempre há inflamação ou infecção do tecido subcutâneo (MENDONÇA *et al.*, 2009; ATAMOROS *et al.*, 2018; NÜRNBERGER; MÜLLER, 1978).

A palavra *celulite* originou-se na literatura médica francesa há mais de 150 anos. No entanto, a expressão médica correta usada para essa condição é "paniculopatia edematosa fibroesclerótica" ou "lipodistrofia ginoide". Ela é comumente conhecida como uma alteração dermatológica, porém existem diferentes teorias para definir o seu conceito, conforme explicado em capítulos anteriores (ATAMOROS *et al.*, 2018; AFONSO *et al.*, 2010).

FORMAÇÃO

A celulite é muito mais complexa do que um simples acúmulo de gordura. O fator-chave é a presença de estrogênio; por isso ocorre quase que exclusivamente em mulheres pós-púberes e, de fato, está presente em 80 a 95% das mulheres, em áreas nas quais a gordura é mais predominante e onde esse hormônio está presente, como nádegas, coxas e quadris (MENDONÇA *et al.*, 2009; ATAMOROS *et al.*, 2018; AFONSO *et al.*, 2010; EMANUELE; 2013).

Uma das teorias para o aparecimento da celulite refere-se à ocorrência de edema no tecido conjuntivo, o que causa grande acúmulo de água e gera a celulite. Outra hipótese é a compressão dos sistemas venoso e linfático, que altera a microcirculação, resultando na celulite, principalmente pelo fator obesidade. Uma terceira possibilidade é de que esse quadro possa estar associado à diferença de orientação das fibras do tecido conjuntivo, que são perpendiculares nas mulheres e oblíquas nos homens, explicando a maior incidência dessa condição em mulheres (ATAMOROS *et al.*, 2018; TOKARSKA *et al.*, 2018; FRIEDMANN; VICK; MISHRA, 2017).

O aparecimento da celulite também pode ser influenciado pela redução do colágeno, por estresse, sedentarismo, obesidade, hereditariedade, anticoncepcionais hormonais, idade, sexo, gravidez, nutrição, entre outros fatores (MENDONÇA *et al.*, 2009; ATAMOROS *et al.*, 2018; NÜRNBERGER; MÜLLER, 1978; SCHONVVETTER; SOARES; BAGATIN, 2014; NÜRNBERGER, 1981).

Causas da celulite – Teorias

- Nürnberger (1981) e Müller (1978) – Diferente arquitetura na estrutura do subcutâneo entre homens e mulheres, com compartimentos de gordura e fibras transversais com lobos mais retangulares, além de as fibras no tecido feminino serem mais fortes e a gordura comprimida resultar no aspecto de casca de laranja.
- Merlen (1984) e Curri (1986) – Modificações vasculares e na drenagem linfática, correlacionando com as fibroses.
- Gruber (1999) e Draelos (2005) – Correlacionam com a ação do estrogênio e o depósito de glicosaminoglicanos (GAGs) pelos fibroblastos dérmicos. A adiponectina apresenta função metabólica regulatória e sensibilizadora da insulina no fígado e, nos músculos, atua como citocina anti-inflamatória e vasculoprotetora.
- Emanuele *et al.* (2011) – Correlacionaram o nível baixo da adiponectina em pacientes com celulite. A adiponectina apresenta função metabólica regulatória e sensibilizadora da insulina no

fígado, e nos músculos atua como citocina anti-inflamatória e vasculoprotetora.

- Em setembro de 2021, estudo publicado na PRS (WHIPPLE *et al.*, 2021): Foi constatado em exame de ultrassom que em 97,6% dos casos (169 de 173 irregularidades) havia a presença de septo fibroso, e 84,4% deles tinham orientação oblíqua x perpendicular, sendo 90% com origem na fáscia superficial, e 11% eram relacionadas à estrutura vascular, além de ser mais frequente em pessoas obesas ou com sobrepeso.

Todos estavam corretos em suas observações e todas as teorias estão correlacionadas. O aspecto principal está ligado ao septo fibroso.

A celulite é considerada uma doença multifatorial, envolvendo circulação, drenagem linfática deficiente, gordura localizada, flacidez e septos fibrosos. É reconhecida pelas irregularidades sobrejacentes às regiões glútea e da coxa, que podem ser acompanhadas de dor, principalmente nos estágios mais avançados; e também o aumento dos nódulos de gordura resulta nesses estágios. Com esse aumento, sua projeção é contraposta pela força de resistência das trabéculas de suporte conjuntivo. Logo, tratamentos com medicações tópicas e/ou orais não apresentam resultados muito satisfatórios quando utilizados em graus avançados de celulite.

FIGURA 11.1 | Análise com ultrassonografia do septo fibroso confirma que cada septo é único e não segue um padrão de profundidade, nem vetorial. Cabe ao profissional identificar a profundidade e o vetor de cada retração para que consiga, seletivamente, descolar somente o local acometido, o mais profundo e mínimo possível, o que somente ocorre com o paciente em ortostatismo.

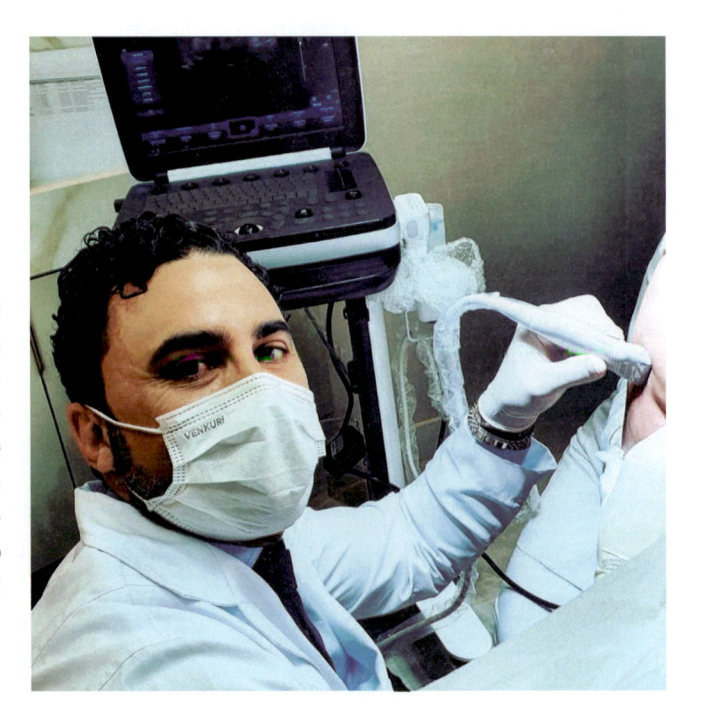

Fonte: acervo do autor.

Por afetar quase todas as mulheres, é uma queixa muito comum em nossos consultórios, e o seu tratamento é um verdadeiro desafio, pois sua origem se deve ao envolvimento do tecido conjuntivo subcutâneo, com causas multifatoriais que comprometem a estrutura do tecido adiposo (ROSSI; VERGNANINI, 2000). A técnica denominada Goldincision® estabeleceu-se no Brasil devido à sua eficácia e segurança.

MÉTODO GOLDINCISION®

Como nem todos os diferentes tratamentos para celulite têm eficácia comprovada, com o método Goldincision® procuramos padronizar técnicas reconhecidas de forma minimamente invasiva, com o paciente acordado, com segurança e com resultados eficazes. O primeiro passo é a anestesia local, seguida pela bioestimulação com produtos particulados, que auxiliam no tratamento do neocolágeno e na melhora da circulação, uma das causas da celulite (CHACUR *et al.*, 2019).

A técnica padronizada denominada Goldincision® apresenta protocolo próprio de avaliação, marcação de celulite, anestesia local e bioestimulação de colágeno (antes do descolamento), cujo objetivo é estimular a qualidade geral da pele em toda a região e não pontualmente na celulite. Esse procedimento é realizado com uma microcânula romba de 10 cm x 18 G e distribuída por toda a região, sempre com uma cânula móvel semelhante à da lipoaspiração, até o momento com o paciente deitado (CHACUR *et al.*, 2019).

ANESTESIA LOCAL

A anestesia local é realizada com lidocaína 2% com vaso, diluída na proporção 1:1, calculando e respeitando sempre o máximo permitido por kg, para segurança total do procedimento. A anestesia é realizada com o paciente em decúbito, com um pertuito lateralmente à direita de cada septo fibroso (para destro) e preferencialmente à esquerda para canhotos. O descolamento seletivo de cada septo é realizado de baixo para cima em cada ponto.

Aspectos observados na anestesia:

- Com o paciente em decúbito – após a marcação e pertuito de entrada (1 pertuito por septo) –, a anestesia é realizada apenas nas regiões a serem descoladas – cânula 10 cm x 1 mm.
- Lidocaína 2% com vaso 1: 100.000:
  - a lidocaína tem toxicidade baixa em relação aos demais anestésicos. Ela apresenta uma ação rápida, iniciada entre 3 e 5 minutos de duração média de 1 hora em polpa e de 3 a 5 horas em tecidos moles. Dose máxima: 7 mg/kg em pacientes adultos.
- Metabolismo hepático.
- Manter cuidados especiais com idosos, pois são mais sensíveis ao vasoconstritor.
- Superdosagem de anestésico: sonolência, perda de consciência e até mesmo parada respiratória.

No Quadro 11.1 tem-se o cálculo realizado para uma paciente com 60 kg, em que podemos utilizar com segurança 21 ml de anestésico lidocaína 2% com vasopressor. Em outras palavras, podemos preparar 42 ml de solução total, conforme descrito no método, diluindo 1:1 em soro fisiológico.

Após a marcação em ortostatismo, com o paciente deitado (em decúbito), realizamos o botão anestésico em cada septo a ser tratado e a infil-

TABELA 11.1 | Cálculo da anestesia quanto à toxicicidade – máximo permitido

Doses máximas recomendadas (DMR) de anestésicos locais			
Fármaco	Formulação	DMR pelo fabricante	mg/kg (mg/lb)
Articaína	4% com adrenalina	NA	7,0 (3,2)
Lidocaína	Pura	300	4,4 (2,0)
Lidocaína	Adrenalina 1:100.000	500	7,0 (3,2)
Lidocaína	Adrenalina 1:50.000	500	7,0 (3,2)
Mepivacaína	Pura	400	6,6 (3,0)
Mepivacaína	Com levonordefrina	400	6,6 (3,0)
Prilocaína	Pura	600	8,0 (3,6)
Prilocaína	Com adrenalina	600	8,0 (3,6)
Bupivacaína	Com adrenalina	90	–

QUADRO 11.1 | Exemplo calculado

Lidocaína 2% com vaso 1 ml = 20 mg
60 kg = 7 mg (dose máx.) × 60 = 420

1 ml	20 mg
X ml	420 mg

- X = **21 ml** dose máxima em uma paciente com 60 kg
- Se anestésico sem vaso, dose máxima = 264 mg = **13,2 ml**
- Os vasoconstritores estão contraindicados em pacientes com *angina pectoris* instável, infarto do miocárdio recente (até 6 meses), acidente vascular cerebral recente, cirurgia de revascularização miocárdica recente, arritmias refratárias, insuficiência cardíaca congestiva intratável ou não controlada, hipertireoidismo, etc.

tração é feita com microcânula atraumática (ponta romba), 10 cm por 1 mm (a mesma que utilizaremos para bioestimular a região). O anestésico deverá ser espalhado apenas onde ocorrerá o descolamento septal, sempre deixando uma reserva (5 ml) de solução, para que possamos utilizar em algum ponto de maior desconforto no decorrer do descolamento.

O descolamento de septo deve ser realizado com o paciente em pé, o que permitirá um resultado mais preciso, descolando o mais profundo e o mais seletivamente possível apenas o septo, e não a região como um todo. Essa questão será discutida mais adiante.

BIOESTIMULAÇÃO: LIPOESTIMULAÇÃO

Em um procedimento de lipoaspiração, a gordura é retirada de forma simétrica e bem distribuída, para evitar o risco de irregularidades subdérmicas. Já na lipoestimulação, implantamos produtos particulados

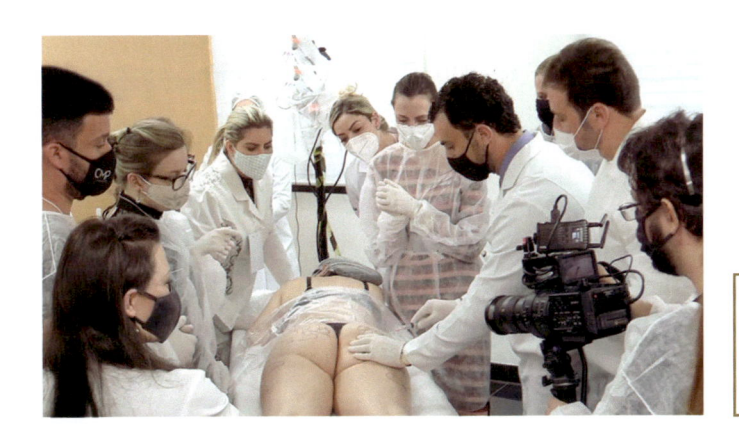

FIGURA 11.2 | Demonstração de como realizar a anestesia.
Fonte: acervo do autor.

com objetivo não volumizador, mas como estimulador de neocolagênese, conforme já discutido.

Essa técnica pode ser realizada com anestesia local e com microcânulas, sem cortes, pontos ou cicatrizes. Costumamos usar uma microcânula de 10 cm de comprimento para minimizar a necessidade de mais orifícios, atuando geralmente mediante um único orifício de 0,7 a 0,9 mm, na região glútea central. Assim, conseguimos bioestimular toda a região. Primeiramente, injetamos a anestesia e depois o produto; é adequado injetar em cada nádega cerca de 30 ml de produto particulado (nunca géis como Aqualift ou ácido hialurônico). Sabemos que um produto a 20%, seja polimetilmetacrilato ou hidroxiapatita de cálcio, ou mesmo ácido polilático (desde que tenha 40 mícrons de diâmetro), é suficiente para estimular aproximadamente 80% do tecido autólogo do paciente (4 vezes mais que seu próprio volume); esse é um tecido conjuntivo rico em colágeno (um tecido sólido). Por isso, não podemos deixar o produto acumular-se no plano superficial, pelo risco de formação de nódulos, tornando-se palpável ou mesmo visível (LEMPERLE; MORHENN; CHARRIER, 2003; LEMPERLE et al., 2010).

Por fim, assim como na lipoaspiração, o movimento é o mesmo: só podemos injetar o produto com a cânula em movimento; se aspirarmos irregularmente, a lipo será irregular; se lipoestimularmos irregularmente, o produto pode ficar desigual.

PRODUTOS BIOESTIMULADORES

O PMMA (polimetilmetacrilato – Biossimetric®), a hidroxiapatita de cálcio (Radiesse®) e a policaprolactona (Ellansé®) são biopolímeros utilizados como preenchedores apresentados na forma de microesferas, com diâmetros entre 40 micrômetros, misturados em um veículo de suspensão, como carboximetilcelulose ou hidroximetilcelulose. Visando à volumetria, ambos os fabricantes apresentam seus produtos em concentrações de 30%, em que teremos cerca de 9 milhões de partículas por ml de produto, que são responsáveis por uma reação tecidual de aproximadamente 70%, objetivando manter o volume implantado na região tratada, onde o veículo é substituído por tecido do próprio paciente, conforme o gráfico apresentado na Figura 11.3.

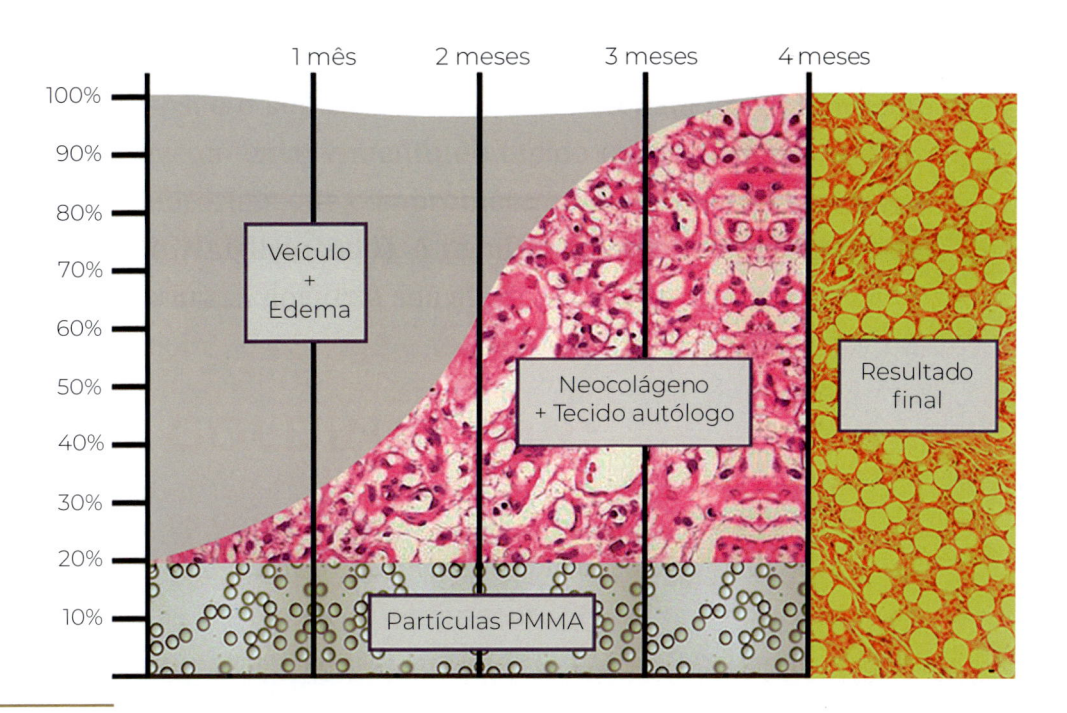

FIGURA 11.3 | Esquema gráfico com a parte veicular sendo substituída por tecido. Resultado dos produtos particulados é tecidual e não gel, como ácido hialurônico, hidrogéis, como Aqualift, Remake e silicone líquido (utilizado clandestinamente), e, portanto, produtos particulados, cujo resultado é sólido; não migram, principalmente após alguns dias.
Fonte: acervo do autor.

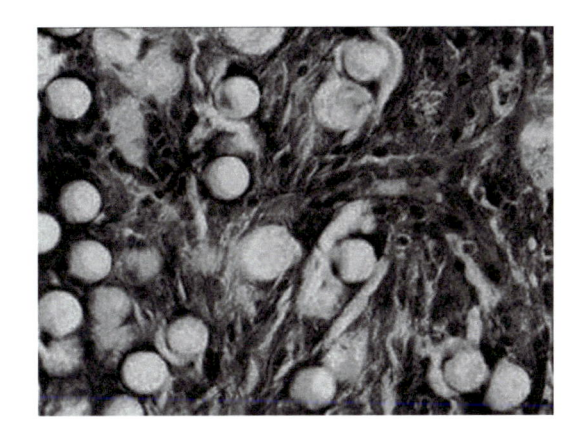

FIGURA 11.4 | Partículas de PMMA (polimetilmetacrilato) envoltas por tecido conjuntivo – 10 anos de evolução.
Fonte: Lemperle (2010).

Os bioestimuladores atuam com a absorção apenas do veículo e com a bioestimulação tecidual ao redor das partículas, como no ácido poli-L-láctico (Sculptra®), na hidroxiapatita de cálcio (Radiesse®), na policaprolactona (Ellansé®) e no polimetilmetacrilato (Biossimetric®). Esses são os principais produtos com ação bioestimuladora utilizados no Brasil. Com exceção do poli-L-láctico, que historicamente foi utilizado como bioestimulador, os outros produtos foram inicialmente utilizados como volumerizadores a uma concentração de 30%. Entretanto, eles também podem ser usados como bioestimuladores quando aplicados em pequenas quantidades e distribuídos uniformemente no plano subdérmico. Isso ocorre devido às suas propriedades de estimular a neocolagênese por meio de uma resposta inflamatória controlada.

Cada um desses produtos requer um tempo para absorção e diluição, o qual varia. Dependendo do produto, o profissional precisa preparar uma solução mais diluída, visando a uma distribuição mais uniforme em toda a área tratada.

O Scuptra® foi lançado no mercado mundial como um preenchedor em 1999 e foi aprovado pelo Federal Drug Administration (FDA) – órgão regulador dos EUA – em 2004 para tratar lipoarofia em pessoas com HIV. Além disso, tem duração de aproximadamente 1,5 ano.

O Scuptra® é o protótipo do ácido-poli-L-láctico. Já existe outro no mercado, chamado Rennova Elleva, que vem em pó dentro de um recipiente associado a manitol e carboximetilcelulose. Antigamente, indicava-se diluir essa substância com 48 horas de antecedência, mas, recentemente, viu-se que não era mais necessário. A diluição para a realização no método Goldincision® faz-se unicamente com a água de injeção, ou, mais precisamente, com a realização de uma solução com 9 ml, que será aspirada em 3 seringas de 3 ml, para melhor precisão e distribuição do produto na região a ser tratada. Isso porque desejamos que todo anestésico disponível calculado pelo peso da paciente seja infiltrado no local dos septos fibrosos. Mais adiante, abordaremos os aspectos gerais dos produtos bioestimuladores.

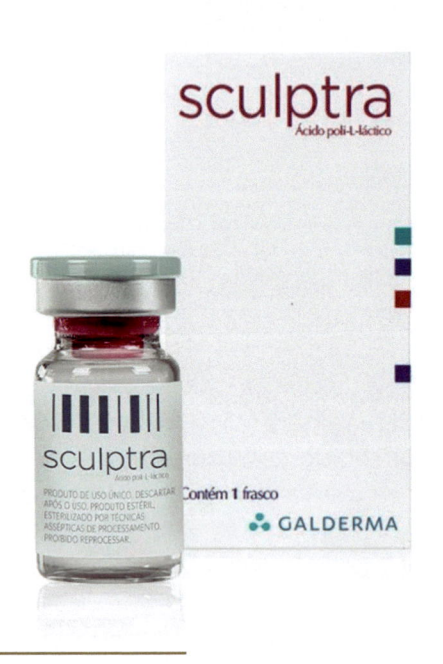

FIGURA 11.5 | Protótipo dos boestimuladores, o primeiro a ser utilizado e recomendado em bula como bioestimulador tecidual, lançado no mundo em 1999, sendo aprovado pela FDA e pela ANVISA em 2004.

Como bioestimulador, o Radiesse® é diluído 1:1 em água para injeção ou em soro fisiológico, transformando uma concentração de 30 para 15%, para melhor distribuição. Da mesma forma que os demais bioestimuladores, optamos por concentrar o máximo de anestesia possível nas áreas dos septos fibrosos, visto que a distribuição do produto de forma subdérmica com microcânula e a solução com ou sem anestesia não variam significativamente, fazendo com que concentremos todo o possível para maior conforto do paciente no momento do descolamento das aderências (parte final e principal do procedimento).

Segundo o fabricante, a biorreabsorção total das micropartículas de PCL é definida por duas fases previsíveis e controladas. A previsibilidade dessas fases define a segurança e o desempenho da Família Ellansé®. Ao contrário de alguns outros preenchedores dérmicos, que começam a biorreabsorver desde o primeiro dia após a injeção, o Ellansé® cria um desempenho imediato e sustentado, devido ao padrão de biorreabsorção exclusivo das microesferas PCL, em que a massa e o volume iniciais destas permanecem intactos durante a primeira fase. Eventualmente, após vários meses ou anos, dependendo da opção de longevidade escolhida de Ellansé®, o volume e a massa dos preenchedores começam a diminuir, depois de alcançar o efeito desejado.

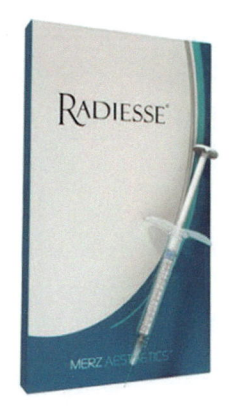

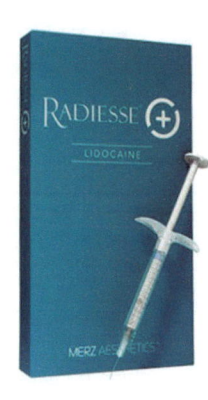

FIGURA 11.6 | Produzido pela Merz Aesthetics, é aprovado pela FDA desde 2006 como implante subdérmico para a correção de rugas moderadas a severas e sinais de lipoatrofia (perda de gordura).

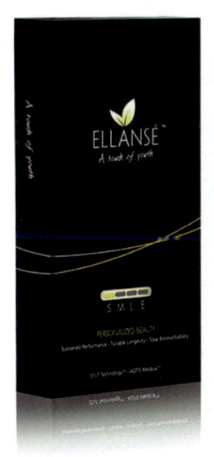

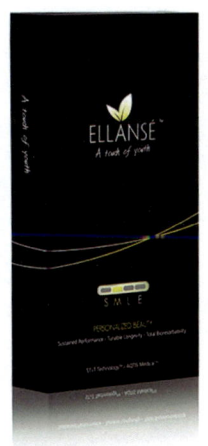

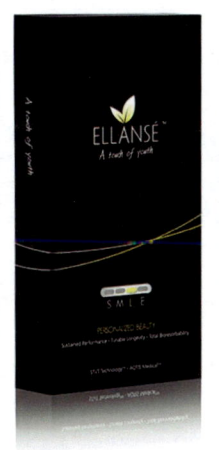

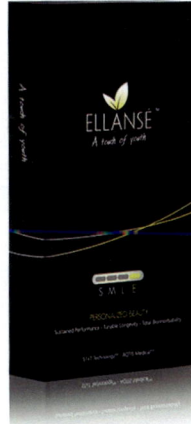

FIGURA 11.7 | Composto à base de partículas de policaprolactona com 40 micras em carboximetilcelulose, fabricado pela AQTIS, em Utrecht, na Holanda

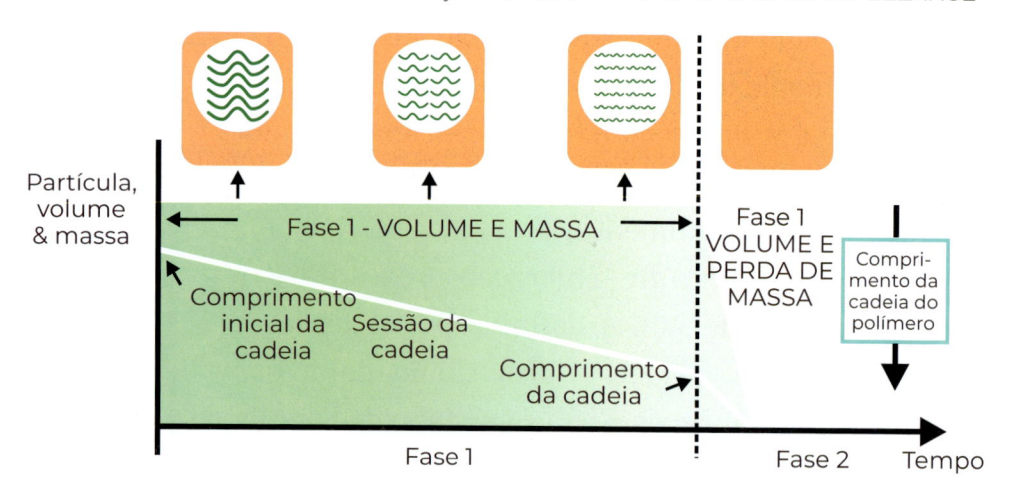

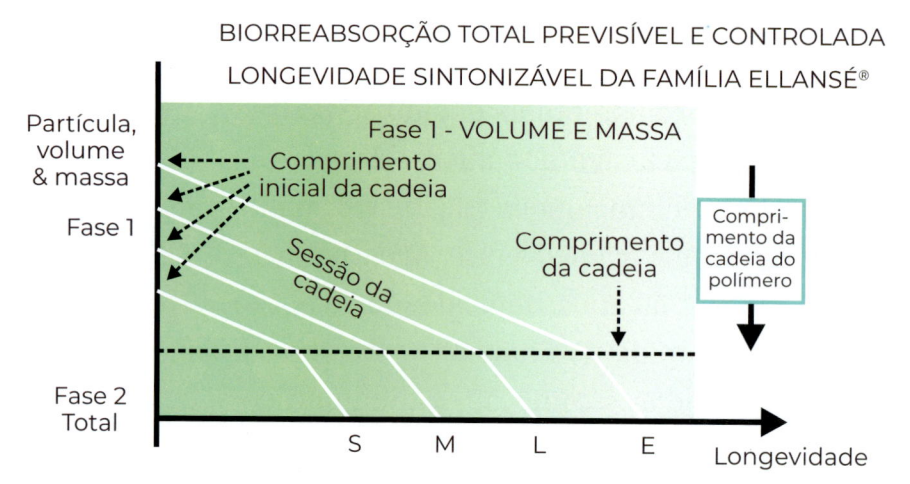

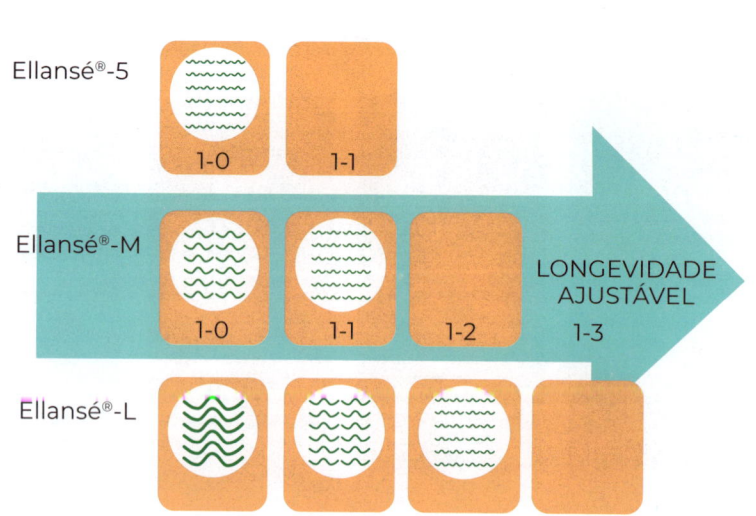

FIGURA 11.8 | Mecanismo de ação.
Fonte: acervo do autor.

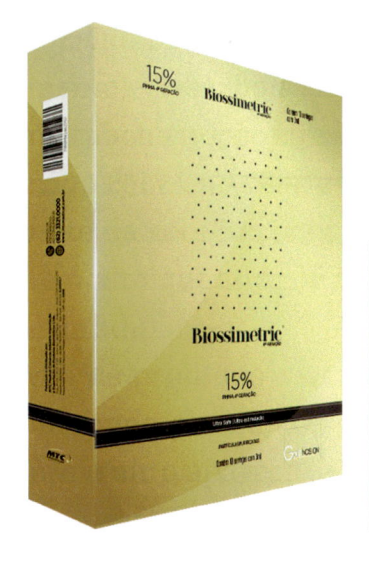

FIGURA 11.9 | Biossimetric®: preenchedor "definitivo" e bioestimulador de colágeno de longa duração à base de PMMA, aprovado pela ANVISA desde 2009. Biossimetric® é comercializado em caixas lacradas com 10 seringas de 1 ml cada, com exceção da versão 15% e 30%, que também está disponível em seringas de 3 ml. Já foram utilizados mais de 5 milhões de mililitros desse produto apenas no Brasil.

A partícula do PMMA sofreu modificações ao longo desses 30 anos. A sua primeira geração, conhecida como Arteplast, era formada por microesferas de superfície irregular e de tamanhos variados, as quais favoreciam a principal complicação, a ocorrência de granulomas, com um índice de 2,5%. Em 1994, os laboratórios começaram a produzir esferas mais lisas e com tamanhos regulares, entre 30 e 50 micras, sendo então a segunda geração. Com partículas maiores do que 30 micras, foi possível reduzir o índice de granuloma para menos de 0,01%, enquanto o limite de 50 micras evitava perdas na reação tecidual e estimulação de colágeno.

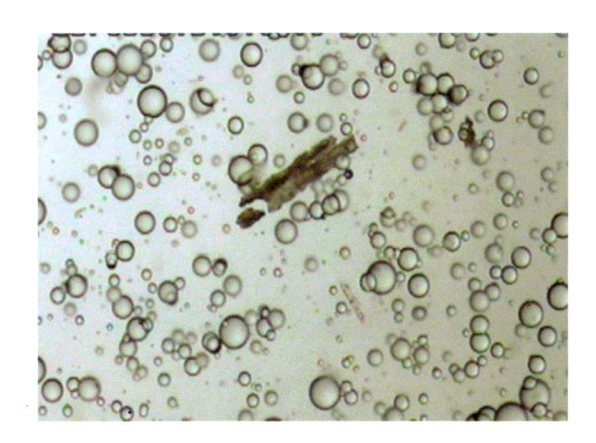

FIGURA 11.10 | Antigo Metacril, microscopia pelo Dr. Chacur. Produto antes de ser purificado por granulometria irregular – risco aumentado de granuloma.
Fonte: acervo do autor.

FIGURA 11.11 | Artecoll (1994). Diferentes tamanhos de microesferas com impurezas.
Fonte: acervo do autor.

Em 2006, o preenchedor foi liberado pela agência de saúde norte-americana (FDA), em função da purificação do PMMA e do lançamento da terceira geração, que trouxe menores chances de infecção, de alergia e de granuloma. Em 2007, a Anvisa proibiu a fabricação de PMMA por farmácias de manipulação e passou a aplicar um rígido controle de qualidade para liberar a produção e a comercialização do produto no Brasil apenas por indústrias.

Atualmente, o PMMA está em sua quarta geração, o que significa um produto livre de impurezas, com microesferas de tamanho regular e superfície nanotexturizada, fatores que reduzem consideravelmente o risco de granuloma, infecção, alergia e rejeição, e aumentam a fixação e o estímulo à produção de colágeno, conforme estudos preliminares divulgados por Lemperle em 2019.

Formulado em concentrações de 5%, 10%, 15% e 30%, assim como na diluição do Radiesse®, inicialmente 30% diluído 1:1, o Biossimetric® já foi produzido especificamente nessa concentração para não apenas facilitar a vida do profissional atuante, mas também pela segurança de

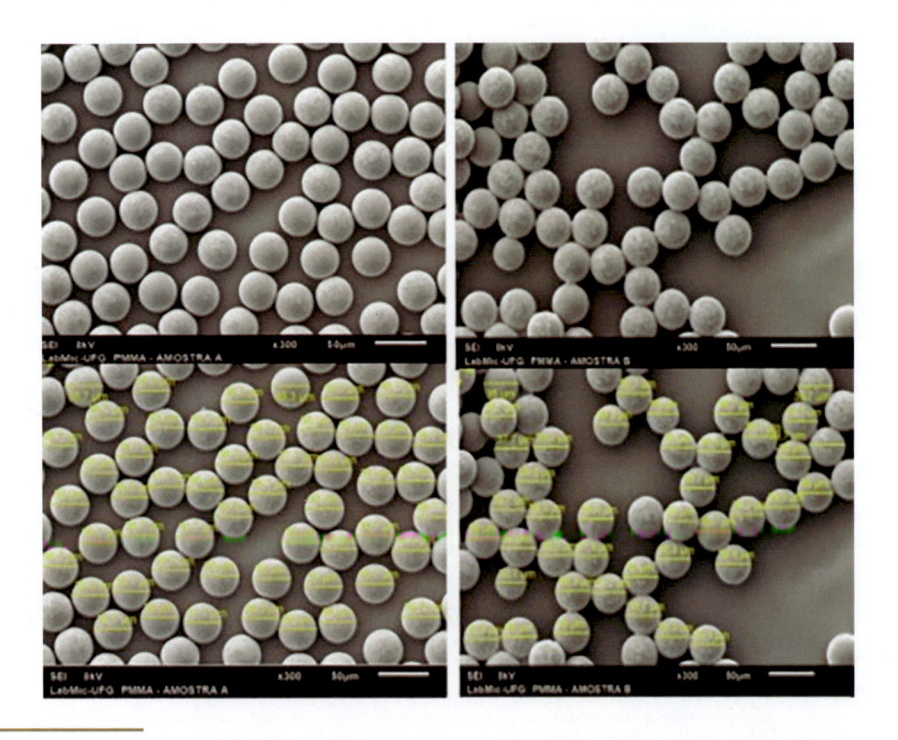

FIGURA 11.12 | PMMA de terceira geração – Após o peneiramento e lavagens múltiplas, as microesferas têm diâmetro entre 30-42 mm e uma superfície lisa.
Fonte: acervo do autor.

ser um produto industrializado com esse objetivo. A mistura em consultório sempre oferece maior risco de contaminação e uma precipitação diferente, não permitindo homogeneidade na solução, com possível precipitação de produto no frasco ou na seringa, podendo não promover distribuição igualitária na região a ser tratada.

O Biossimetric® com concentração de 15% é o produto de escolha e homologado pelo método Goldincision®.

ASPECTOS GERAIS SOBRE OS PREENCHEDORES
(Exceto ácido polilático) quando o objetivo é volume

Assim como os demais preenchedores que objetivam volume, queremos que cada produto tenha um volume final semelhante ao implantado, ou seja, que cada mililitro implantado me proporcione 1 ml de ganho final em volume, para que possamos modelar o nosso paciente com uma forma precisa e com um resultado previsível. Não desejamos implantar 1 ml que aumente de volume transformando-se em 3 ml, nem implantar 3 ml que possam reduzir para 1 ml, pois não teríamos resultado previsível.

Sendo assim, implantando volume na mesma região de pacientes idênticos, terei um aspecto volumétrico muito parecido, seja aplicando ácido hialurônico, seja utilizando alguns outros hidrogéis, como Radiesse® em sua concentração original de 30%; Biossimetric®, em sua concentração original de 30%; ou até Ellansé® em sua concentração original de 30%. A exceção é o Sculptra®, para o qual convencionamos a diluição maior e seu uso como bioestimulador, não para ganho volumétrico e alteração de proporção, facial ou corporal.

Considerando que esses produtos têm um mesmo poder volumerizador, o aspecto (formato) final de cada rosto, por exemplo, será exatamente igual. Assim, dependerá única e exclusivamente do trabalho do artista (profissional injetor) a capacidade de transformar, restabelecer volumes e trabalhar com projeção, luz e sombra.

Teremos cada produto com as suas peculiaridades, durabilidade, consistência, elasticidade e sua reologia, mas o aspecto visual será o mesmo.

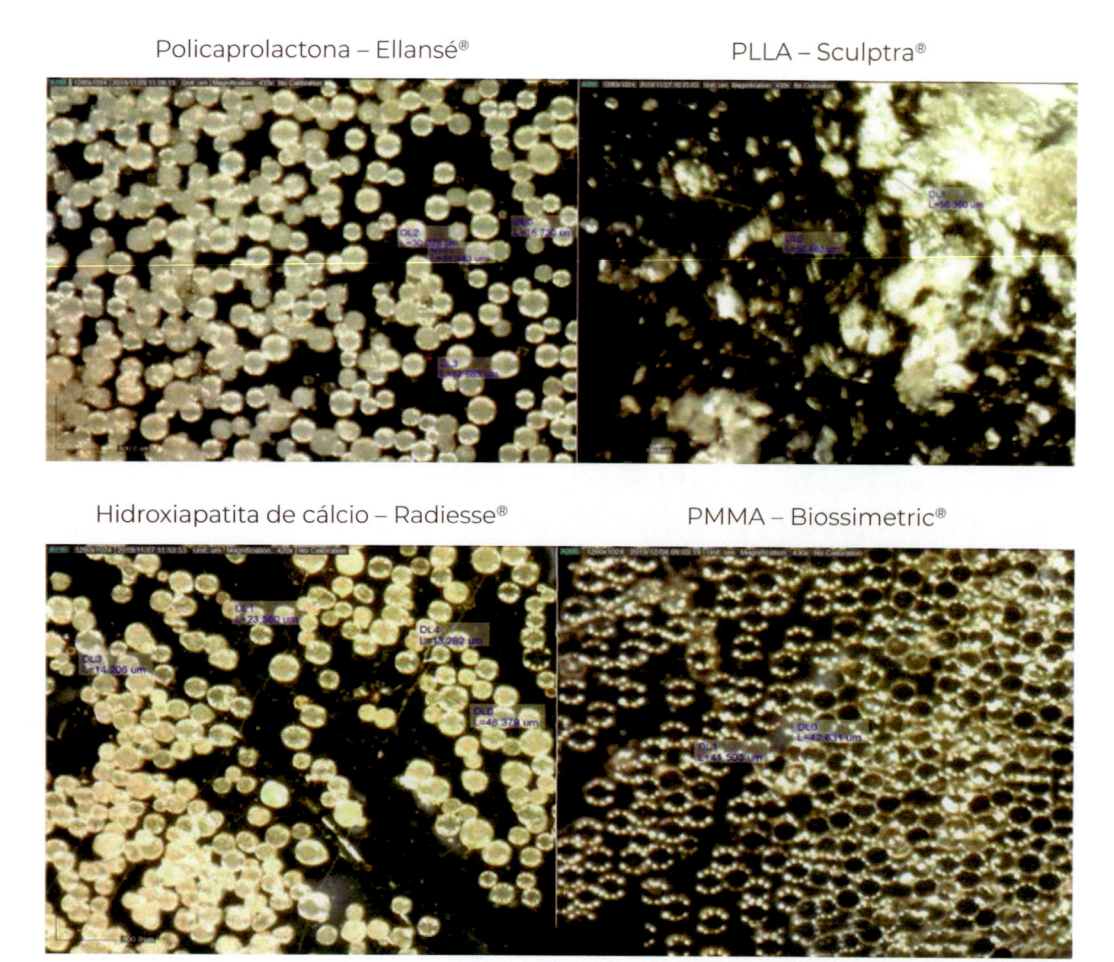

FIGURA 11.13 | Microscopia que realizamos com frequência dos principais produtos particulados disponíveis no mercado e utilizados no método Goldincision®, como: policaprolactona (Ellansé®), hidroxiapatita de cálcio (Radiesse®), ácido polilático (Sculptra®) e PMMA (Biossimetric®).

Fonte: acervo do autor.

FIGURA 11.14 | Ácido hialurônico e hidroxiapatita de cálcio (HarmonyCa®). Um produto que inicialmente tem um comportamento gel líquido, como o ácido hialurônico, e que, conforme absorção do gel (veículo à base de ácido hialurônico reticulado), terá comportamento tecidual de acordo com os demais produtos.

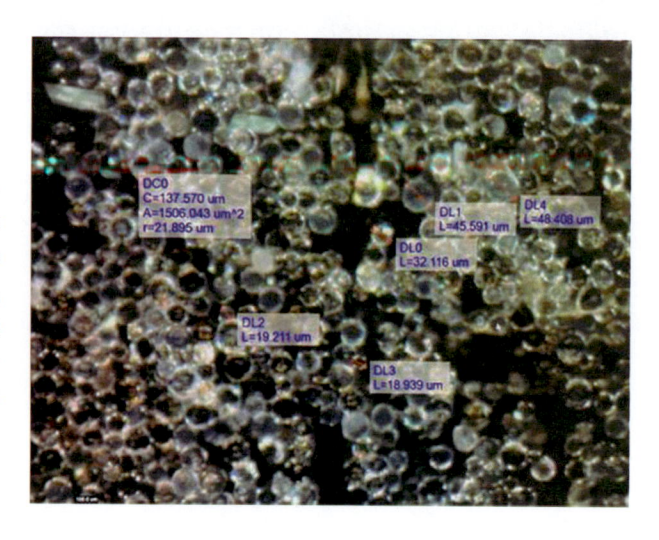

Fonte: acervo do autor.

Quando falamos em produtos particulados, falamos em preenchimentos vivos, pois existe uma reação tecidual local, com aumento do seu metabolismo, ocorrendo neovascularização e estímulo tecidual com um novo colágeno. Sim, estamos atuando exatamente de forma oposta à gênese da celulite. Sabemos que pacientes acometidos por esse problema têm alta quantidade de estrogênio, com diminuição da circulação local e da adiponectina, o que leva a menor metabolismo local. Com a infiltração de produtos particulados, atuaremos na gênese desse quadro, melhorando a condição geral da pele e as celulites de baixo grau, além de prevenir o aparecimento de novas.

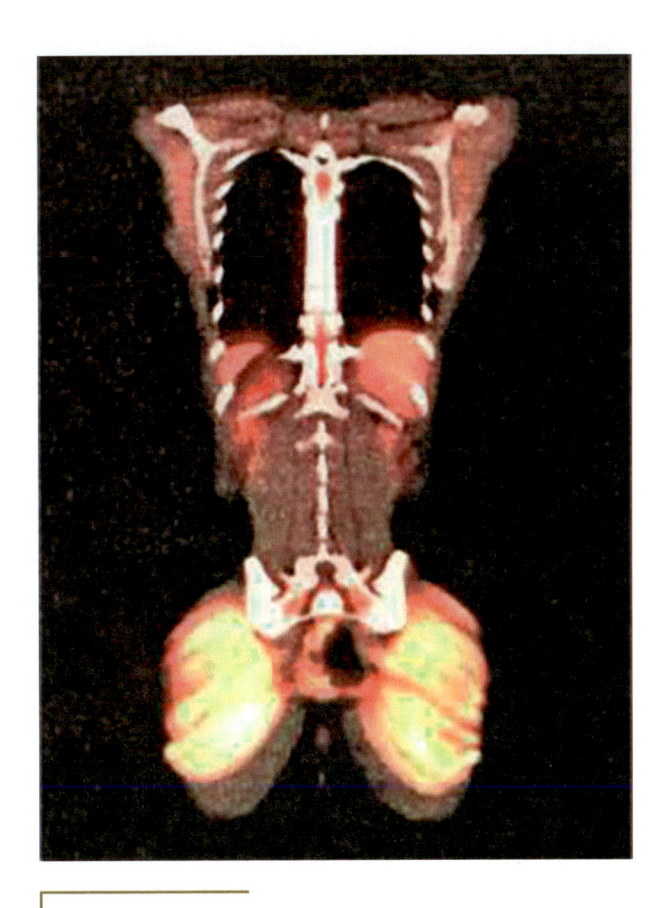

FIGURA 11.15 | Captação aumentada em paciente com preenchedor particulado, demonstrando o aumento da atividade metabólica local. O mesmo acontece em qualquer produto particulado com reação tecidual.
Fonte: acervo do autor.

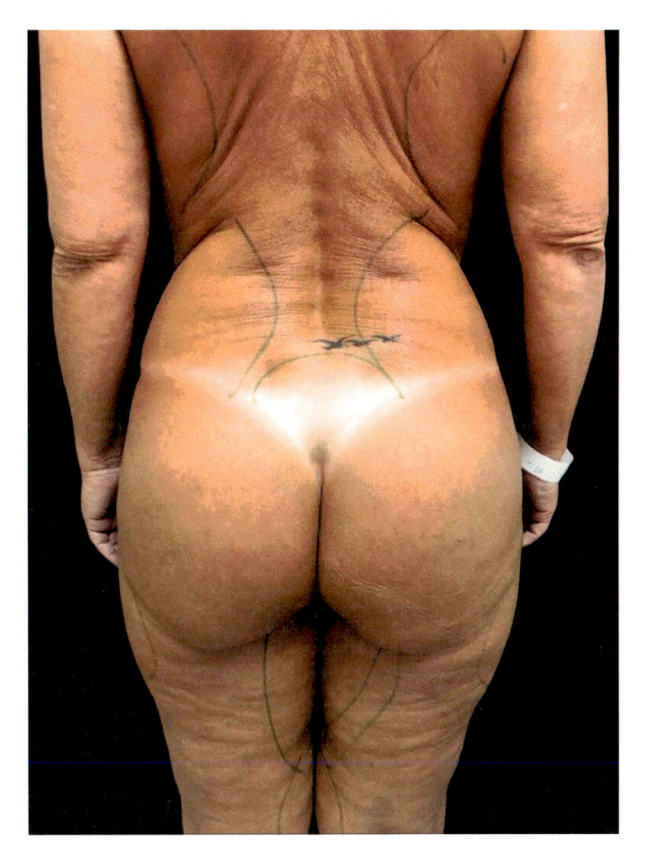

FIGURA 11.16 | Efeito em longo prazo do PMMA em região glútea, demonstrando a disparidade frente à área não tratada. Paciente com 64 anos depois de ter realizado bioplastia de glúteo há 13 anos.
Fonte: acervo do autor.

O *pet scan* é realizado por meio da administração de um traçador, que normalmente é a glicose marcada com uma substância radioativa, sem danos à saúde e com a possibilidade de visualizar as regiões com o aumento do metabolismo local.

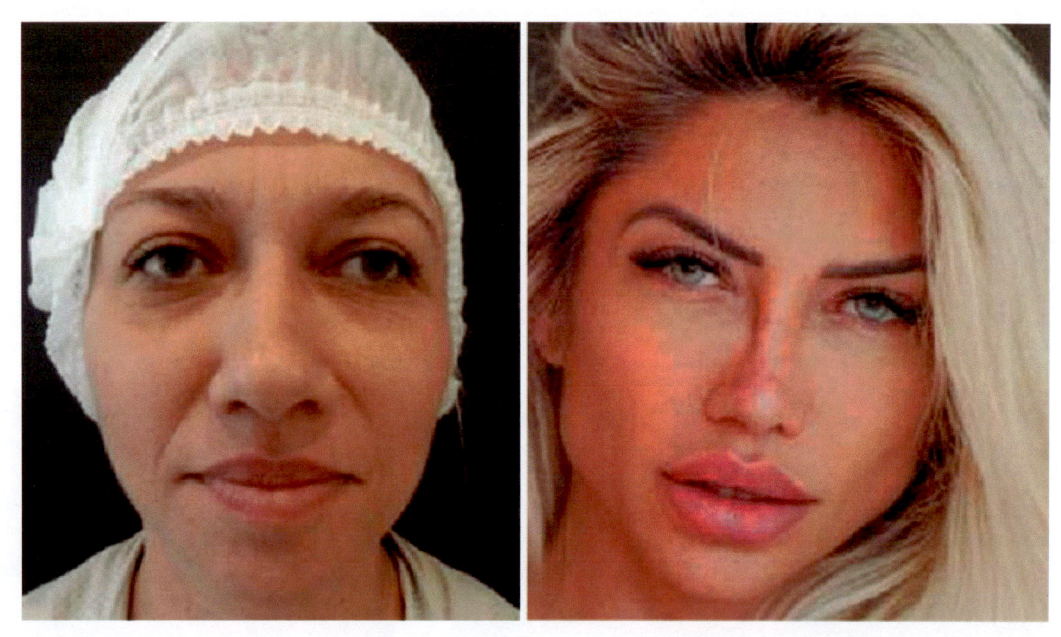

2012 - 40 anos   2022 - 50 anos

FIGURA 11.17 | Preenchimento panfacial com PMMA, rinoplastia, AH lábios e toxina botulínica (sem *lasers*!) realizado há 10 anos. Note a melhora não apenas na harmonização facial e na atrioatividade, mas também na qualidade da pele.
Fonte: acervo do autor.

Nota-se na paciente acima a manutenção não somente volumétrica, mas também na bioestimulação de colágeno ao longo de 10 anos. Com exceção dos lábios, da toxina e da rinoplastia, todo o restante foi feito com PMMA. A paciente não realizou *lasers*. Observa-se melhora da pele, mesmo 10 anos após o início do tratamento apenas com PMMA.

A paciente associou em um mesmo momento bioestímulo facial total (em todo o subdérmico com PMMA 10%, com ênfase em bioestímulo), para a melhora da pele, e não um ganho volumétrico; em nível intramuscular ou justa ósseo, o PMMA em mento e mandíbula a 30%, malar e olheiras a 10%.

Importante relembrar que quando objetivamos volumerizar, principalmente em se tratando de produtos de longa duração, este deve ficar

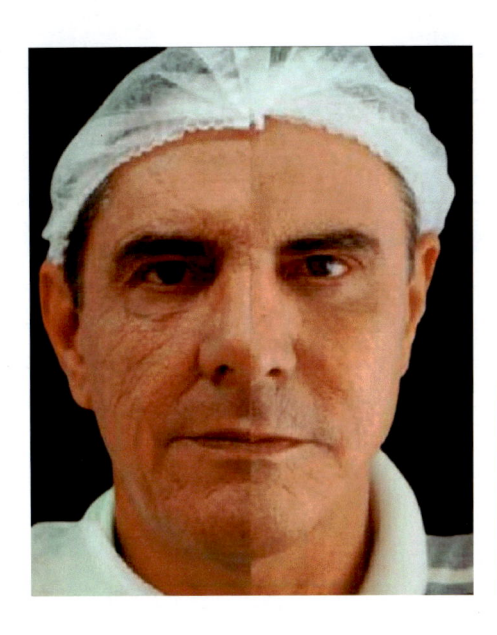

FIGURA 11.18 | Paciente com hemiface antes e após o procedimento de preenchimento global da face com PMMA e *laser* CO_2.
Fonte: acervo do autor.

no músculo, sustentando, e não na pele, pesando. Nesta, colocamos produtos mais diluídos e bem distribuídos, repondo o volume perdido e com consistência melhor.

É frequente escutarmos que, após a aplicação do PMMA, o paciente não poderá realizar qualquer outro tipo de procedimento no local em que ele apresente o produto. Não existe, até o momento, nenhum aparelho ou tecnologia que altere o PMMA implantado. Já utilizamos diretamente na partícula *laser* de *yag* do *laser*-lipo; *laser yag* pulso curto (lesão pigmentar e *tatoo*), além de ultrassom microfocado, com microscopia antes e depois da realização dos aparelhos, mostrando as partículas inalteradas.

Conforme o laudo da Figura 11.19, esse biopolímero é muito resistente ao calor.

Na análise termogravimétrica (TGA) apresentada na Figura 11.20, o primeiro evento térmico mínimo ocorreu na amostra quando a temperatura era de 135°C, sendo que apenas acima de 250°C ocorrem alterações relevantes; hoje até mesmo *lasers* invasivos, como os *laser*-lipo, chegam a temperaturas de 70°C. Um exemplo é que, no *laser* Bodytite, na fibra mais profunda, tem-se entre 70 e 80°C sobre a pele e 85°C com o aparelho Renuvion (tecnologia jato de plasma de hélio). Assim, confirmando a experiência realizada por mim, encaminhando o pó do PMMA (partículas) a colegas que realizam o *laser*-lipo diretamente sobre elas e realizando microscopia antes e depois, sem alteração nenhuma na identidade do produto.

RELATÓRIO ENSAIO N.º 240/21

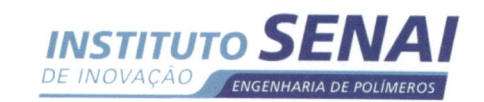

INSTITUTO SENAI
DE INOVAÇÃO — ENGENHARIA DE POLÍMEROS

Sample: OS 240/21 PMMA MP018/20
Size: 11.4560 mg
Method: ASTM E1131:2020
Comment: 10°C/min, cadinho platina, Forno EGA

TGA

File: E:\OS24021 PMMA MP01820.001
Operator: Jéssica
Run Date: 05-Feb-2021 15:35
Instrument: TGA Q500 V20.13 Build 39

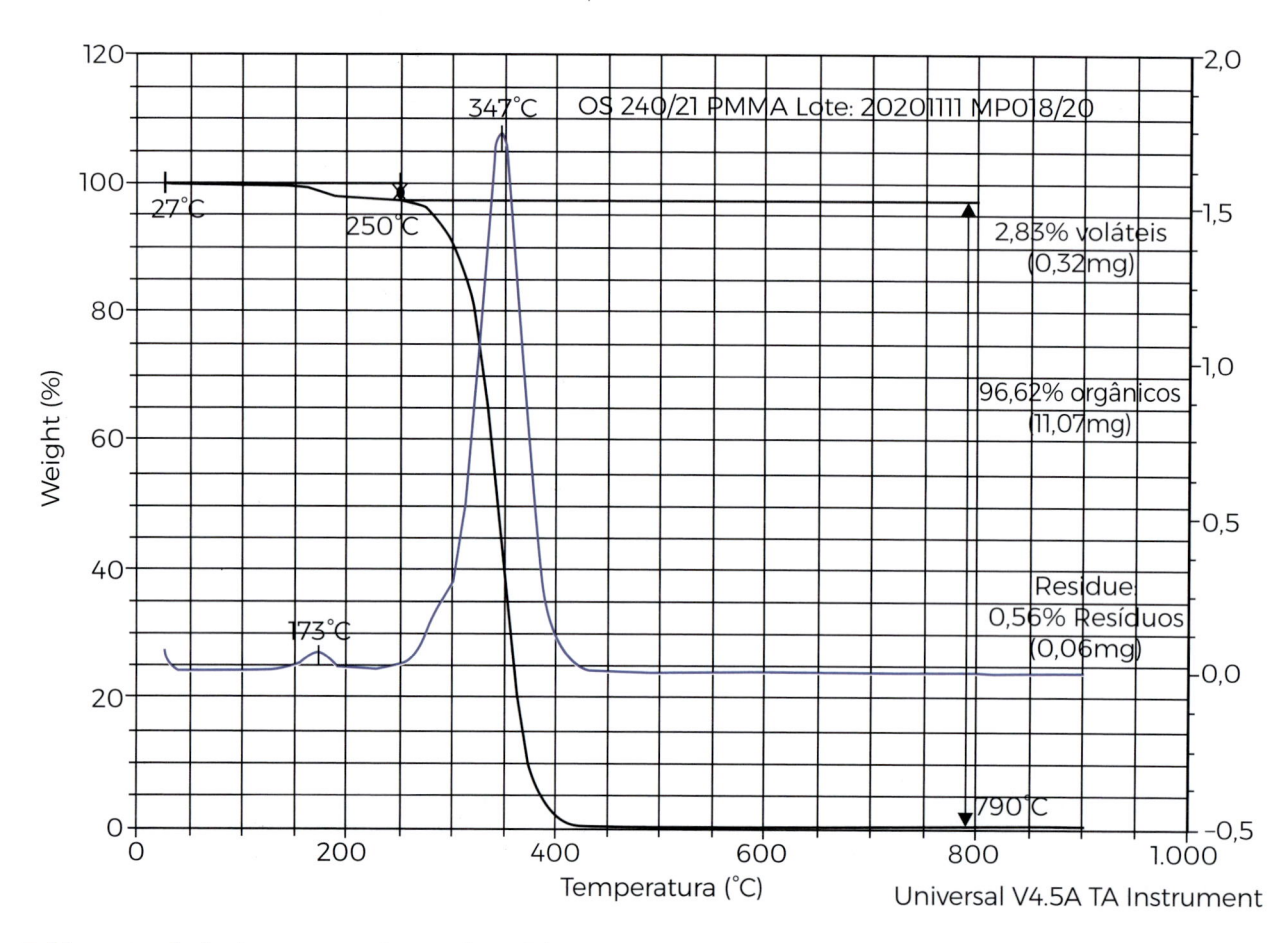

Diferencial de varredura (DSC):

Análise termogravimétrica (TGA):

(1) Perda de massa de 27°C até 250°C	2,8%
(2) Perda de massa de 250°C até 790°C	96,6%
(3) Resíduos a 790°C	0,6%

(1) Relacionado à perda de massa de materiais voláteis tais como umidade, plastificantes, estabilizantes e outros aditivos.
(2) Relacionado à perda de massa de material orgânico, principalmente do polímero.
(3) Relacionado ao material inorgânico, tais como óxidos metálicos e cargas inorgânicas.

FIGURA 11.19 | Curva de termogravimétrica da amostra.

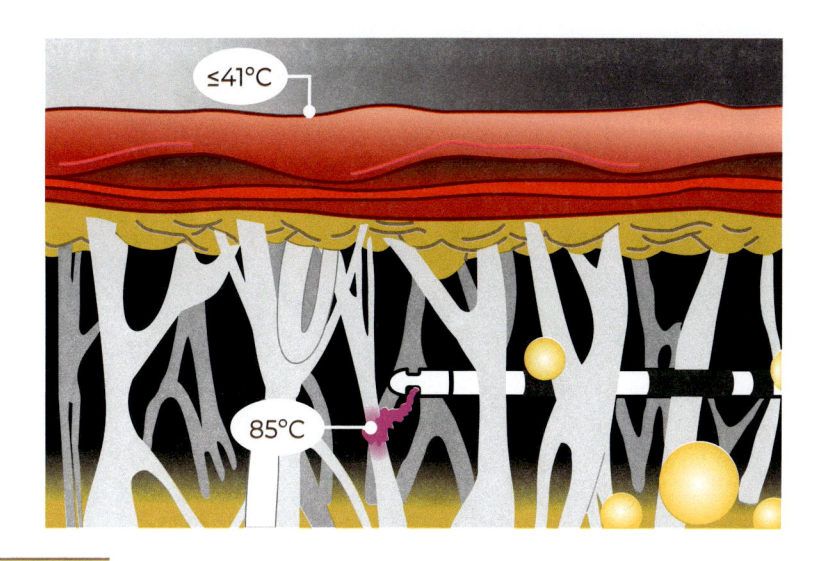

FIGURA 11.20 | Ilustração destacando o aquecimento da rede fibrosseptal até o ponto de contração instantânea (85°C), mantendo a temperatura da pele segura (≤41°C).
Fonte: acervo do autor.

SUBCISION™

O termo *subcision* foi criado pelos autores David e Norman Orentreich com a contração das palavras *subcutaneous* e *incisionless*. Eles registraram o termo nos Estados Unidos em 1994 e publicaram um artigo científico na *Dermatol Surg* em 1995 (ORENTREICH; ORENTREICH, 1995).

Os autores, já na ocasião, citavam técnicas semelhantes, incluindo descolamento, uso de substâncias preenchedoras em sulcos e retração de cicatrizes, publicadas previamente por Spangler (1957). Eles utilizaram a agulha especial usada na oftalmologia "Bowman íris Needle", que descolava a retração cicatricial antes de preencher com uma espuma de fibrina (SPANGLER, 1957). No texto, os autores ainda citavam o trabalho de Gottlieb (1977), com o desenvolvimento do Fibrel, um *kit* equipado com uma agulha utilizada para descolar depressão cicatricial. Eles citaram também o trabalho de Koranda, que publicou um artigo em 1989 sobre o tratamento de retração cicatricial de acne utilizando uma "lâmina de castor" abaixo da cicatriz para descolar a retração, permitindo a formação de coágulos para o aumento da sua elevação. Por fim, David e Norman Orentreich citaram, ainda, o trabalho de Hambley e Carruthers, que, em 1992, utilizaram uma agulha 18 G para liberar aderência sob enxerto de pele nasal antes de microenxerto de gordura (HAMBLEY; CARRUTHERS, 1992).

O Subcision foi publicado por David e Norman Orentreich como tendo um dos diferenciais o descolamento das retrações sem a necessidade de qualquer produto injetável, pois não seria necessário, visto que o próprio trauma da agulha promoveria, de forma autóloga (do próprio paciente), um estímulo tecidual. Até então, existiam diversas publicações utilizando descolamento das retrações cicatriciais, mas nenhum sem uso de substâncias preenchedoras. Com isso, esta foi a proposta dos autores: realizar os descolamentos já antes publicados, porém sem uso de substâncias preenchedoras (NÜRNBERGER; MÜLLER, 1978).

Em 2000, a Dra. Doris Hexsel reproduziu o trabalho que os doutores Orentreich publicaram sobre as retrações cicatriciais, mas para as de celulite com o mesmo propósito e o mesmo nome (Subcision), mantendo como teoria a não utilização de substâncias preenchedoras (HEXSEL; MAZZUCO, 2000). Logo, se fossem utilizadas substâncias preenchedoras ou bioestimuladoras no processo, não poderíamos chamá-lo de Subcision.

O Subcision, ou subcisão, é considerado um nome genérico, e, portanto, não existe registro no INPI como marca. Essa técnica consiste no descolamento de septos fibrosos em áreas selecionadas, com resultados pontuais. O descolamento, até então, é realizado pela Dra. Doris Hexsel com anestesia local, que é infiltrada com agulha e realizada com o paciente deitado durante todo o procedimento (HEXSEL; MAZZUCO, 2000).

Já o Goldincision® aborda não só os septos fibrosos, mas também a reestruturação do colágeno na pele como um todo (e não em pontos isolados), melhorando a flacidez, a circulação (indução de neovascularização) e a drenagem linfática. Além disso, é fundamental a infiltração de substâncias bioestimuladoras (diferentemente do Subcision). O procedimento é realizado a partir de uma avaliação holística, de forma estática e dinâmica (com o paciente em movimento), incluindo a definição do produto ideal e o tratamento em posição ortostática sob anestesia local, o que é fundamental, porque, nessa posição, e apenas nela, podemos avaliar o resultado imediato. Precisamos tirar o mínimo possível, mas o suficiente para nivelar a irregularidade, sob o risco de causar um "estufado" local em casos de descolamento em demasia.

QUADRO 11.3 | Principais diferenças entre Goldincision® e Subcision

Subcision™	Goldincision®
Anestesia com agulha.	Anestesia com microcânula, assim como infiltração de bioestumulador, proporcionando maior segurança e conforto para o paciente.
Condena uso de produto.	Essencial uso de bioestimulador, que atua não apenas reestruturando o colágeno e melhorando a flacidez, mas também promove a neovascularização pela angiogênese e aumenta o metabolismo local, atuando, assim, não apenas localmente no septo da celulite avançada, mas na pele como um todo, devendo ser realizado antes do descolamento. Não desejamos acúmulo de material nem efeito volumerizador.
Realizado com o paciente em decúbito.	Realizado com o paciente em pé. Identificamos o septo, sua profundidade e seu vetor (o mais profundo possível e mais seletivamente possível). O descolamento dos septos segue uma ordem e um movimento específico, com mais precisão, sendo o resultado visível de imediato, o que dificilmente conseguimos com o paciente deitado.
Atua apenas no septo da celulite.	Atua na pele como um todo, pela infiltração do produto bioestimulador e melhora o metabolismo, a reestruturação do colágeno e a neovascularização, além do descolamento de ponto a ponto. Avaliação com questionário próprio, como marcar, protocolo de cuidado no pós-procedimento com curativo compressivo 24h, bermuda compressiva por 7 dias e creme clareador.

COMO SURGIU O GOLDINCISION®?

O Goldincision® surgiu pela necessidade de tratar as irregularidades de pacientes que buscavam diariamente a correção volumétrica do bumbum e se incomodavam com eventuais irregularidades. Fui tratando esses casos das mais diversas formas existentes, observando as vantagens e desvantagens de cada uma delas, principalmente suas formas de aplicação. Inicialmente, descolava com anestesia local e o paciente deitado, mas o resultado não parecia imediato, sem contar que, muitas vezes, a aderência se formava novamente. Assim, resolvi fazer com o paciente em pé, para melhor visualizar as irregularidades, mesmo que já demarcadas previamente, e percebi que nessa posição conseguia não apenas observar as irregularidades, mas também sua evolução com o descolamento, que deve ser o mais profundo e seletivo possível.

Apesar disso, percebia que muitas voltavam e que não atuávamos na pele como um todo. Então, além de descolar, eu preenchia, mas, dessa forma, eu tinha o risco de acumular mais produto na região de "pele solta", podendo favorecer o aparecimento de nódulos por acúmulo de produto. Foi então que percebi ser mais adequado e até mais seguro distribuir o produto sem o objetivo de volumerizar abaixo da depressão, mas espalhar como um todo, pensando na melhoria da qualidade da pele; em bioestimular; melhorar a vascularização e o metabolismo local; e no método mais seguro, pois, até ali, não haveria dano vascular algum.

Sobre os dispositivos de descolamento, foi desenvolvida, seguindo a proporção áurea, a agulha LeGolden, que é um protótipo em ouro com diamante, chanfrada para melhor corte bilateral, com orifício que permite a introdução de anestésico local, para reduzir até o menor desconforto do paciente. O diamante ajuda a sinalizar não apenas o furo, mas também as arestas cortantes da agulha dourada.

Além de anestesiar com microcânulas (maior conforto), bioestimular com microcânulas e realizar o tratamento com o paciente em pé, eu tinha que minimizar riscos como hematoma, seroma e hiperpigmentação.

GOLDENNEEDLE   7 ÷ 4,2 = 1,6

44 ÷ 27 = 1,6   27 ÷ 16 = 1,6

GOLDENNEEDLE   GOLDENNEEDLE

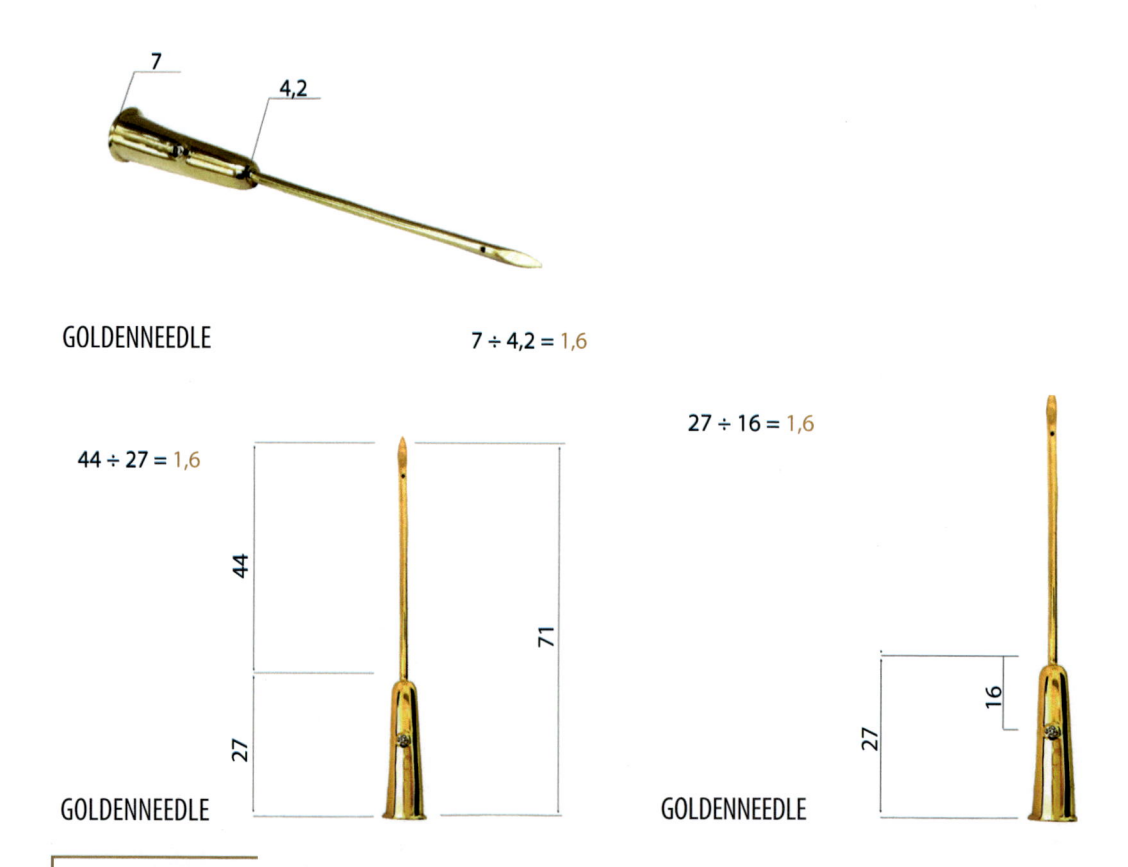

FIGURA 11.21 | Protótipo *goldenneedle*, que foi desenvolvida em ouro com diamante, mantendo a proporção áurea de 1.618 em suas diversas medidas comparativas.
Fonte: acervo do autor.

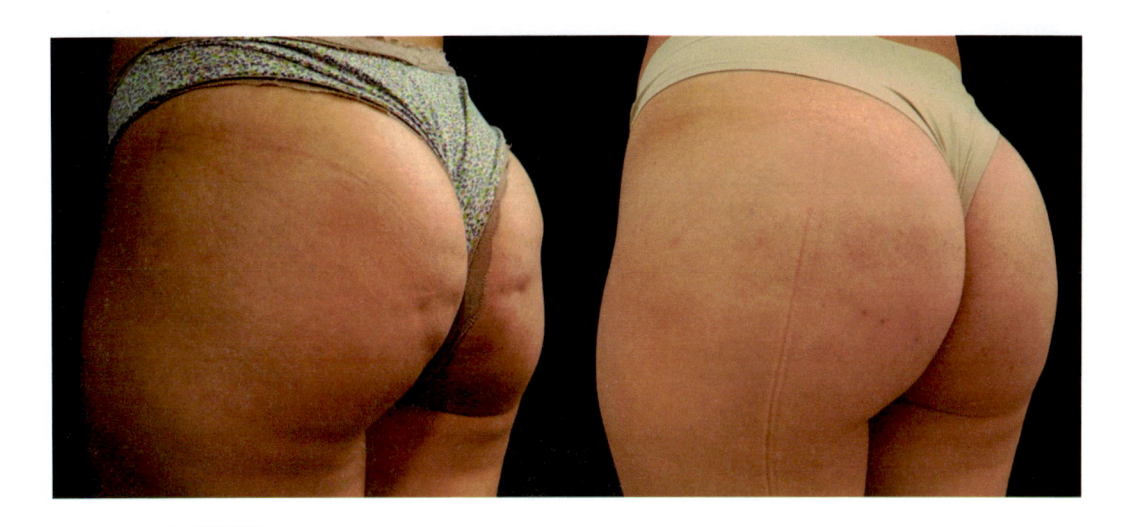

FIGURA 11.22 | Antes e depois do tratamento da Goldincision®.
Fonte: acervo do autor.

A condução na forma de "estancar o sangramento", com cosméticos pós-procedimento, bermuda compressiva e curativo compressivo, foi descrita neste livro. Foram milhares de abordagens ao longo de muitos anos até chegar à metodologia atual. Tentamos compressão com gelo, peso, curativos com *tapes*, até mesmo géis. Hoje, conseguimos, com mãos habilidosas, resultados incríveis, considerados mágicos, reconhecidos não apenas pela população em geral, mas também no meio médico. Contudo, pode ser que, em um futuro próximo, a técnica se aperfeiçoe ainda mais.

Os cuidados pós-procedimento que previnem efeitos adversos e não deixam cicatrizes fazem do Goldincision® um tratamento de sucesso e com grande grau de satisfação entre os pacientes.

PROTOCOLO GOLDINCISION®

O tratamento inicia-se somente após a análise completa, consentimento informado, contrato assinado e registro fotográfico (em alguns casos, gravação de vídeo em movimento).

A ultrassonografia foi incorporada à rotina dos nossos atendimentos, não só para avaliar e planejar melhor o nosso tratamento, mas também no auxílio de possíveis intercorrências.

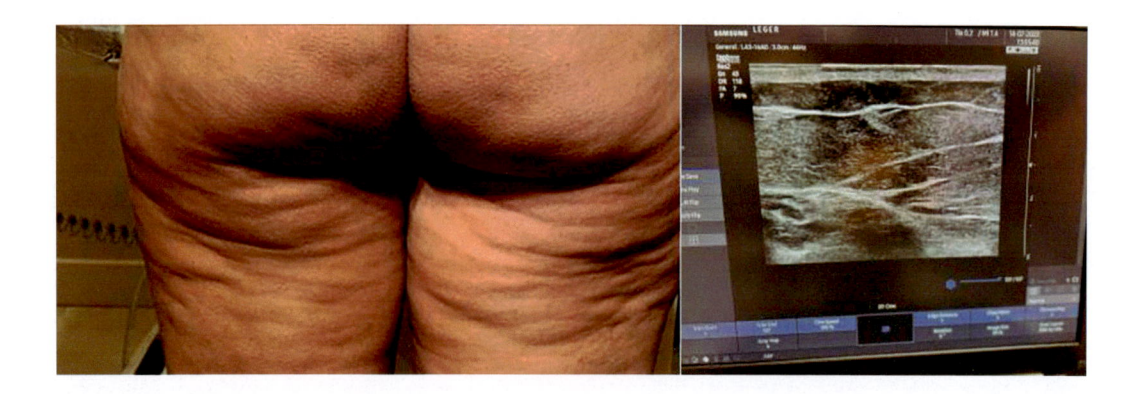

FIGURA 11.23 | Avaliação ultrassonográfica dos septos fibróticos. Aspecto ultrassonográfico realizado na Clínica Leger na região mais acometida da coxa esquerda da paciente. Percebam que o aspecto dos septos não segue um padrão, e, em sua maioria, as fibras não são perpendiculares, como se pensava no passado. Identificar e seccionar a fibra mais seletivamente e o mais profundo possível é uma arte que a prática vai aperfeiçoando com o tempo.
Fonte: acervo do autor.

Após esse procedimento inicial, com o paciente em posição ortostática, primeiro estático e depois em movimento, todas as áreas que serão abordadas para o descolamento dos septos fibrosos são marcadas de forma detalhada, ponto a ponto. Para maior conforto, a anestesia local é injetada com o paciente em decúbito, com ênfase nessas áreas, utilizando-se solução com lidocaína na diluição de 2%, na proporção de 1:1, respeitando a quantidade máxima calculada pelo peso do paciente, geralmente 28 ml de solução em paciente de 70 kg. Esse anestésico é injetado no tecido subcutâneo de cada septo fibroso com uma microcânula de ponta romba, para maior conforto e segurança, pois evita traumas vasculares antes da injeção do produto bioestimulador.

Os bioestimuladores são produtos particulados e que entregam um resultado firme, sendo hidroxiapatita de cálcio, ácido polilático, policaprolactona ou PMMA. Produtos em gel, como ácido hialurônico; hidrogéis, como Aqualift, ou biopolímeros, como silicone líquido, não são usados. Pacientes com esses produtos no corpo também não devem ser incluídos no uso desta técnica.

O produto escolhido deve ser distribuído homogeneamente de forma tridimensional, em diferentes profundidades do tecido subcutâneo, com o auxílio de uma microcânula (10 cm e 18 G), sempre em movimento, semelhante à lipoaspiração, para uma melhor estimulação do neocolágeno, com menor risco de formação dos nódulos, em toda a região da pele afetada, e não apenas na depressão fibrosa, visando à bioestimulação local do colágeno, com o objetivo de melhoria da qualidade da pele, neovascularização, aumento do metabolismo local e não volumização ou preenchimento de celulite.

Para melhor segurança e distribuição do produto, ele deve ser colocado antes do descolamento fibroso, para evitar acúmulo na região abaixo da celulite, que será descolada, com consequente formação nodular. Essa sequência também serve para evitar uma possível embolia (comum na lipoescultura e muito temida nos preenchimentos), pois até lá não haverá nenhum trauma vascular.

Após a anestesia no septo fibroso e a bioestimulação com produto particulado na região, a parte mais artística depende da mão do médico e deve ser realizada com o paciente em posição ortostática (em pé), com boa iluminação e com a agulha Golden ou uma agulha simples descartável (18 G). Em nível subcutâneo, é realizado um descolamento mínimo, que é suficiente para nivelar a área tratada ponto a ponto, o mais seletivo possível, sempre acompanhado de um ou dois auxiliares, para manter a compressão local.

As irregularidades são afrouxadas em um subcutâneo mais profundo e, às vezes, com técnica de sanduíche, em diferentes profundidades, para evitar também o descolamento excessivo em um único plano. Caso isso ocorra, pode-se favorecer a formação de espaço para acúmulo de líquido (seroma) ou até mesmo acúmulo de sangue (hematoma).

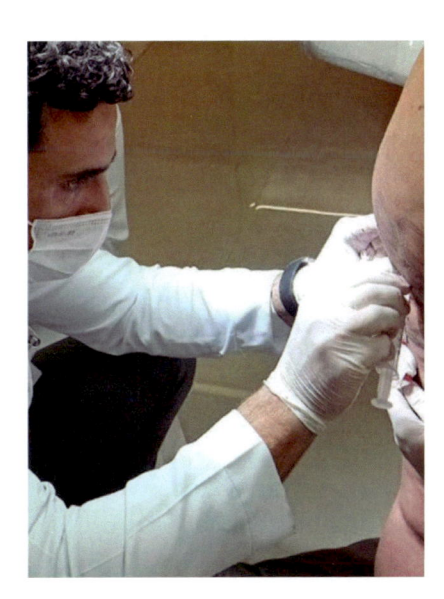

FIGURA 11.24 | Procedimento realizado em pé com boa iluminação e acompanhado de ao menos dois auxiliares, para a compressão local.
Fonte: acervo do autor.

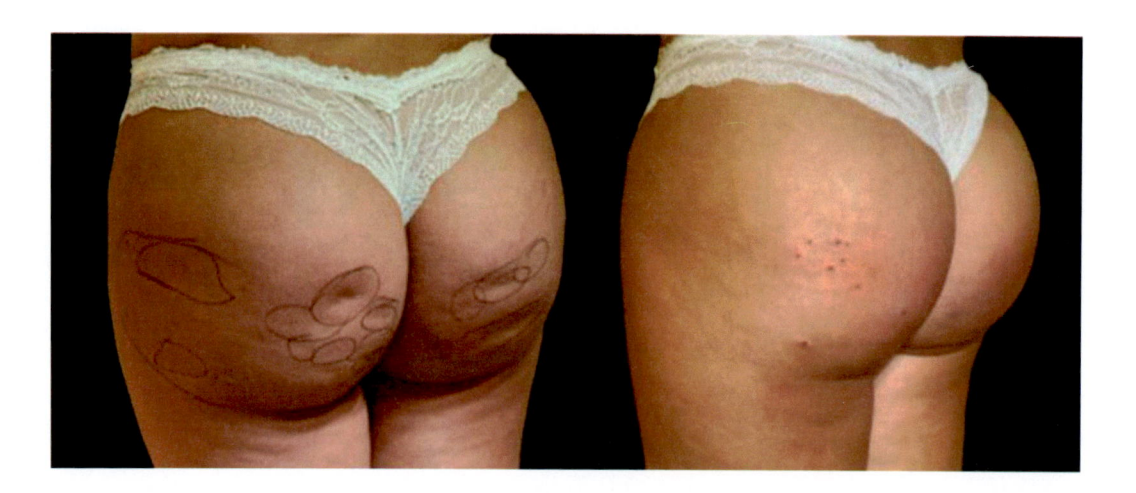

FIGURA 11.25 | Antes e pós-imediato ao procedimento. Perceba o resultado de imediato ao procedimento realizado por um profissional qualificado licenciado em Goldincision®. Resultado como este só é possível com a realização do procedimento com o paciente em pé, descolando o septo o mais seletivo e o mais profundo possível.
Fonte: acervo do autor.

Um protocolo de pós-tratamento para minimizar os principais efeitos adversos, como hematoma e seroma, assim como a rápida recuperação, fez-se necessário no método Goldincision®. Este utiliza um curativo especial que deve ser mantido por pelo menos 24 horas, mais uma bermuda compressiva, que é fornecida no dia do procedimento, para ser utilizada por, no mínimo, sete dias, além de um *kit* cosmético para melhor recuperação e tratamento da equimose.

É importante listar alguns erros que comumente acontecem quando os colegas médicos começam a realizar a técnica:

- Descolamento muito superficial – relacionado a manchas crônicas (mais de três meses) e também à chance do estufamento da pele.
- Descolamento de grande área no mesmo plano – relacionado ao seroma/hematoma.
- Descolamento de alguns perfurantes e compressão inadequada.
- O descolamento excessivo de uma mesma lesão. Melhor descolar para menos e complementar depois. No contrato, referimos dois complementos dentro de seis meses.
- Utilizando produtos homologados, bermuda, calcinha e, principalmente, *kit* pós-tratamento; com isso, diminuímos muito algumas queixas.

VITÓRIA CONTRA A CELULITE / 219

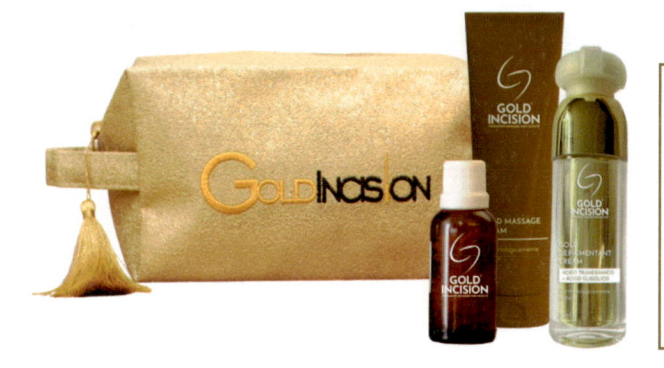

FIGURA 11.26 | *Kit* pós-procedimento fornecido a todos os pacientes que se submetem à técnica. Nele estão o creme para hematomas, creme clareador para manchas de hemossiderina residual e glóbulos de arnica, para auxiliar na recuperação.
Fonte: acervo do autor.

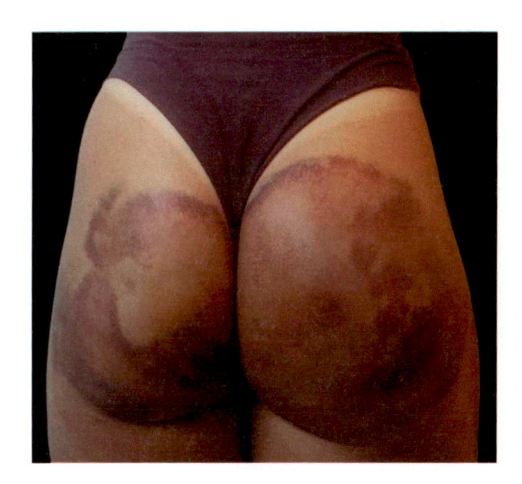

FIGURA 11.27 | Equimose pós-procedimento. Ocorre na maioria dos casos, por isso precisamos prevenir o paciente.
Fonte: acervo do autor.

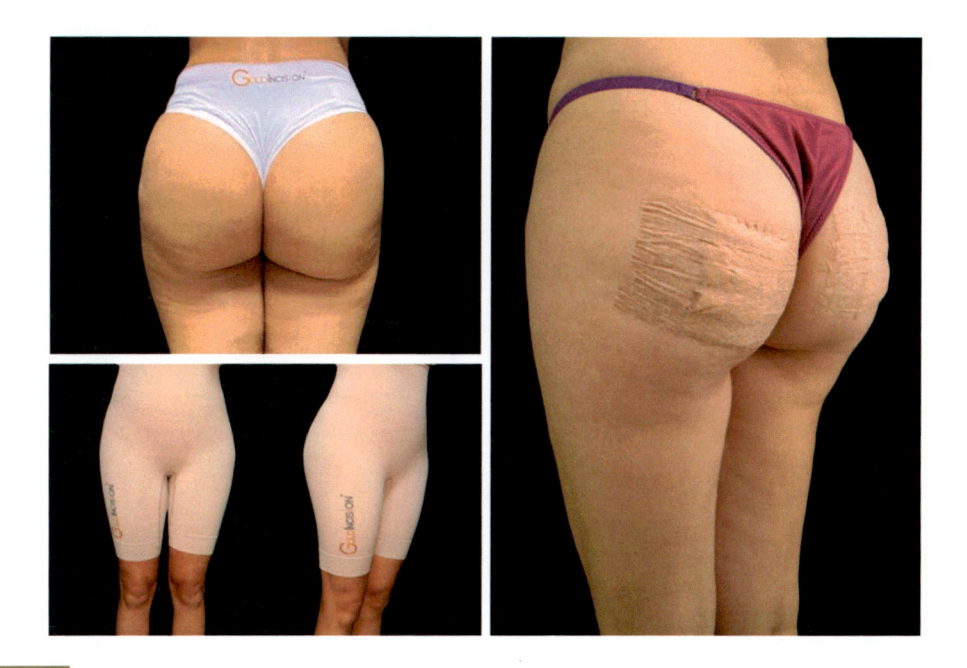

FIGURA 11.28 | Cuidados pós-Goldincision®. Curativo compressivo mantido por 24 horas para prevenir hematoma e seroma, seguido de bermuda compressiva, que deve ser mantida por sete dias.
Fonte: acervo do autor.

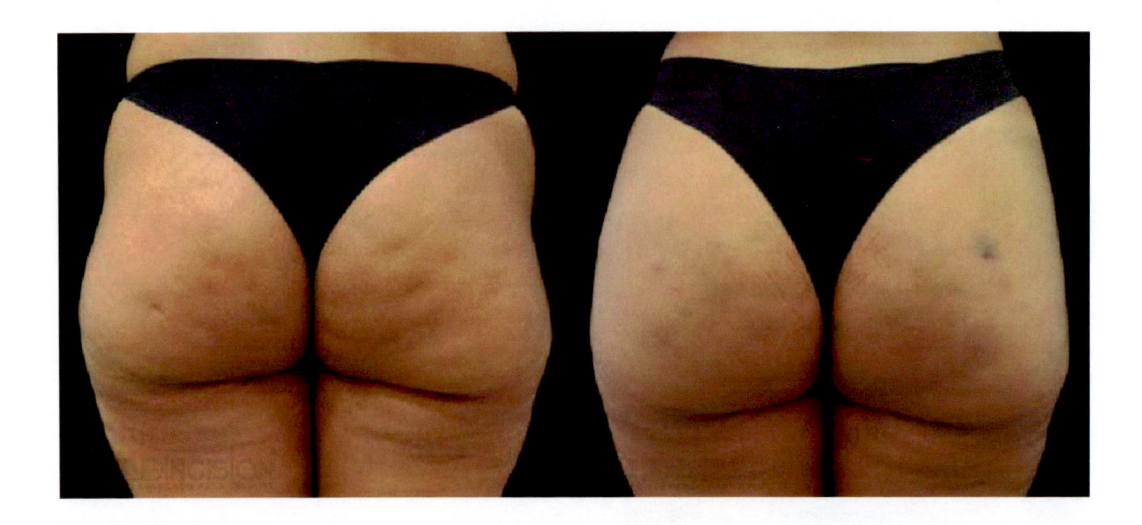

FIGURA 11.29 | Aspecto da equimose sete dias após a realização da Goldincision® na região dos glúteos. Percebam a melhora significativa com apenas uma sessão da técnica
Fonte: acervo do autor.

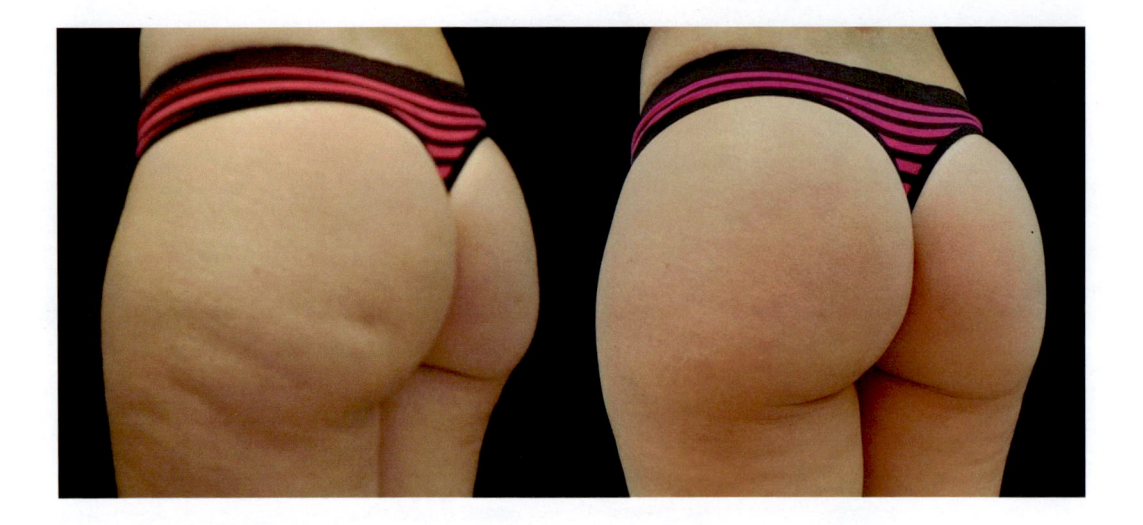

FIGURA 11.30 | Antes e depois da paciente tratada com Goldincision®.
Fonte: acervo do autor.

DISCUSSÃO

A celulite, como é comumente conhecida, em seus estágios mais avançados, tem o aspecto clínico de uma casca de laranja. Nas regiões afetadas, a camada de gordura enrijece, afetando o tecido adiposo. A celulite tem presença de banda fibrosa em 97,6% dos casos, sendo associada à má circulação e à insuficiência metabólica. Nos tecidos adiposos sem celulite, existem espaços nos quais a gordura se move livremente sob a pele (EMANUELE, 2011; LAUREN, 2021).

Essa alteração clínica na pele e o risco de desenvolvê-la também no abdômen, nas nádegas e no dorso das coxas não podem estar relacionados apenas à obesidade, pois não há limitações de regiões para o seu desenvolvimento em indivíduos obesos.

Novas técnicas aprimoradas estão surgindo nessa área, inclusive várias para melhorar os resultados. Em 1995, a técnica de subcisão foi descrita para o tratamento da celulite de graus 3 e 4, na classificação da escala de Nürenberger e Müller (1978).

Nessa técnica, após a fotodocumentação, marco e delimito as áreas com celulite de graus 3 e 4; depois, com o paciente em decúbito, injeto a anestesia local com microcânula atraumática e, na sequência, faço a lipoestimulação com substância particulada. O descolamento do septo fibroso deve ser realizado com o paciente em pé, para uma melhor identificação deles, sempre buscando o descolamento o mais profundo possível.

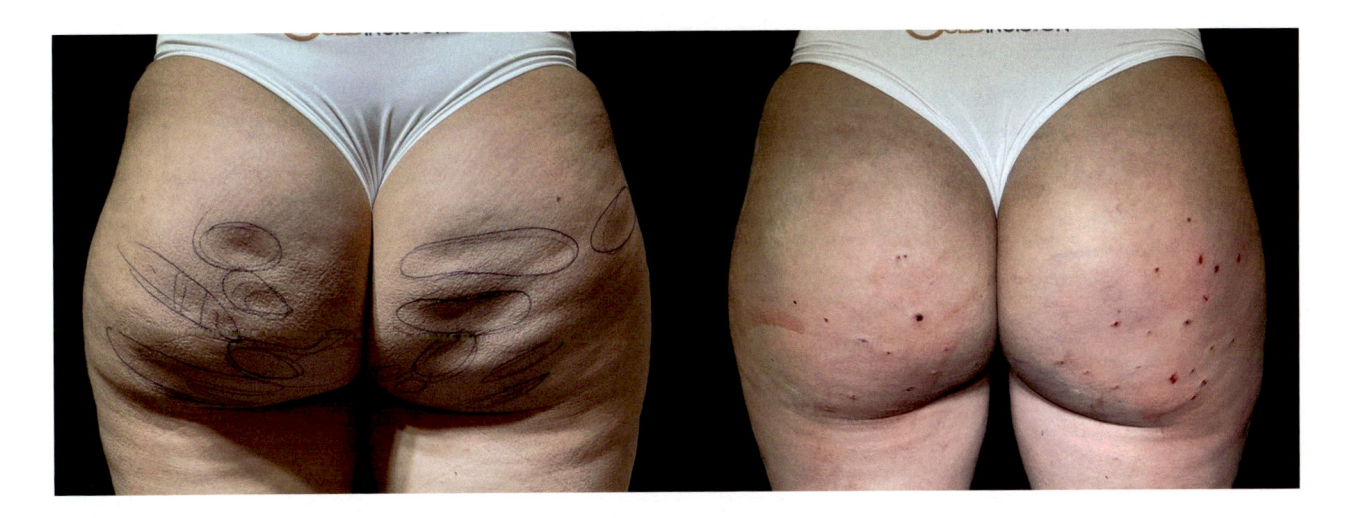

FIGURA 10.5 | Maravilhoso resultado. Antes e depois imediato. Método Goldincision®, onde nós atemos à descompactação da gordura, realizado após o descolamento do septo fibroso, onde teremos um melhor resultado ainda ao longo de 3 a 4 meses, com reestruturação de colágeno, melhora na vascularização, no fluxo sanguíneo, na oxigenação e no metabolismo local.
Fonte: acervo do autor.

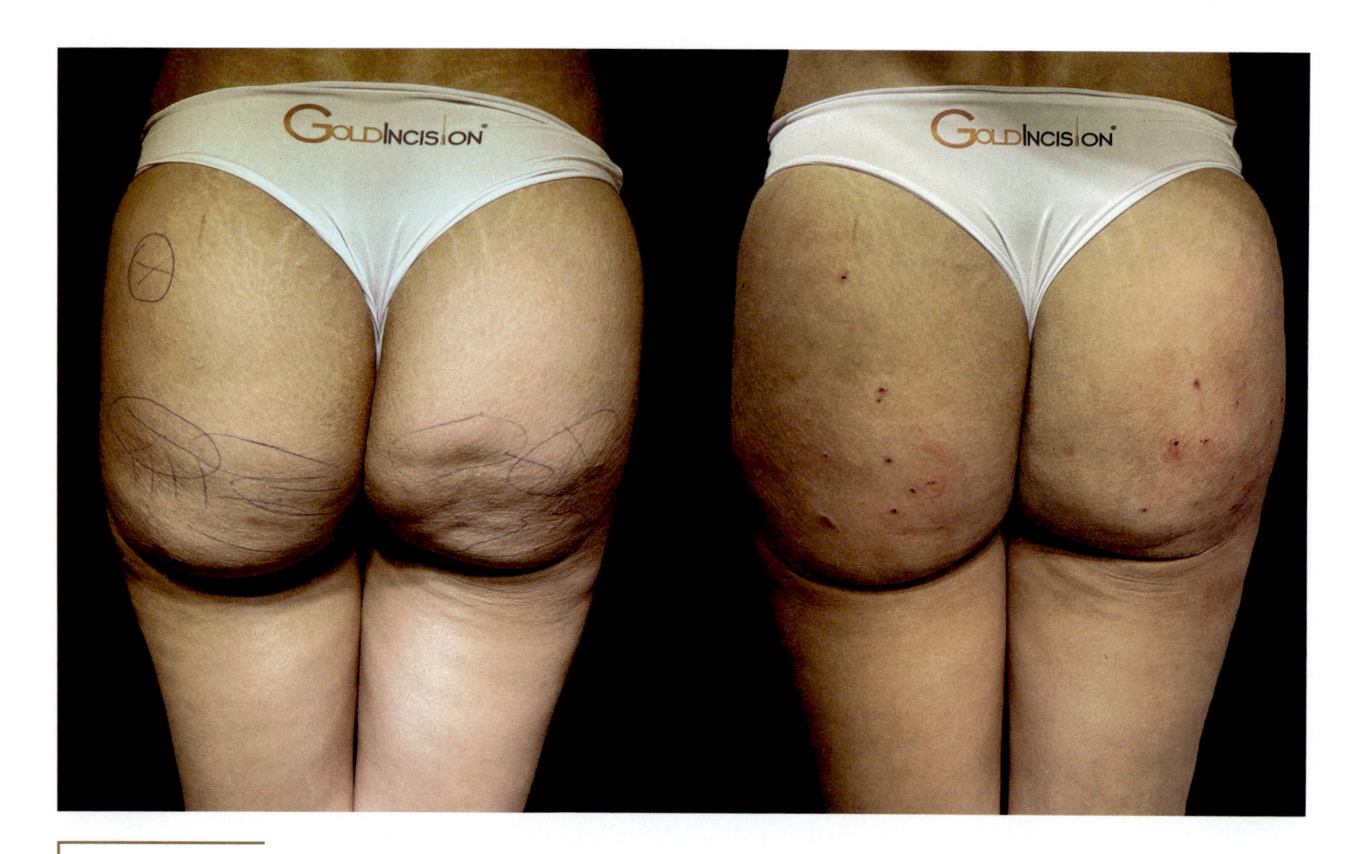

FIGURA 11.32 | Pós imediato do método Goldincision®, onde podemos notar o nivelamento das irregularidades preexistentes. Teremos ainda há longo prazo a reestruturação do colágeno e melhora do metabolismo local pela presença dos produtos bioestimuladores.
Fonte: acervo do autor.

CONCLUSÃO

Goldincision® é o nome registrado para um tratamento multifatorial da celulite, atuando em diversas causas, visando a um resultado mais eficaz e em todos os níveis desse quadro. Além da remodelação do colágeno, melhorando não só a aparência irregular e atuando na flacidez, há também o desprendimento de septos fibrosos, descomprimindo os compartimentos de gordura, aliviando a pressão local e melhorando a microcirculação, a retenção hídrica e a drenagem linfática. Portanto, há melhora do lipedema, do linfedema e do edema venoso.

Essa técnica envolve também um protocolo de avaliação, tratamento e acompanhamento, além da homologação de produtos com qualidade

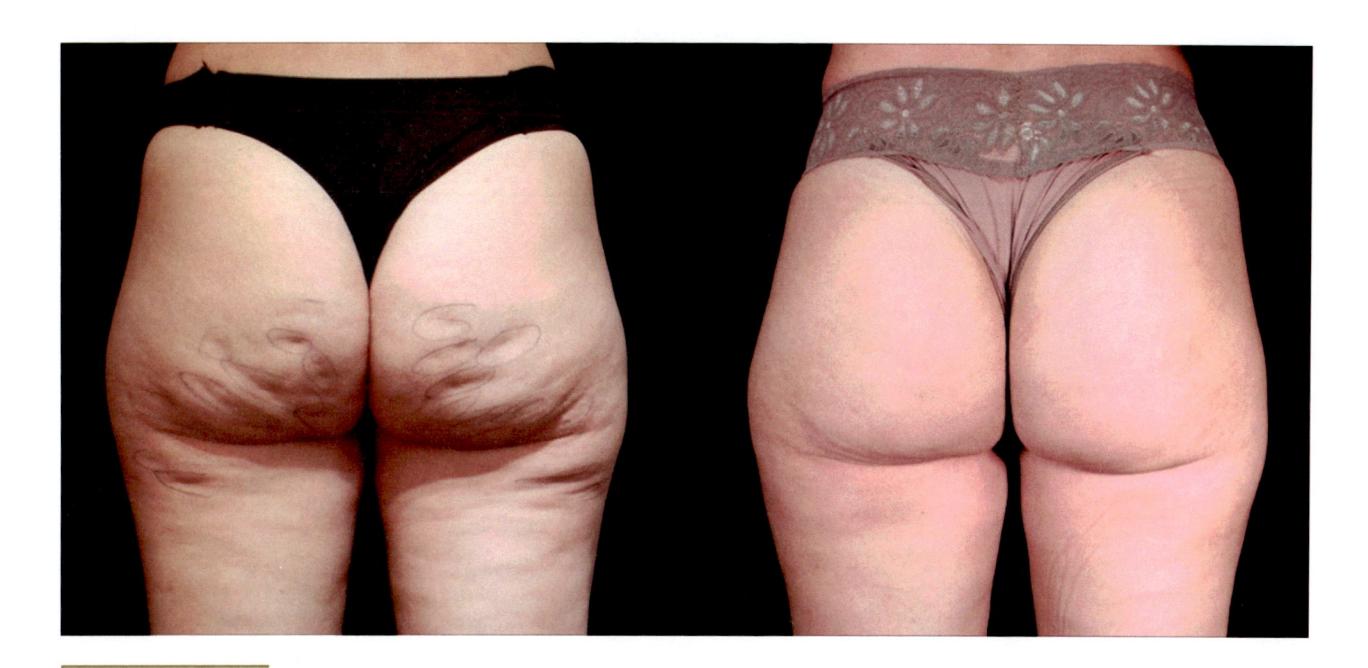

FIGURA 11.33 | Resultado 60 dias após uma segunda sessão do método Goldincision® sem aplicação de produto visando a volume; o glúteo permanece com o mesmo formato, entretanto sem a aparência das celulites grau 2 e 3 que existiam previamente ao tratamento. Note-se ainda que as manchas de equimose já foram absorvidas em sua totalidade.
Fonte: acervo do autor.

comprovada, com treinamento de profissionais qualificados e frequentes reuniões de atualização entre profissionais capacitados.

Foi possível notar a melhora significativa após a realização do Goldincision® no tratamento da celulite, com grau surpreendente de satisfação dos pacientes e da equipe médica, além de ser seguro e sem efeitos adversos significativos.

Além disso, constatou-se, também, que a adiponectina (vasodilatador local) está menor em pacientes com celulite, reforçando a hipótese de que a melhora dessa circulação gera a melhora da aparência, o que é possível com a infiltração de bioestimuladores.

Ao desprender a fibrose, conseguimos descompactar a gordura, reduzindo a pressão local, melhorando o fluxo sanguíneo, a troca de nutrientes, a oxigenação tecidual e a drenagem linfática, além da neovascularização, a qual o bioestimulador é conhecido por promover. Todos esses fatores ajudam-nos a ter um resultado de sucesso e uma demanda crescente por esse tratamento em nossas clínicas.

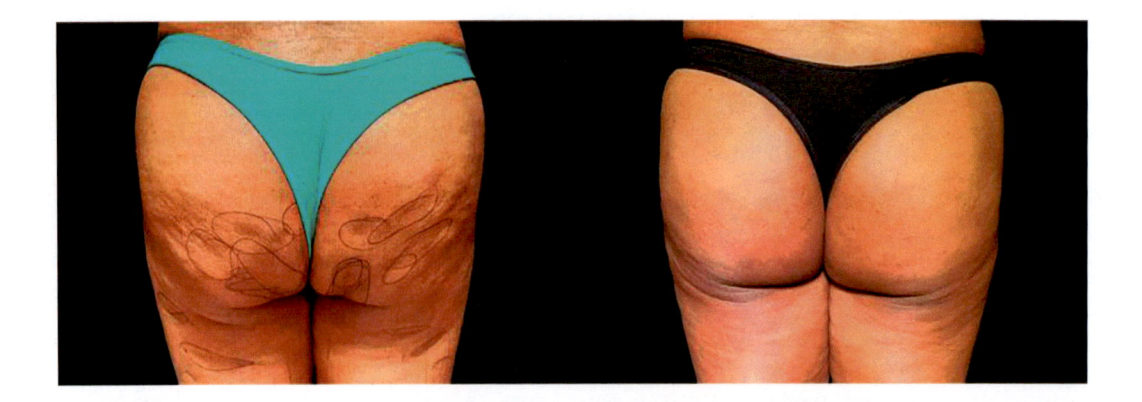

FIGURA 11.34 | Perceba a qualidade da pele, a reestruturação do colágeno, a possível melhora na neovascularização pela presença do produto e a melhora no metabolismo local.

Fonte: acervo do autor.

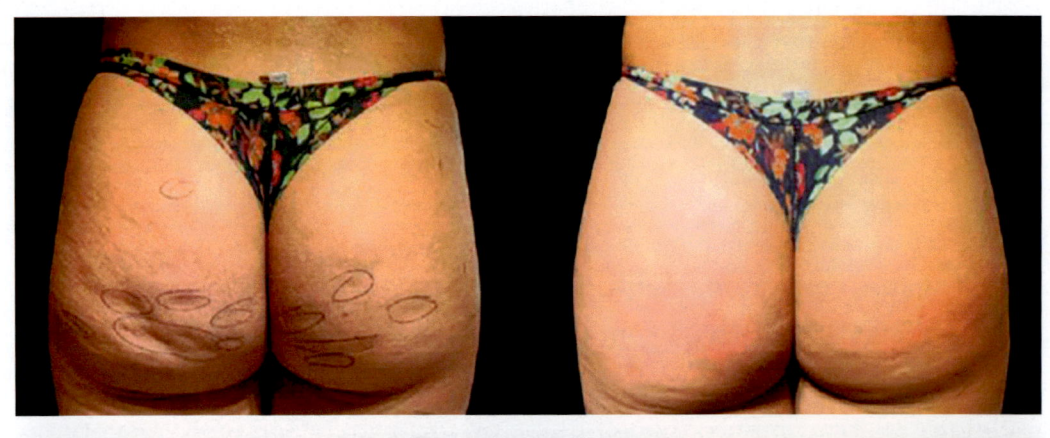

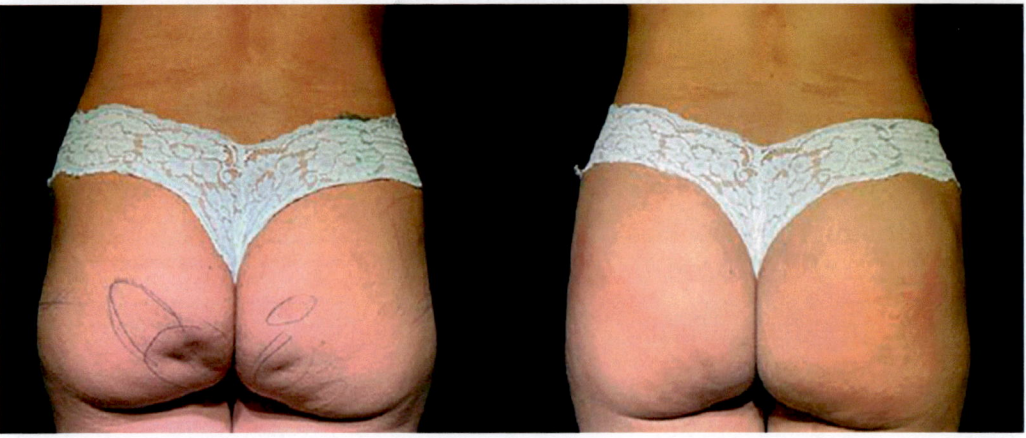

FIGURA 11.35 | Antes e depois de pacientes após o tratamento. Impossível existirem tecnologias que resolvam casos como esses.

Fonte: acervo do autor.

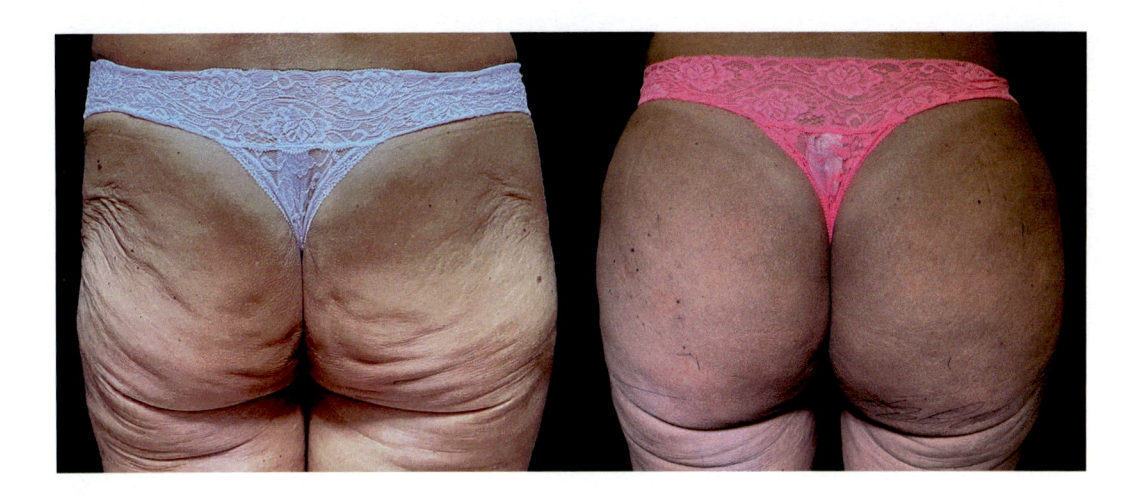

FIGURA 11.36 | Antes e depois. Volumetria com 250 ml de cada lado, Biossimetric® 30%, associado ao método Goldincision®. Resultado não apenas na volumetria mas na qualidade da pele, celulite e flacidez

Fonte: acervo do autor.

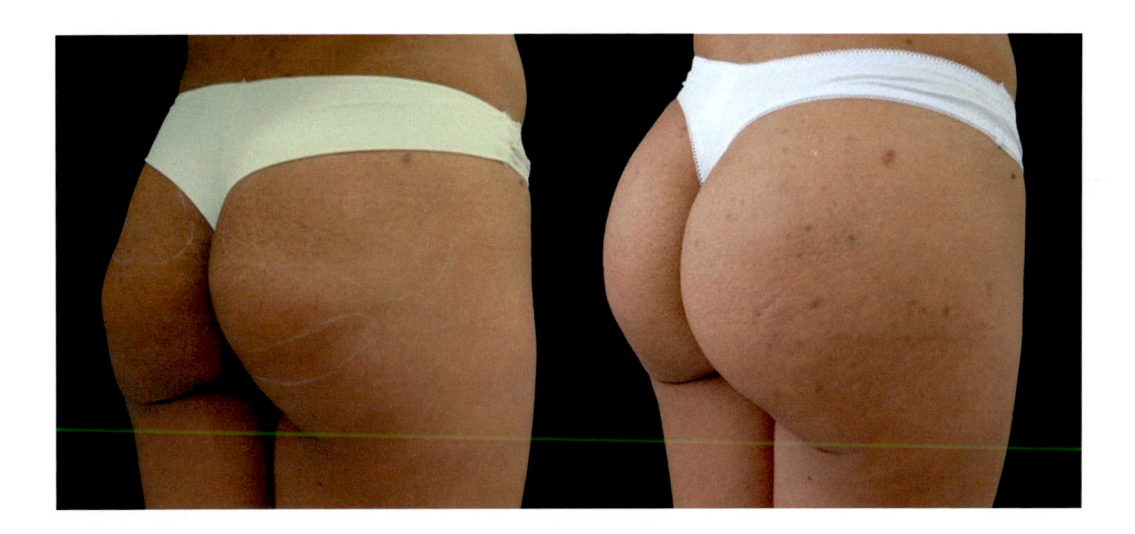

FIGURA 11.37 | Antes e depois de paciente pós-remoção de prótese de glúteos com volumetria e Goldincision®. Paciente com sequela pós-retirada de prótese de silicone, com muitas aderências após três tentativas de correção com prótese, mais lipoescultura. Ela já estava desacreditada, assim como milhares de pacientes que já realizaram de tudo e encontraram a solução com a Goldincision®. A correção só foi possível com Goldincision® e volumetria intramuscular.

Fonte: acervo do autor.

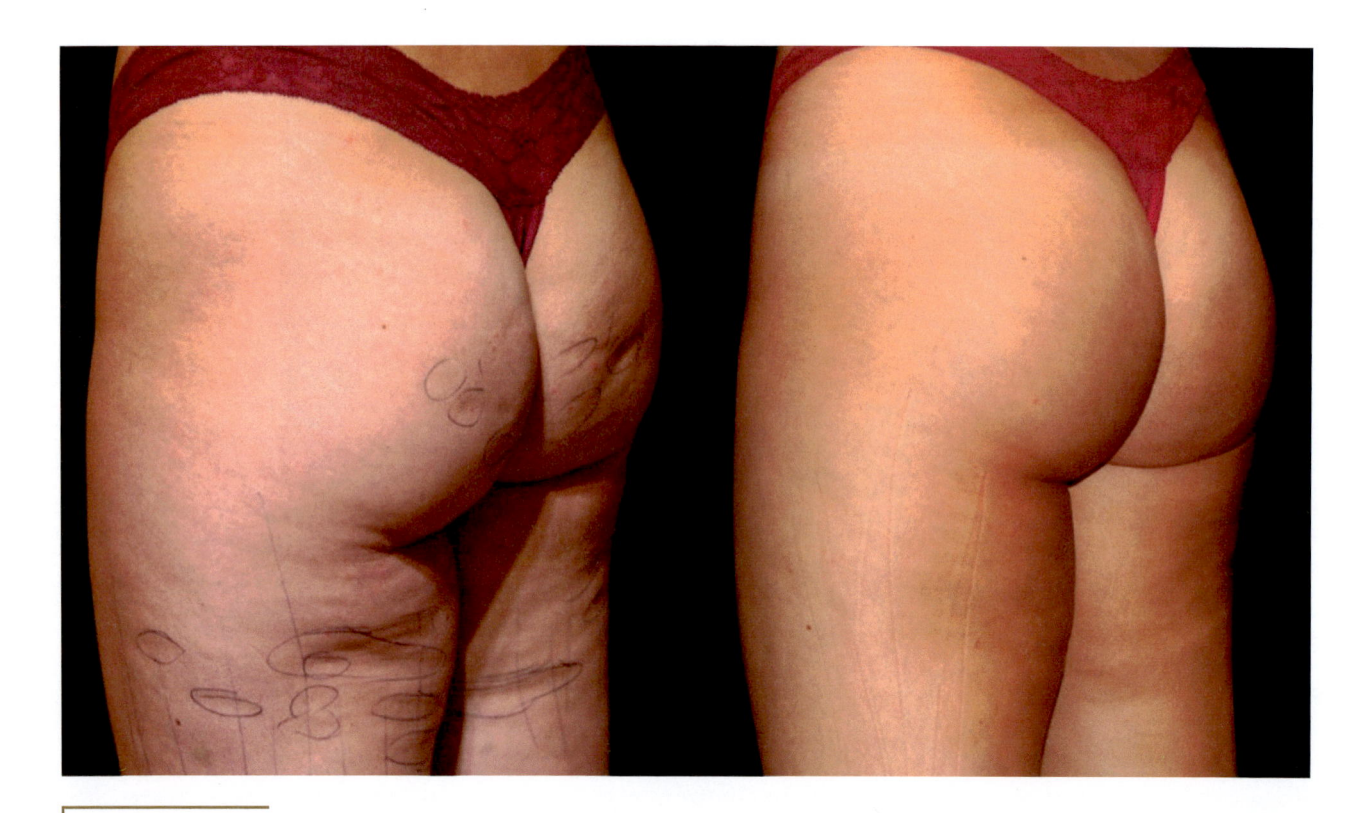

FIGURA 11.38 | Antes e depois do procedimento Goldincision®. Melhora significativa da qualidade geral da pele e irregularidade cutânea. É muito comum encontrarmos relatos de pacientes que percebem a melhora da qualidade geral da pele um ano após o procedimento.
Fonte: acervo do autor.

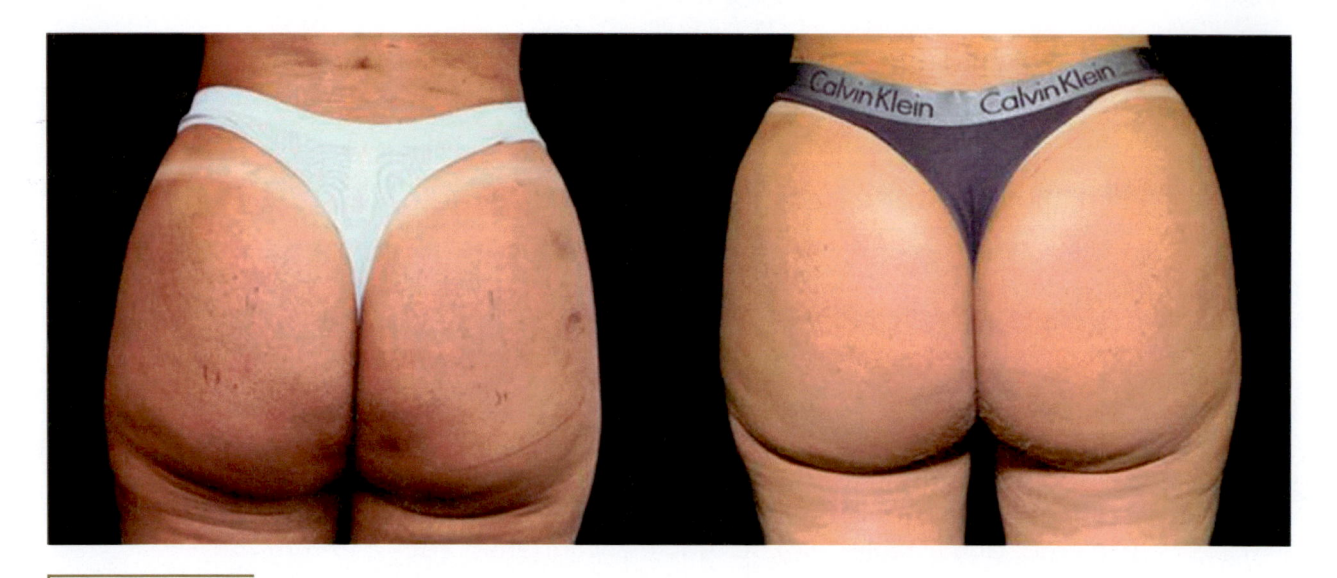

FIGURA 11.39 | Melhora geral da pele, inclusive na região da "bananinha".
Fonte: acervo do autor.

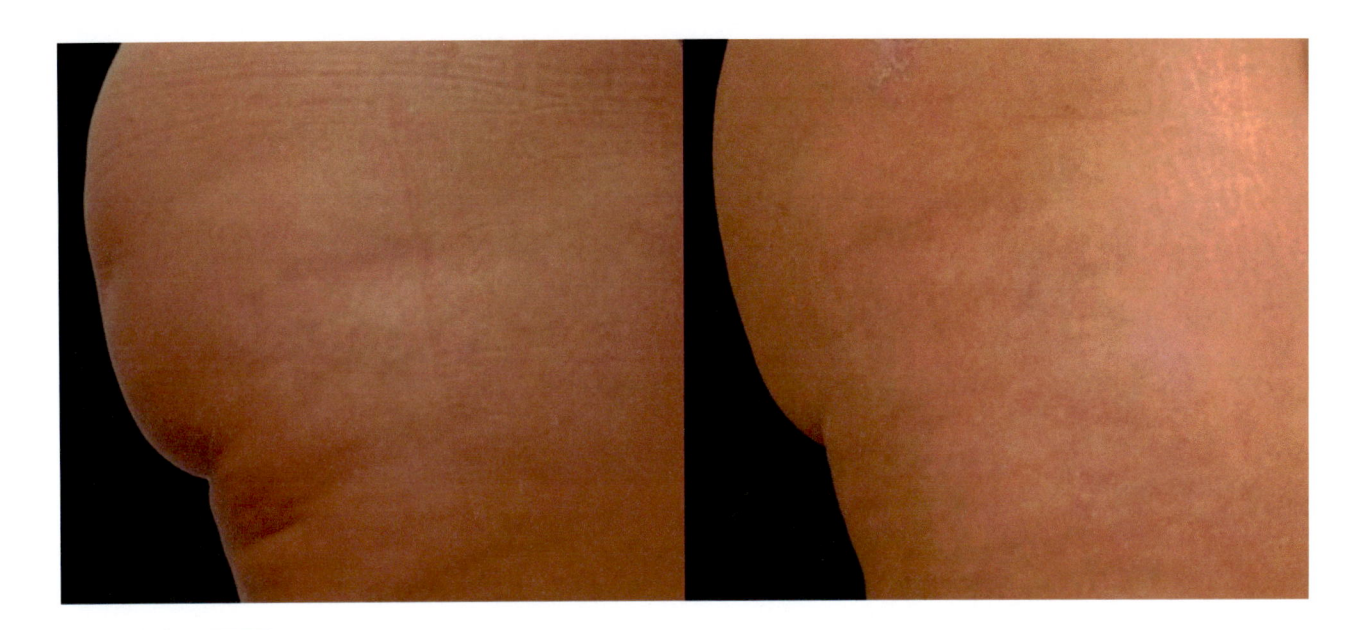

FIGURA 11.40 | Evolução: à esquerda, em 2012; à direita, em 2018. Manutenção do resultado.
Fonte: acervo do autor.

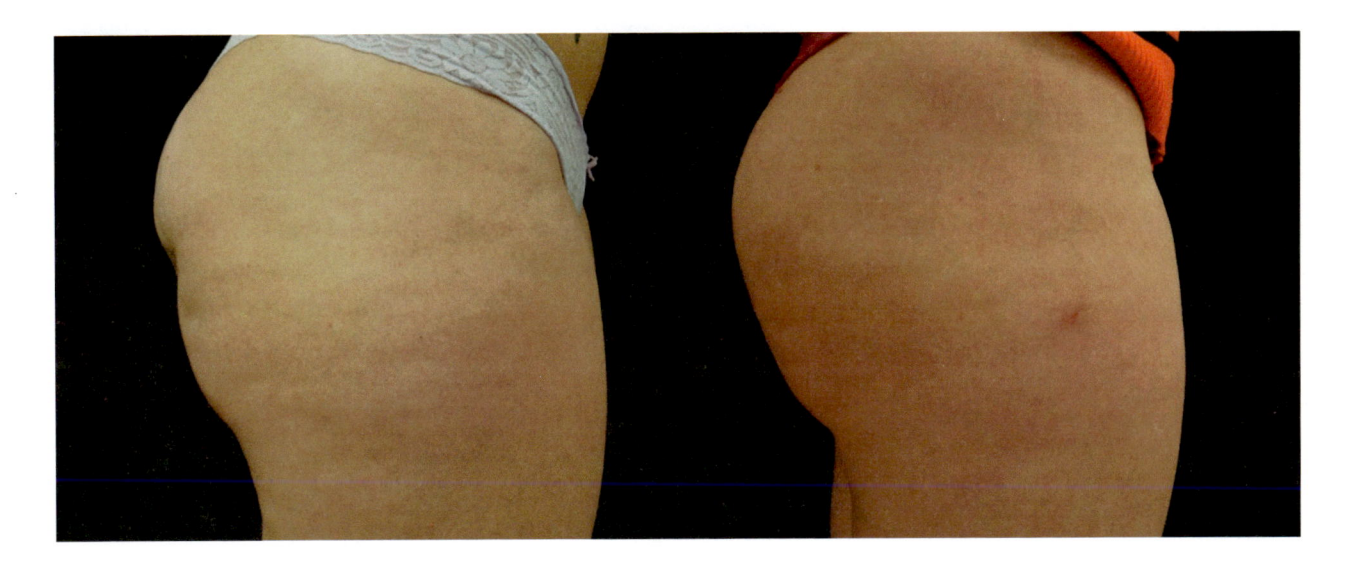

FIGURA 11.41 | Irregularidade pós-trauma. A paciente já tinha se submetido à tentativa de correção com lipoescultura e realizou uma única sessão de Goldincision®, no consultório, com anestesia local. Muitos colegas tentam preencher a irregularidade, seja da celulite, do trauma, ou até abaixo ou lateral a uma prótese, mas não conseguem, pois, na grande maioria das vezes, essas irregularidades são provenientes de retrações, não de falta de volume. A paciente acima foi corrigida sem volume local; apenas com bioestímulo e descolamento da aderência na quantidade e no plano adequados.
Fonte: acervo do autor.

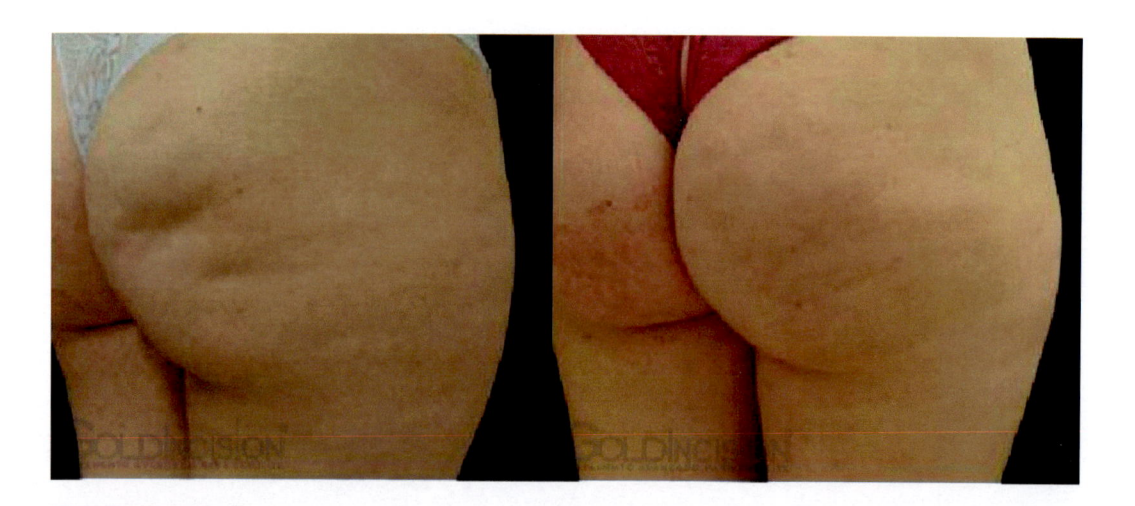

FIGURA 11.42 | Nas imagens, não aparece a real dimensão das irregularidades que interferiam na vida social da paciente, no modo de vestir, de se comportar, de se relacionar, no convívio social ou na intimidade.
Fonte: acervo do autor.

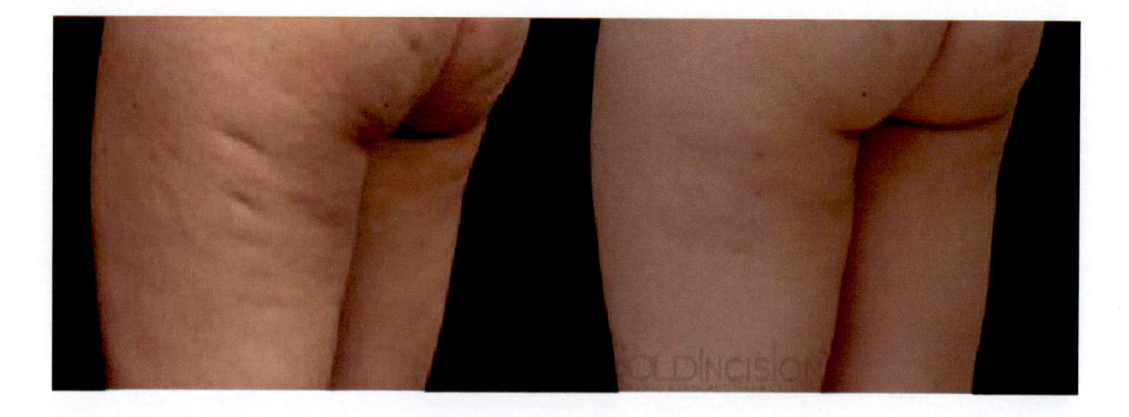

FIGURA 11.43 | Antes e depois de Goldincision® na região das coxas.
Fonte: acervo do autor.

As irregularidades nas regiões das coxas merecem atenção. Em toda irregularidade pontual, quando o paciente consegue apontar as celulites, alcançam-se resultados fantásticos, principalmente em pacientes jovens sem lipedema e sem flacidez. Em pacientes com flacidez, principalmente em coxas, o resultado pode não ser tão mágico, pois, em algum local, a tendência de a pele "dobrar" vai sempre existir e a eventual "bananinha" pode ficar com o tratamento prejudicado. Há uma melhora, mais do que com qualquer tratamento, mas o resultado não é perfeito, podendo apresentar irregularidades pontuais, principalmente em glúteos e em pacientes jovens. Os resultados em qualidade geral da pele estão mais relacionados à presença das partículas do que ao descolamento, além de tratamentos com modulações hormonais e a avaliação de outras comorbidades, como lipedema, linfedema e edema venoso.

O apelo estético vem aumentando muito nos últimos anos, principalmente com a globalização, uma vez que, nas redes sociais, são frequentemente postadas imagens bonitas e com diversos filtros, os quais não são condizentes com a realidade. Isso leva as pessoas a uma perspectiva estética aumentada, em que todos parecem perfeitos e felizes, criando, assim, um padrão muito elevado na população mundial. Uma ansiedade generalizada parece tomar conta da população.

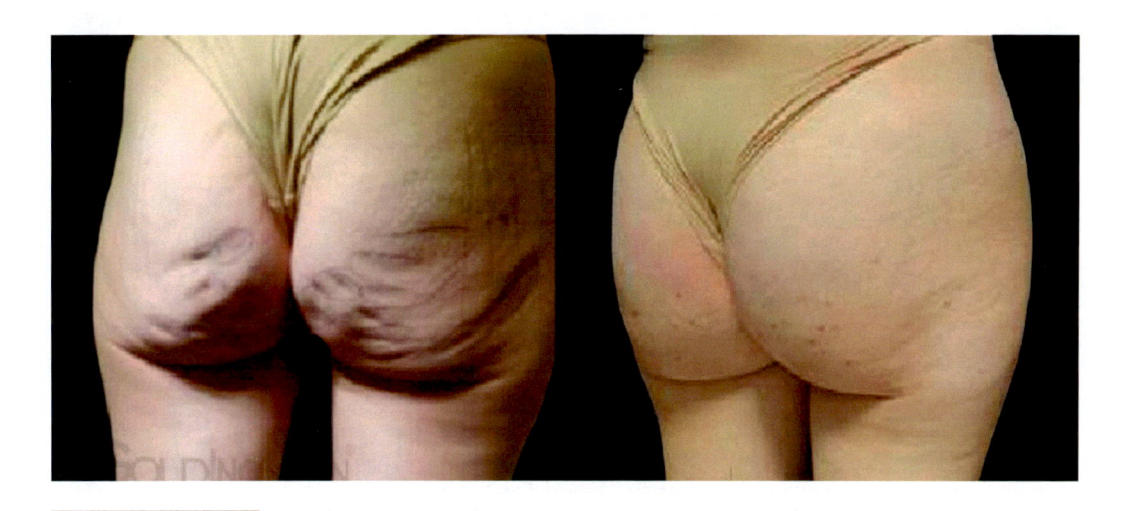

FIGURA 11.44 | Volumetria com bioestimulação 3D (tridimensional nas camadas da hipoderme), melhorando a qualidade geral de todo o subcutâneo e subdérmico superficial, além, é claro, do descolamento, conforme preconizado na Goldincision®
Fonte: acervo do autor.

Independentemente disso, a celulite é um problema que afeta até 90% da população feminina, causando transtornos emocionais e sociais. Seu tratamento tem sido desafiador ao longo dos séculos, tendo em vista que muitos profissionais preferem não tratar ou oferecem tratamentos que deixam a desejar.

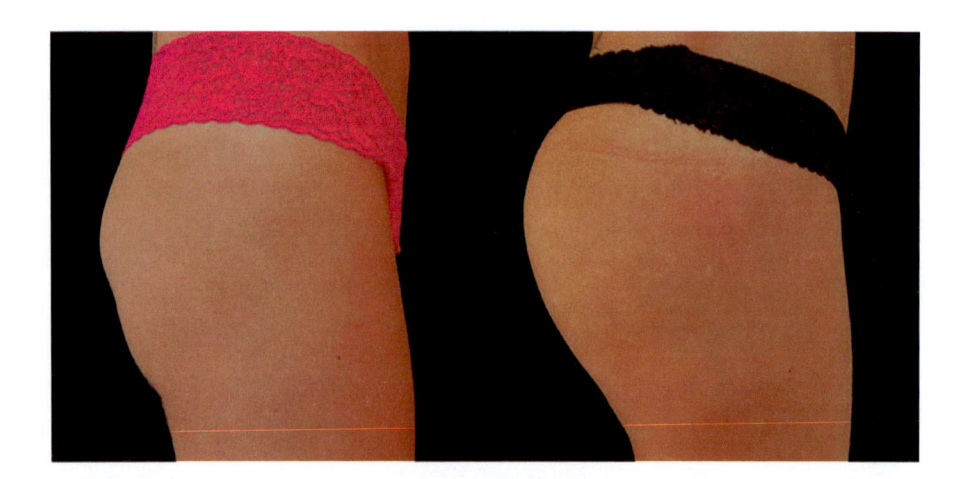

FIGURA 11.45 | A imagem ilustra muitos casos de pacientes que realizaram implante de prótese de glúteos e ficaram com irregularidade na parte inferior. Não adianta tentar preencher aquela região, pois o defeito está na aderência. Precisamos realizar a Goldincision® e tomar cuidado para que não se forme seroma, o que pode acontecer devido à necessidade de descolar uma área maior, não pontos isolados.

Fonte: acervo do autor.

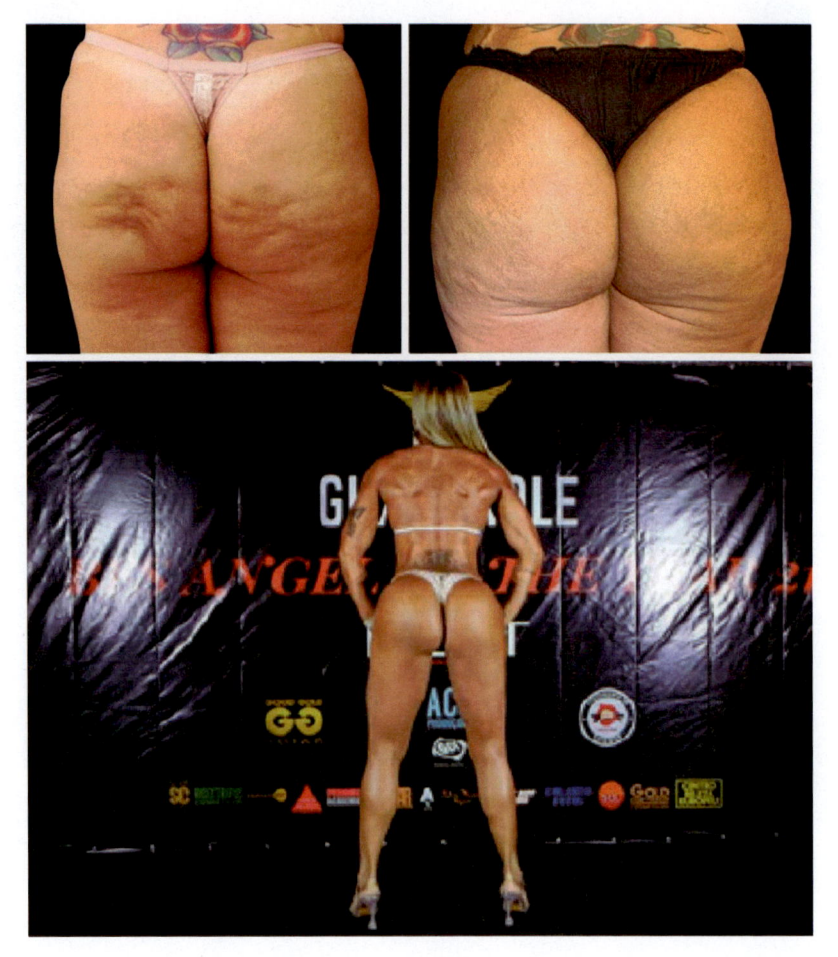

FIGURA 11.46 | Três imagens referentes a um mesmo glúteo. Atualmente um dos maiores objetivos desta paciente é competir, uma das metas que mais fazem sentido na vida dela. Isso só foi possível devido ao resultado alcançado com a Goldincision®.

Fonte: acervo do autor.

Diversas técnicas e tecnologias foram desenvolvidas para o tratamento da celulite. No entanto, diariamente recebo pacientes que já tentaram de tudo, sem resultado aparente.

Múltiplos aparelhos sofisticados, com tecnologia a *laser*, prometem resultados incríveis. Eles até podem melhorar um pouco a qualidade geral da pele, mas não temos um *laser* que identifique quais fibras ele precisa seccionar seletivamente. Para mim, é muito clara a necessidade da intervenção humana, não apenas na identificação do septo fibroso, que necessita de descolamento, mas também na ação seletiva nele, sendo ela a mais profunda possível, usando o mínimo necessário para visualizar o nivelamento. Não podemos descolar para mais, nem fazer pontos sem necessidade.

Aparelhos como o Cellfina®, desenvolvido nos Estados Unidos em 2015, comercializado pela Merz, por algum tempo, pareciam ser a solução dos problemas para muitos profissionais. No entanto, como eu já realizava muito o descolamento manual da celulite, imaginava que o uso do aparelho seria restrito, com muitas complicações e com resultados não significativos quando comparados aos que eu conseguia manualmente. Por quê?

A ideia deste aplicador era liberar as aderências entre os tecidos profundos e a pele. O aparelho é acoplado à pele por meio de um sistema de vácuo que puxa a região com celulite para dentro do sistema.

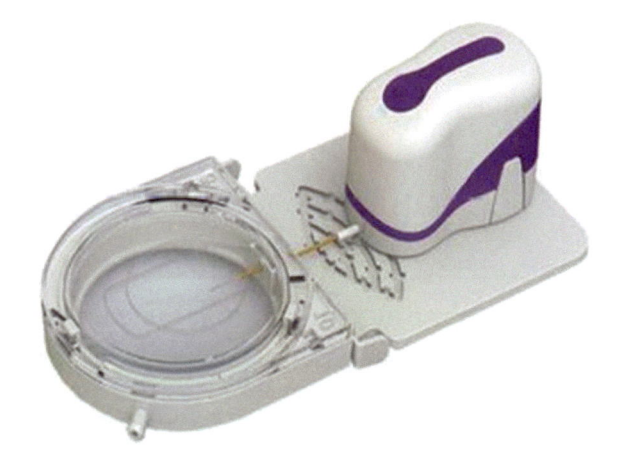

FIGURA 11.47 | Cellfina® – Tratamento para redução de celulite.
Fonte: Cellfina® (2023).

Após colocá-la ali, são feitos automaticamente pequenos cortes com 6 mm de profundidade, que liberam as aderências, removendo a celulite.

Tudo isso com um custo muito alto de equipamento, pois cada um desses aplicadores é de uso único, ou seja, cada procedimento complementar precisa ser cobrado como um procedimento adicional.

Independentemente do preço, conforme já mencionado, não existe um padrão de celulite. Cada celulite é única e cabe ao profissional a experiência de conseguir visualizar e identificar cada septo, cada um com a sua profundidade e cada um com o seu vetor. Para tanto, primeiramente, identificamos a celulite, depois encontramos o septo e o descolamos, o mais profundamente possível. É muito provável que se consiga descolá-lo em um plano mais profundo, entretanto é preciso descolar apenas o necessário, não toda a pele local, como acontecia com o uso desse aplicador. É preciso ser muito seletivo para que se desloque o septo, e nada mais do que isso. Dessa forma, consegue-se um resultado mais evidente, sem estufado, com o mínimo de equimose e sem aquela pele solta. Além disso, quanto mais profundo é o processo, menor a equimose com hemossiderina residual, melhor a recuperação, menor o desconforto e mais rápida é a recuperação.

Em outras palavras, a habilidade manual do artista será necessária. Equipamentos promovem uma qualidade melhor da pele, diminuem a gordura local e proporcionam melhora na flacidez, mas não conseguem descolar seletivamente cada um dos septos na profundidade e na quantidade ideais. Ademais, pode-se perceber, no transcorrer do procedimento, que ele deve ser realizado com anestesia local, para que o paciente permaneça em ortostatismo.

Foi o desafio de resolver algo sem solução que levou ao aprimoramento de técnicas e principalmente ao modo de como conduzir e em que ordem realizar o tratamento para as celulites.

Realizar sonhos, fazer a diferença, impactar e encantar os pacientes com o resultado são objetivos que estamos alcançando e proporcionando a todos os que se submetem à técnica da Goldincision®, quando realizada por um profissional qualificado, treinado e licenciado.

ANTES E DEPOIS DO MÉTODO GOLDINCISION® COM RESULTADOS COMENTADOS

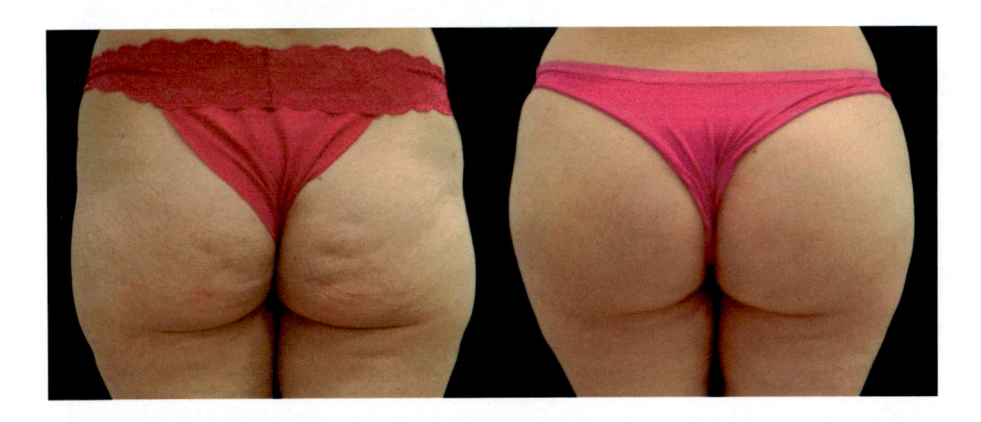

FIGURA 11.48 | Método Goldincision® associado ao preenchimento intramuscular de Biossimetric® 30%. Percebemos não apenas uma melhora geral na qualidade da pele (celulite), mas também na volumetria do glúteo.
Fonte: acervo do autor.

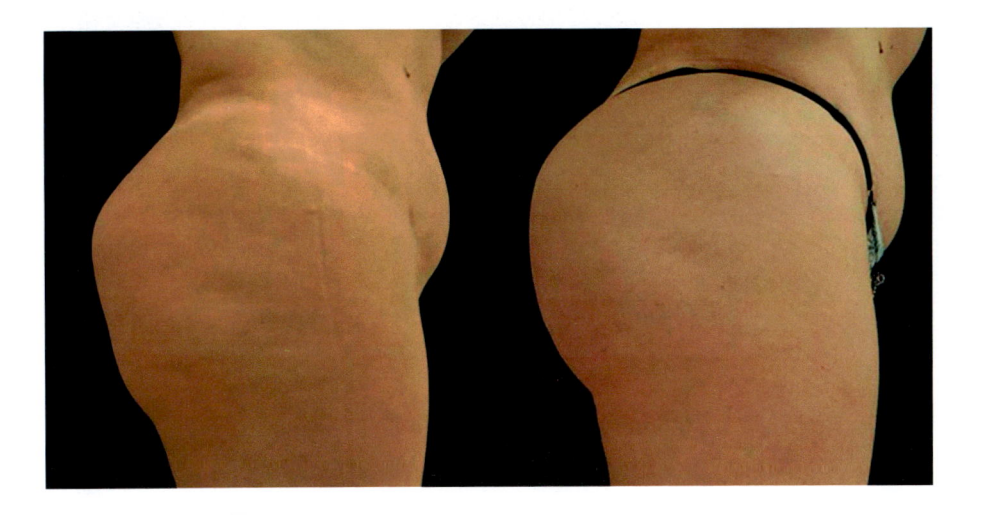

FIGURA 11.49 | Com frequência recebo pacientes com irregularidades pós-lipoescultura por acúmulo de volume em determinada região e consequente resultado inestético, principalmente por presença de aderência em determinada região. Pacientes com aderência não devem ser estimulados a preencher sem o devido "descolamento" da parte aderida, pois a tentativa acaba desencadeando um efeito estético negativo, muitas vezes "estufando" ao redor da irregularidade, levando à piora da aparência estética, e o tratamento necessita uma abordagem ainda maior e consequente nível de dificuldade.
Fonte: acervo do autor.

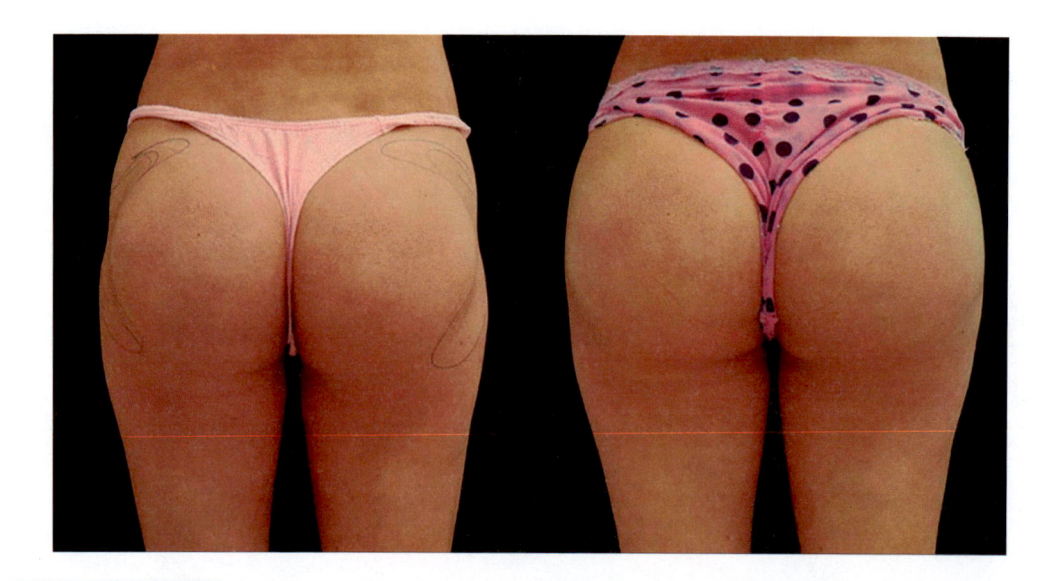

FIGURA 11.50 | Paciente com prótese de silicone aparente. Alguns pacientes optam por remover a prótese e realizar preenchimento intramuscular, objetivando um resultado mais anatômico e natural. No caso acima, realizei o preenchimento no quadril (*deep hips*), melhorando e escondendo o contorno da prótese de silicone. Muitas vezes preciso descolar aderências que se tornam aparentes principalmente em parte inferior do bumbum (um degrau que aparece no final da prótese).

Fonte: acervo do autor.

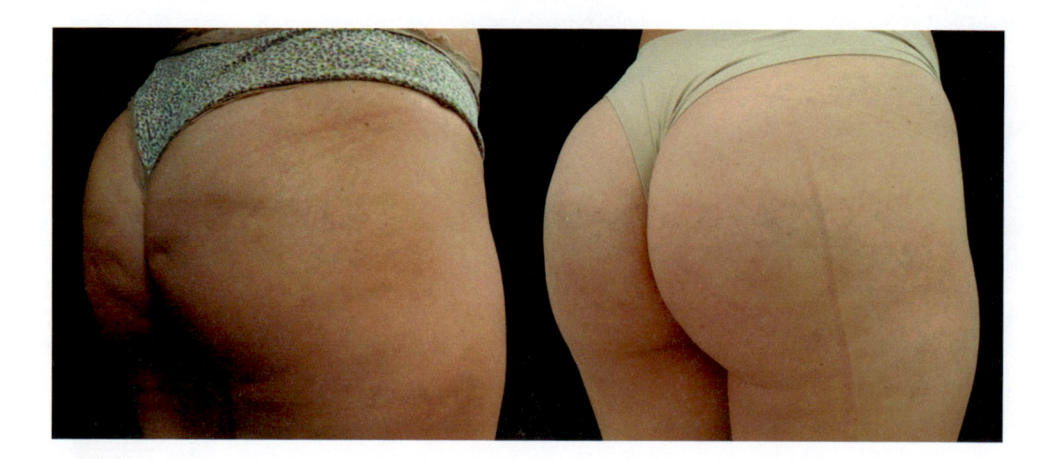

FIGURA 11.51 | Celulites grau III de Nurnberg, com aparência sobre o uso de roupas justas, o que afetava muito a vida social e afetiva da paciente. Na imagem da direita, revisão 60 dias após uma segunda etapa de tratamento, com resultado fantástico, sem necessidade de complemento, um excelente contorno corporal, sem celulites, com uma evidente melhora, não apenas nas irregularidades, mas também na qualidade da pele, no metabolismo e na circulação. Realizado bioestímulo de colágeno com Biossimetric® 15% 21 ml total em nível subdérmico com o método Goldincision®.

Fonte: acervo do autor.

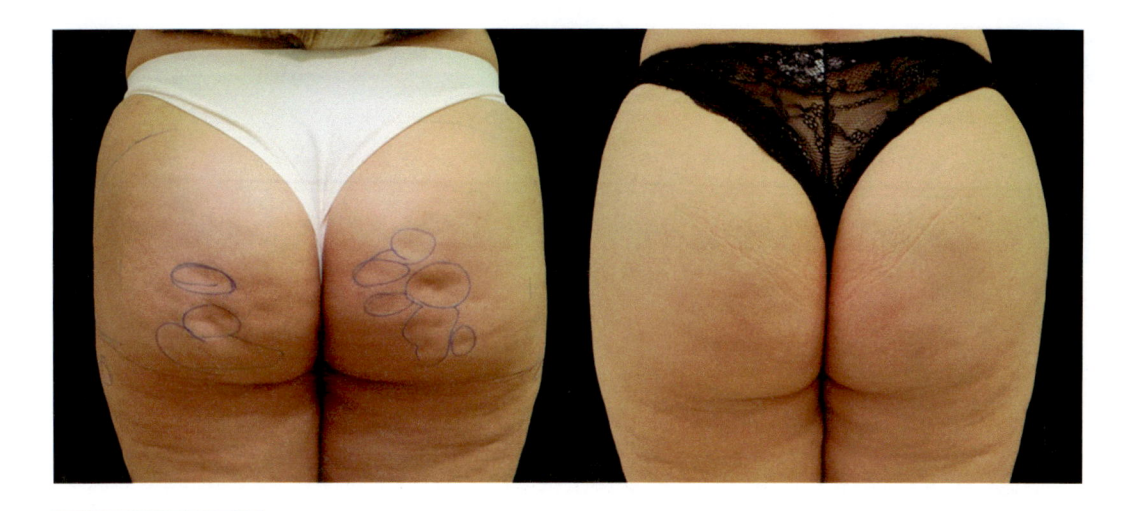

FIGURA 11.52 | Método Goldincision® no tratamento da celulite com uso de bioestimuladores de colágeno celulites Grau II e III de Nurnberg. Ainda alguma leve alteração na cromia da pele pelo acúmulo de hemossiderina pós-hematoma, o que sai completamente com o passar dos meses. Neste nível de acometimento, a paciente já pode ter uma vida extremamente normal, incluindo exposição solar.

Fonte: acervo do autor.

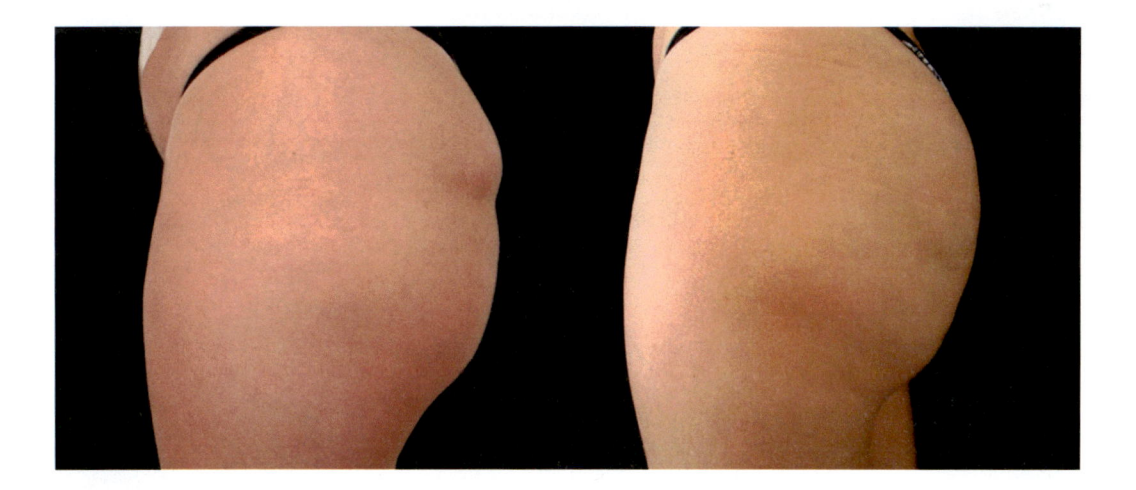

FIGURA 11.53 | Em nossa avaliação da celulite, incluímos aderência cicatricial (como a demonstrada acima – consequência de um trauma contuso), pois são aderências mais "rígidas" e geralmente mais difíceis, necessitando de uma abordagem mais agressiva com ferramentas adequadas (lancetas de maior calibre). São mais frequentemente associadas a seromas, necessitando geralmente de um maior número de intervenções complementares.

Fonte: acervo do autor.

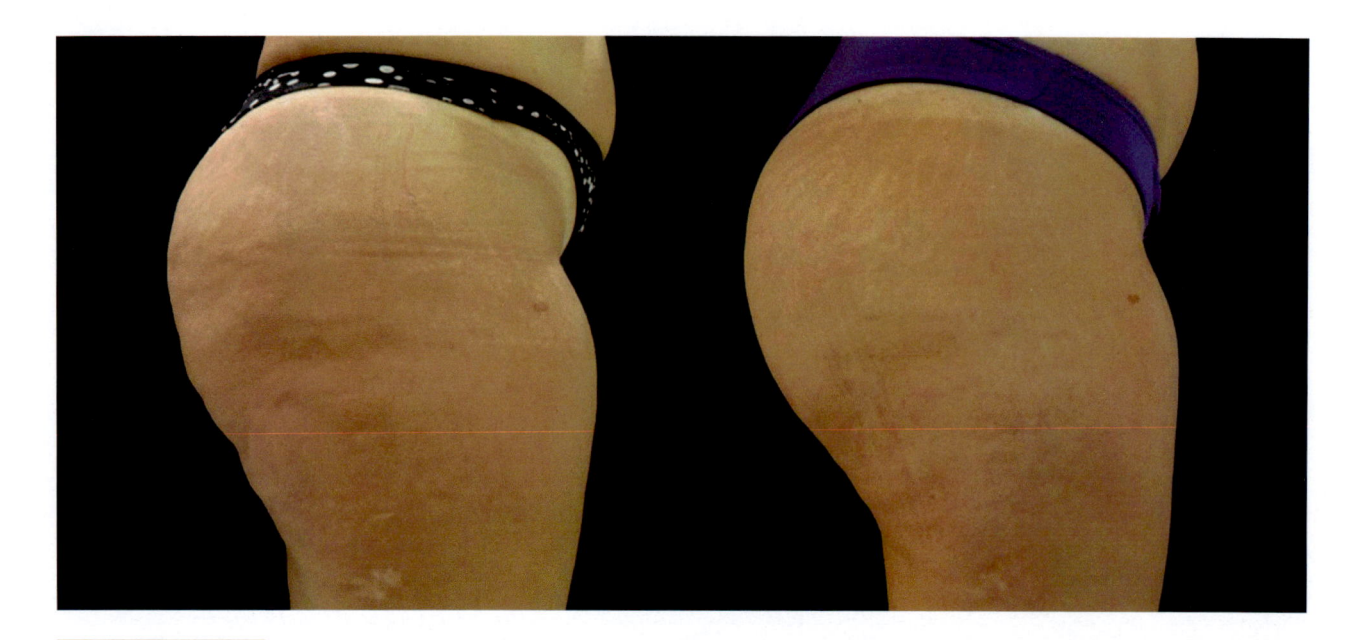

FIGURA 11.54 | Celulite grau mais leve I e II de Nurnberg, distribuído em toda região glútea e nas coxas. Resultado muito positivo.
Fonte: acervo do autor.

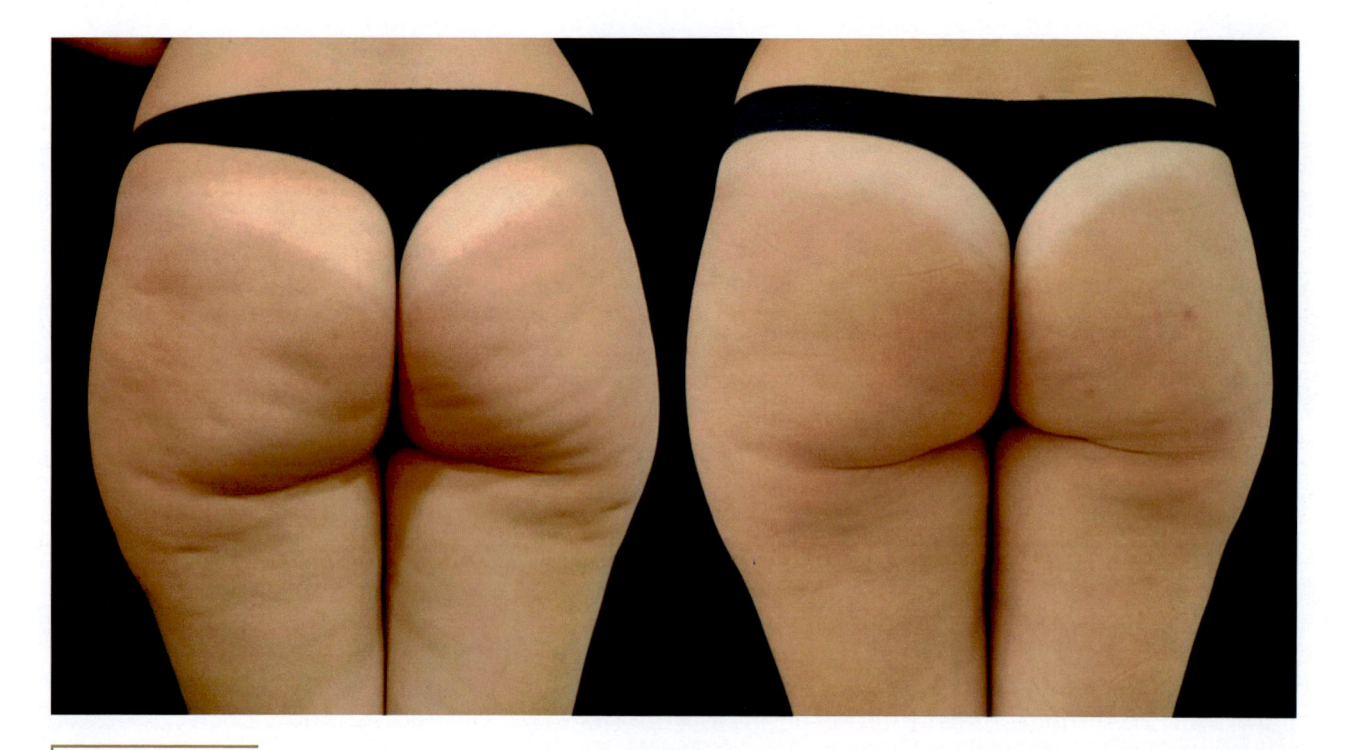

FIGURA 11.55 | 60 dias após uma única sessão com o método Goldincision® associando bioestímulo com Biossimetric® 15%.
Fonte: acervo do autor.

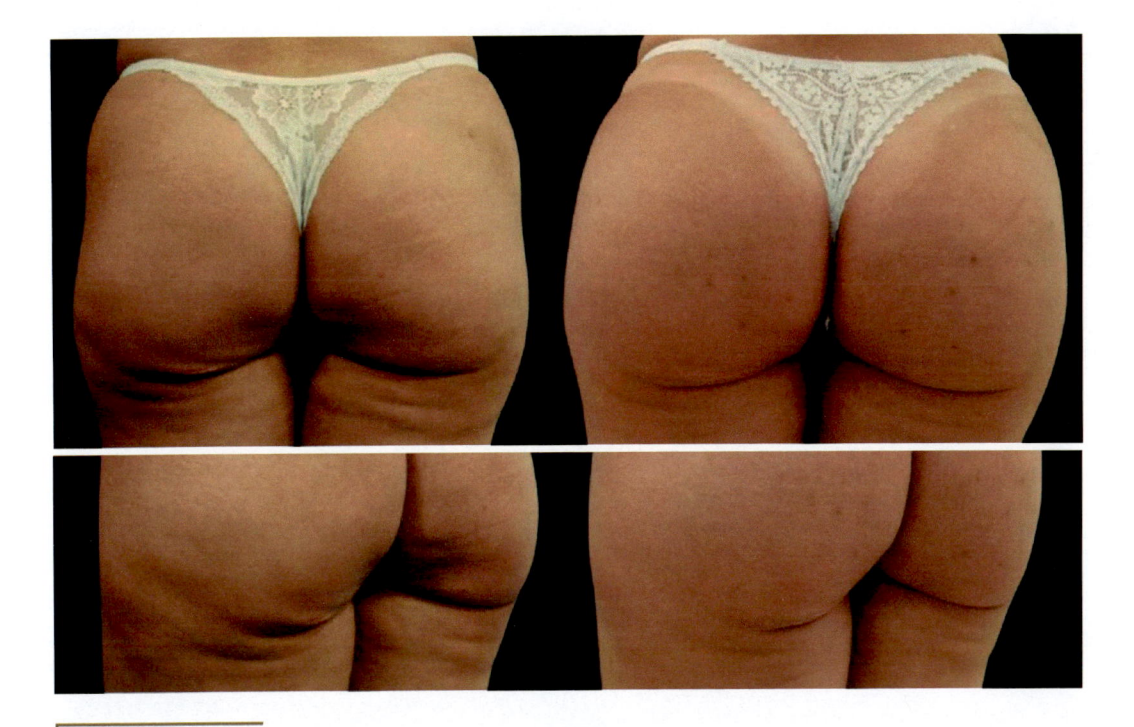

FIGURA 11.56 | Volumetria intramuscular em duas sessões com total de 230 ml de cada lado de Biossimetric® 30% mais associação do método Goldincision® em nível subcutâneo com 15 em cada lado e descolamento seletivo dos septos fibrosos em área de apoio e região subglútea, com evidente resultado na reestruturação do colágeno, na volumetria e no nivelamento dos septos fibrosos e aderências preexistentes.

Fonte: acervo do autor.

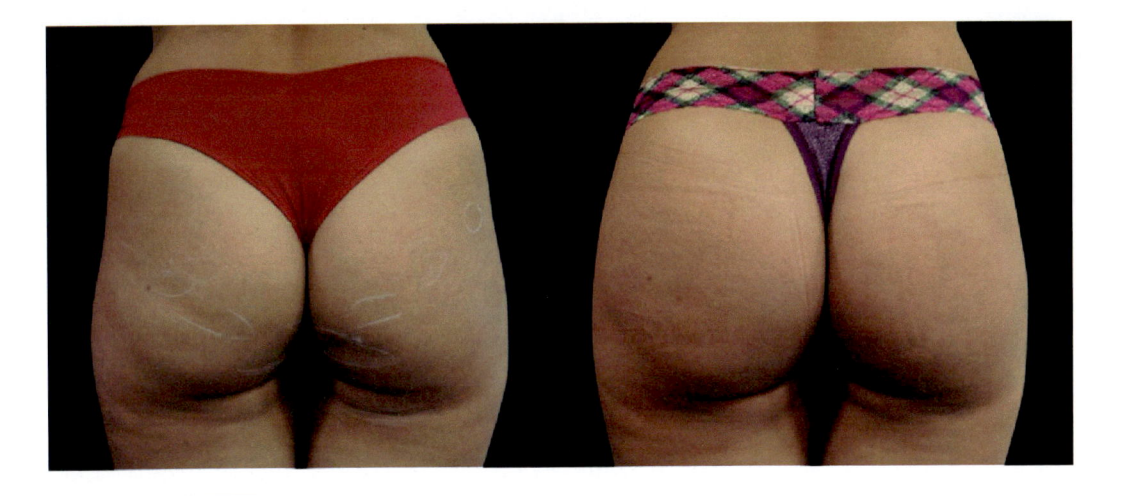

FIGURA 11.57 | Volumetria intramuscular com 300 ml de Biossimetric® 30% mais associação do método Goldincision®, onde foi bioestimulada a pele como um todo e descolado septo por septo o mais profundo e seletivo possível, com reestruturação do colágeno e aumento do metabolismo local, com evidente melhora na qualidade da pele.

Fonte: acervo do autor.

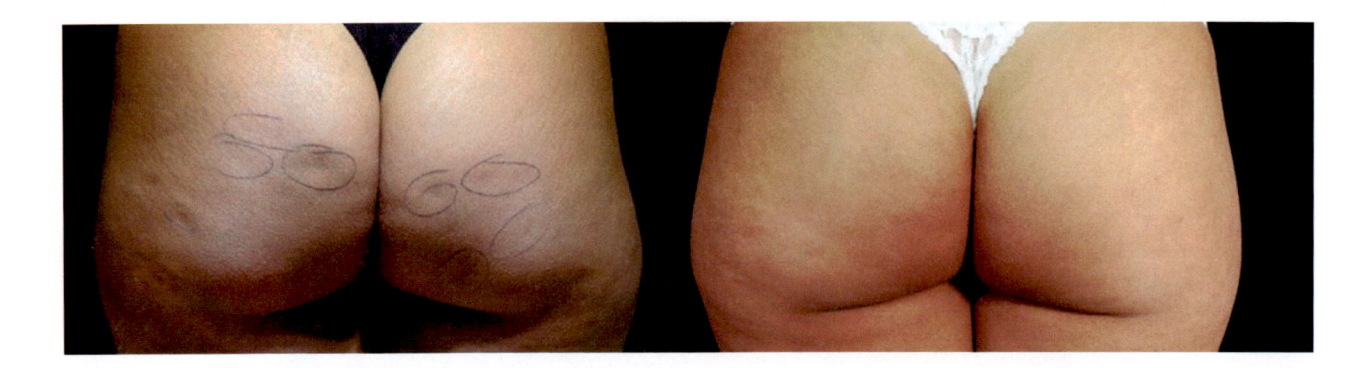

FIGURA 11.58 | Método Goldincision® no tratamento avançado da celulite.
Fonte: acervo do autor.

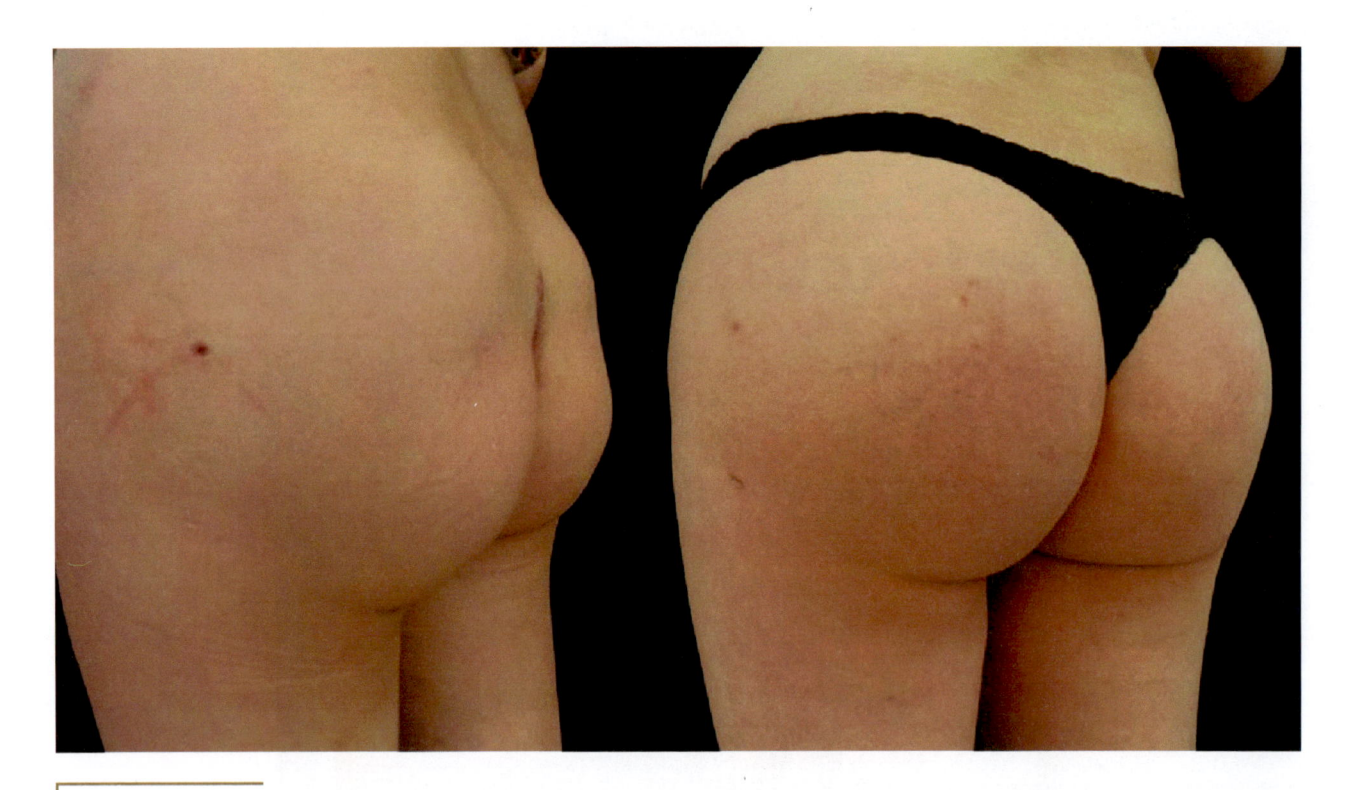

FIGURA 11.59 | Muitos casos com irregularidades (fibroses) pós-trauma ou após algum procedimento como lipoescultura, ou infecção. No caso acima, pós-retirada de prótese de glúteo com evidente irregularidade. Tais irregularidades pós-trauma (e por isso incluímos o motivo da irregularidade em nosso questionário de avaliação) têm uma aderência em geral mais coesa, dura e de difícil ruptura, necessitando de eventuais ferramentas adicionais com ponta mais cortante, e nesses casos o risco de hematomas verdadeiros (com acúmulo de sangue no compartimento) e eventual transformação para seroma ou seromas com líquido inflamatório no espaço "descolado" é mais frequente, e o paciente precisa estar preparado para isso. Maior número de sessões pode ser necessário e maior incidência de complicações, como hematoma e seroma.
Fonte: acervo do autor.

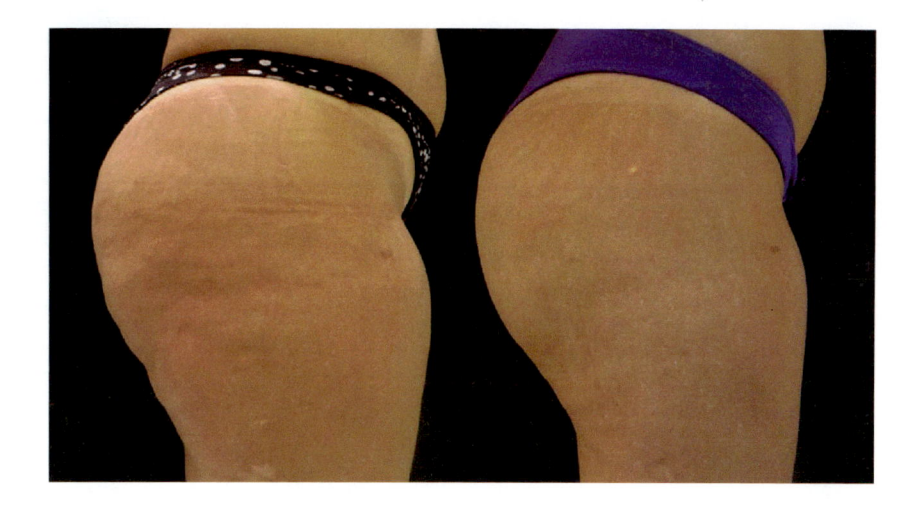

FIGURA 11.60 | Resultado do bioestímulo geral para qualidade da pele e a importância de uma quantidade significativa de produtos bioestimuladores (partículas) para um resultado estético aparente. Diferentemente da face, sendo uma região reduzida, e uma espessura de pele reduzida, na região glútea temos uma área aproximadamente 10 X maior se se considerar a região subglútea e com uma espessura de pele e subcutânea também muito maior, talvez este seja o grande desafio para demonstrar resultados significativos, o que muitas vezes torna-se um procedimento demasiadamente caro para uso de alguns produtos que ainda apresentam uma durabilidade pequena, com necessidade de reposição constante. Acima resultado com método Goldincision®, mas sabemos que nas pequenas irregularidades como celulite leve grau I, o resultado se deu mais pelo uso de substâncias particuladas, como bioestimuladores.
Fonte: acervo do autor.

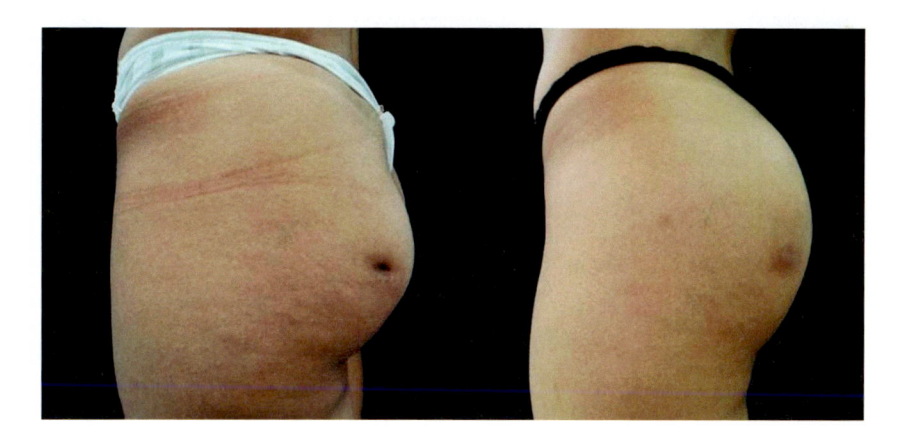

FIGURA 11.61 | Mais um caso de tantos de paciente pós-retirada de prótese por complicações, este com seroma infectado, que também já vinha com queixa quanto à naturalidade e protótese visível ao movimento, o que é muito comum, principalmente quando pacientes do biotipo magra. Após a retirada da prótese, permaneceu com um dreno na região visível acima, promovendo não apenas uma cicatriz como resultado, mas a retração dela, o que torna mais difícil o tratamento, onde apenas a volumetria não consegue melhorar e por isso a importância de o médico injetor ter experiência em tratar as irregularidades com o método Goldincision®, pois somente assim é possível proporcionar a plena satisfação das pacientes.
Fonte: acervo do autor.

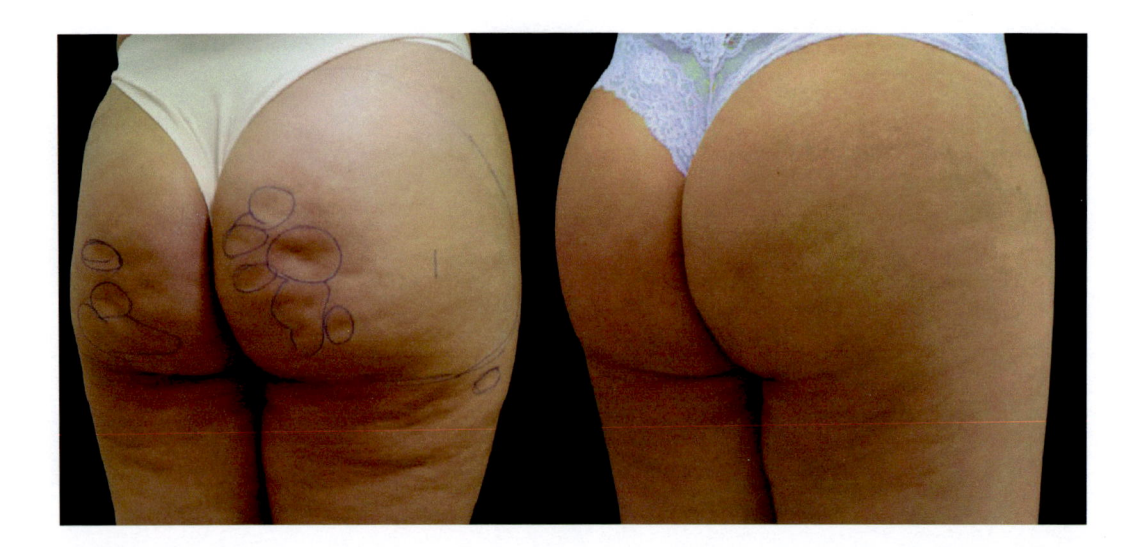

FIGURA 11.62 | Antes e depois com o método Goldincision® associando bioestimulador, neste caso absorvível 6 ml Radiesse® em cada lado diluído 1:1 em anestésico lidocaína 2% com vaso. Embora o bioestímulo seja reabsorvível, o descolamento dos septos fibrosos permanece a longo prazo, embora o paciente continue envelhecendo e seu aspecto de pele continue progredindo para menos espessa e mais flácida, assim como novas celulites possam aparecer.

Fonte: acervo do autor.

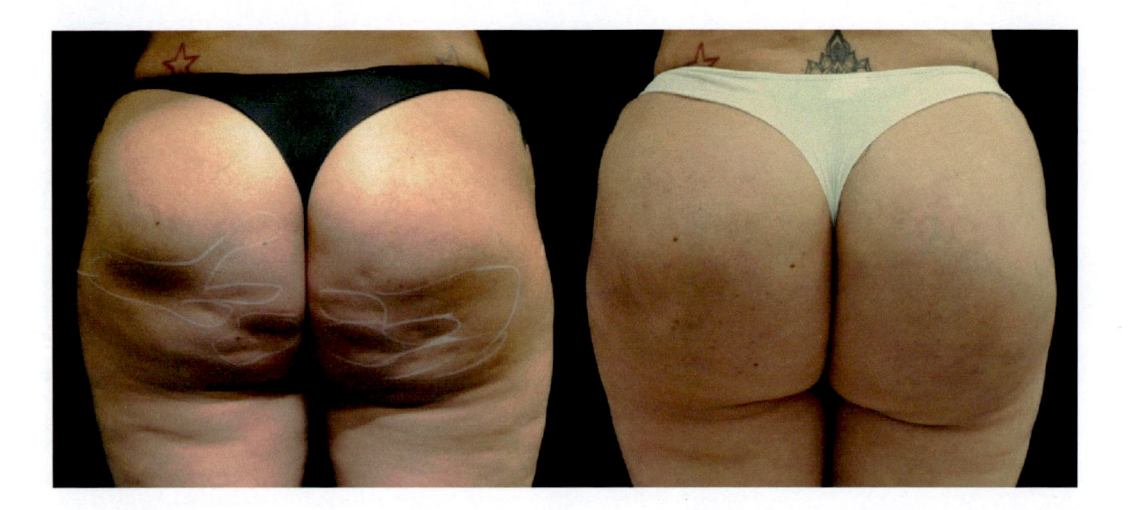

FIGURA 11.63 | Grandes irregularidades, embora não pareça na paciente à esquerda com o glúteo relaxado. Casos como este demandam maior atenção e cuidados no pós-procedimento, pois o descolamento não é realizado em um único ponto de retração, mas em uma área maior, e deve ser realizado em plano mais profundo possível, o que minimiza o risco de seroma. A bermuda compressiva deve ser utilizada por um tempo maior, mínimo 14 dias ou a critério médico, conforme revisão, e deve ser mantida em todos os casos de hematoma ou seroma durante todo o tratamento.

Fonte: acervo do autor.

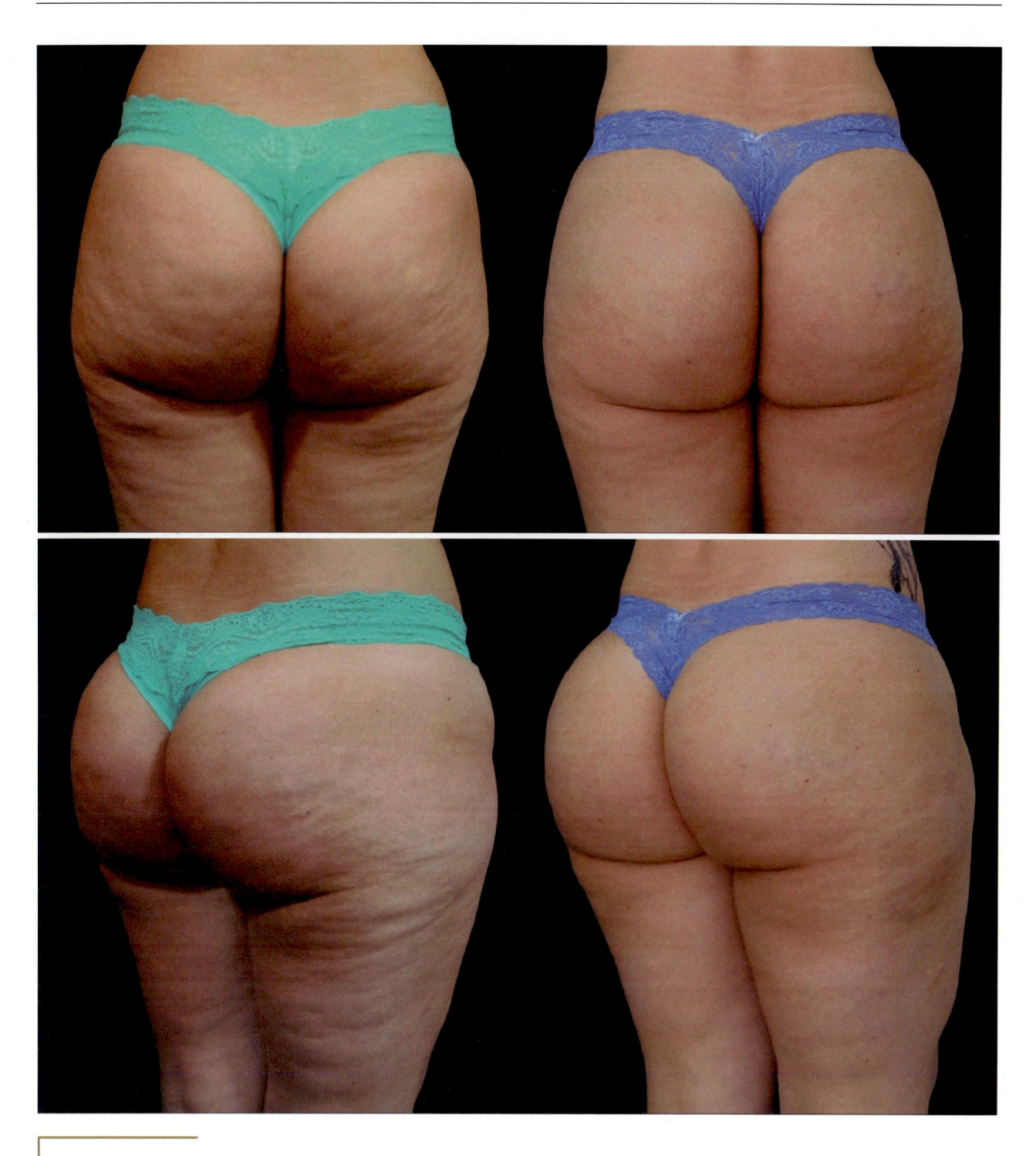

FIGURA 11.64 | Um belo caso de uma paciente com celulite leve grau I e II demonstrando não apenas um efeito pontual nas irregularidades maiores, mas uma melhora geral da pele pela presença de produtos bioestimuladores.
Fonte: acervo do autor.

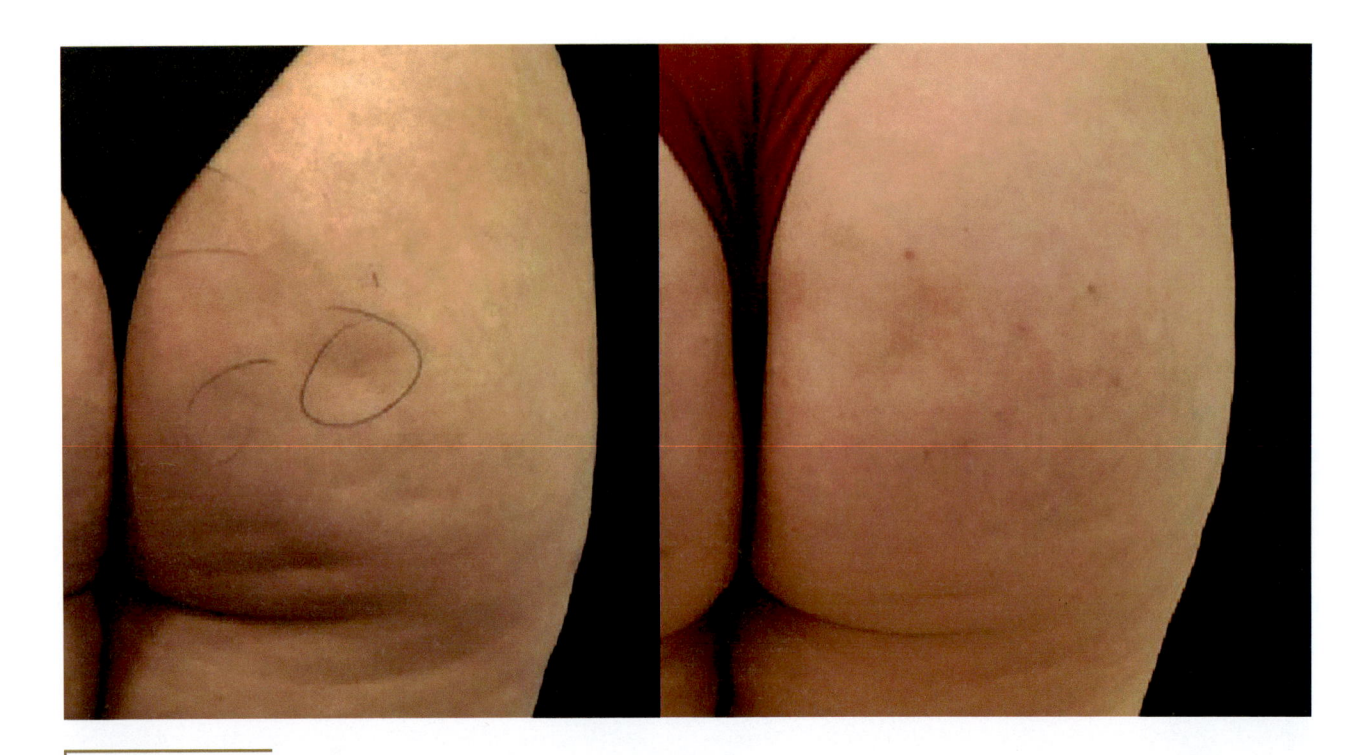

FIGURA 11.65 | Antes e depois do método Goldincision® com hidroxiapatita de cálcio como bioestimulador.
Fonte: acervo do autor.

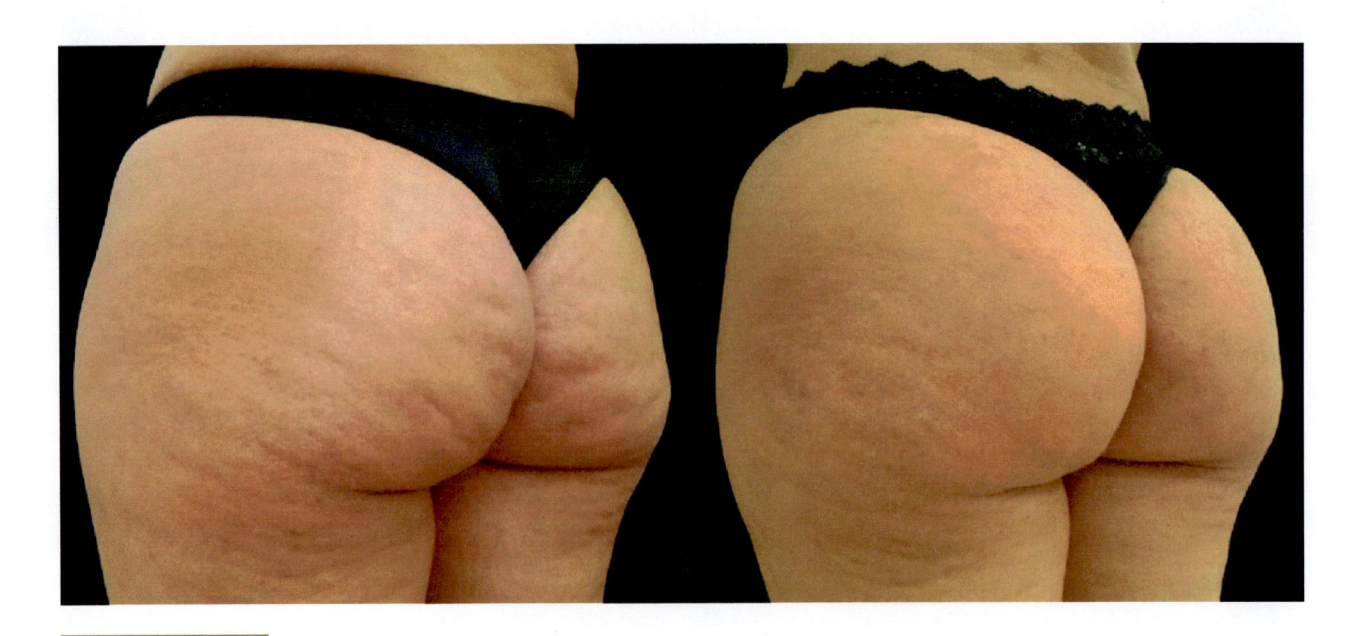

FIGURA 11.66 | Método Goldincision® 60 dias após uma única sessão com um total de 30 ml de Biossimetric® 15% espalhado bilateralmente em região subdérmica da região glútea.
Fonte: acervo do autor.

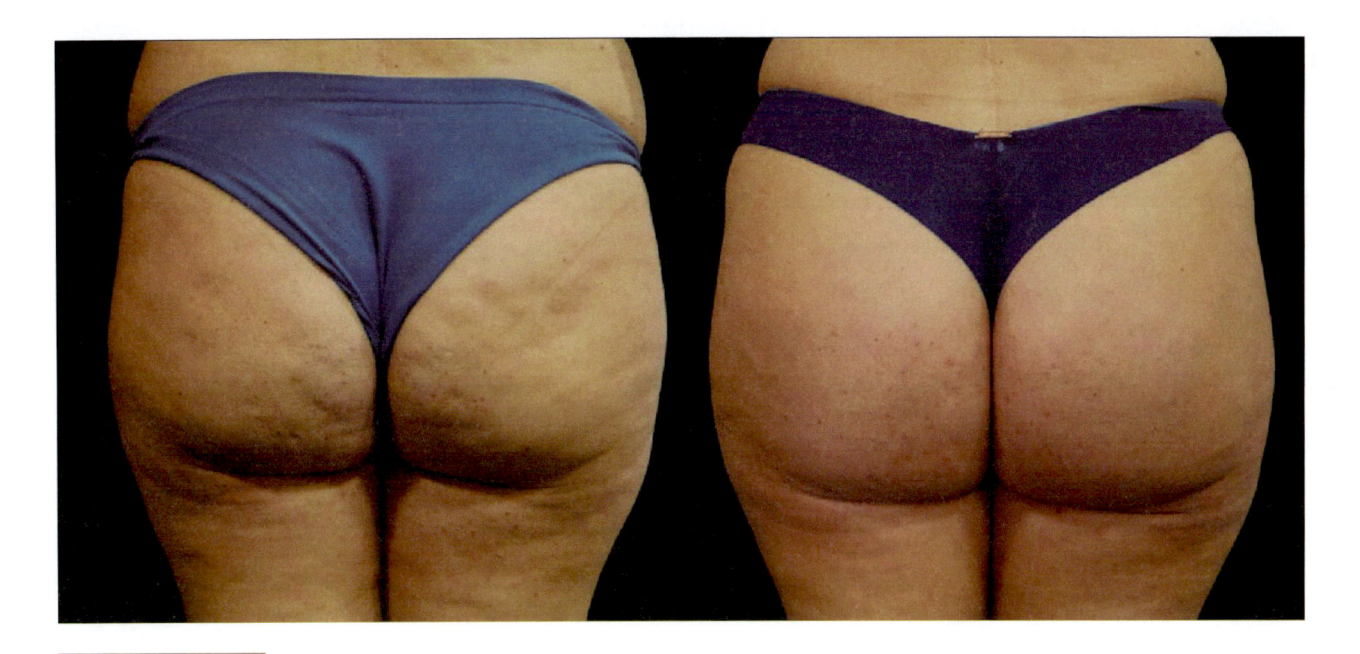

FIGURA 11.67 | Método Goldincision® 60 dias após uma única sessão, com um total de 30 ml de Biossimetric® 15% espalhado bilateralmente em região subdérmica da região glútea.
Fonte: acervo do autor.

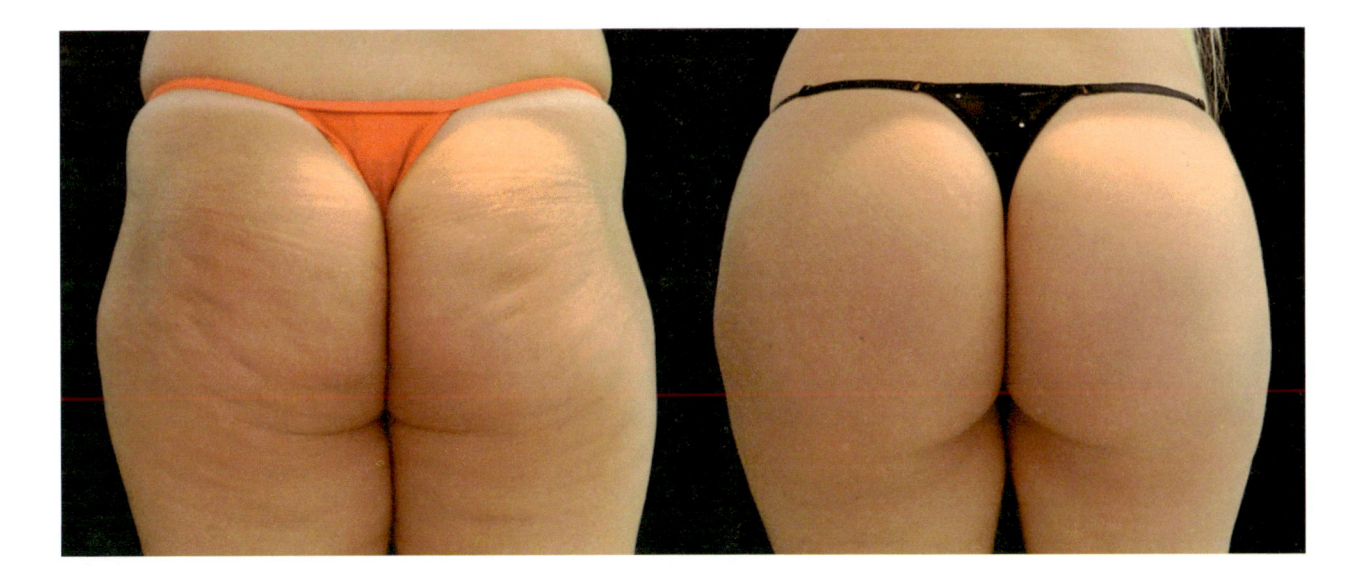

FIGURA 11.68 | Associação entre volumetria intramuscular e lateral dos glúteos com o método Goldincision® no tratamento das celulites. Nota-se a melhora não apenas da harmonia como um todo, melhorando a flacidez não apenas pelo ganho volumétrico, mas pela propriedade dos produtos bioestimuladores.
Fonte: acervo do autor.

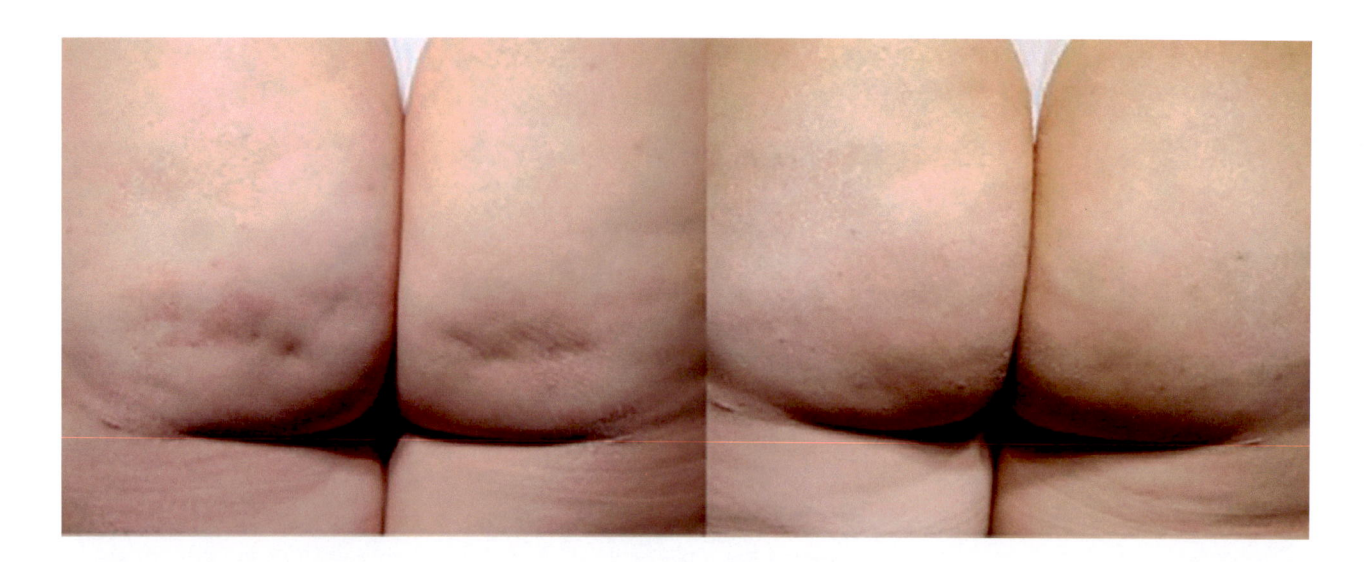

FIGURA 11.69 | Região próxima da linha de apoio. Uma queixa muito frequente para a qual podemos oferecer um resultado muito significativo com o método Goldincision®.
Fonte: acervo do autor.

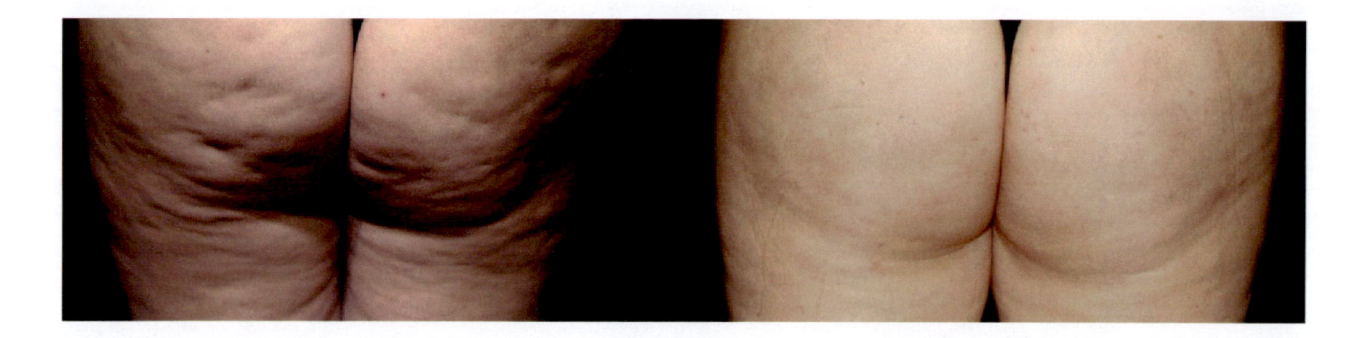

FIGURA 11.70 | Tratamento Goldincision® na região do terço inferior da região glútea, com Biossimetric® 15%, reestruturando o colágeno e descolando os septos principais ponto a ponto. Um caso um pouco mais difícil, pois não estão bem delimitados os septos.
Fonte: acervo do autor.

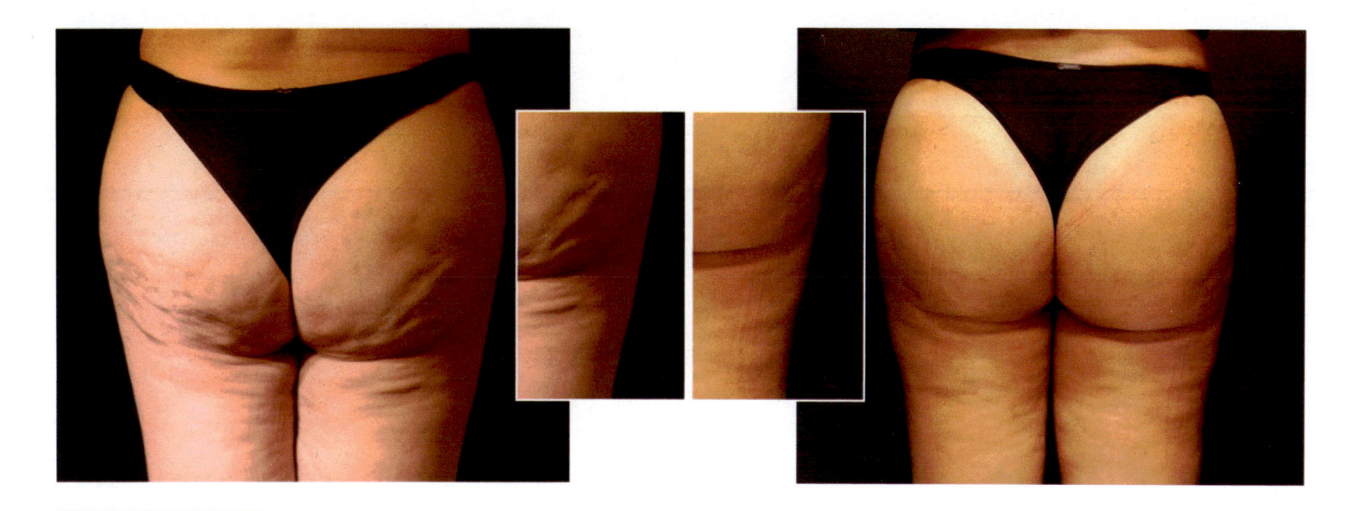

FIGURA 11.71 | Após uma sessão quando a paciente vem para complemento. Melhora muito significativa em região glútea, com melhora geral da pele. Nas coxas, o resultado acontece mais tardio, com o efeito do bioestimulador. Na segunda etapa (complemento), é realizado o descolamento de mínimos pontos remanescentes e uma segunda sessão de bioestimulador em região subdérmica, sendo que o estímulo de colágeno é maior com 3-4 meses do que com 30 dias. Em pacientes com menor número de irregularidades e mais profundas e jovens sem flacidez, mais mágico é o resultado.
Fonte: acervo do autor.

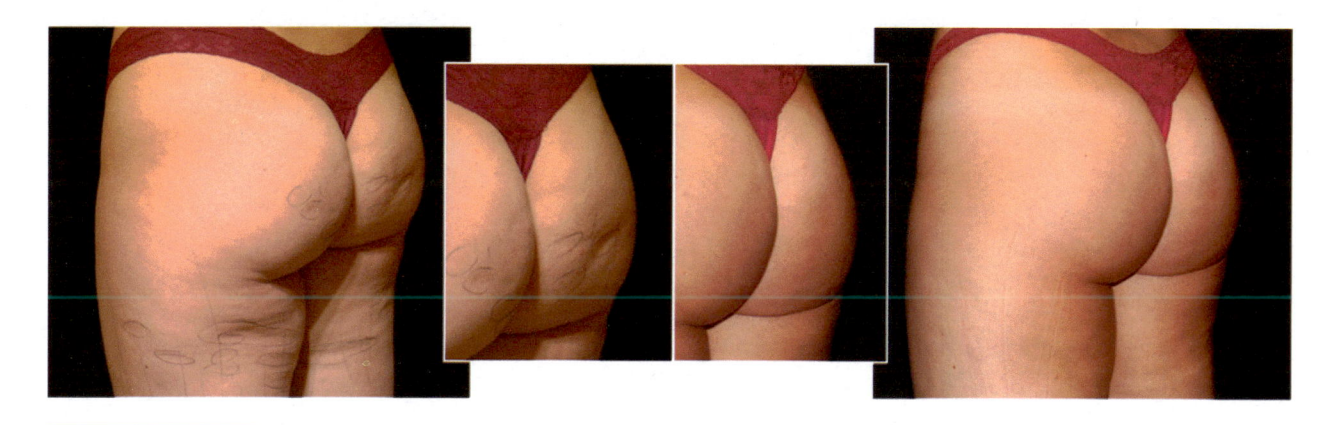

FIGURA 11.72 | Paciente jovem com grandes irregularidades, visíveis sob a roupa. Resultado com o método Goldincision®: veja melhora em coxas, com resolução por completo das irregularidades, além da melhora geral da qualidade da pele, sem equimose residual 45 dias após a segunda etapa de tratamento com uso do Kit Clareador Goldincision®.
Fonte: acervo do autor.

FIGURA 11.73 | Qualidade geral da pele muito boa, mas com irregularidades bem evidentes. São casos com uma resolutilidade muito boa com o método, que, embora trate ponto a ponto, também melhora a qualidade da pele e com isso sustenta por um período maior de tempo o resultado, pois os bioestimuladores atuam completamente oposto a gênese da celulite, reestruturando o colágeno e melhorando a circulação e o metabolismo geral.
Fonte: acervo do autor.

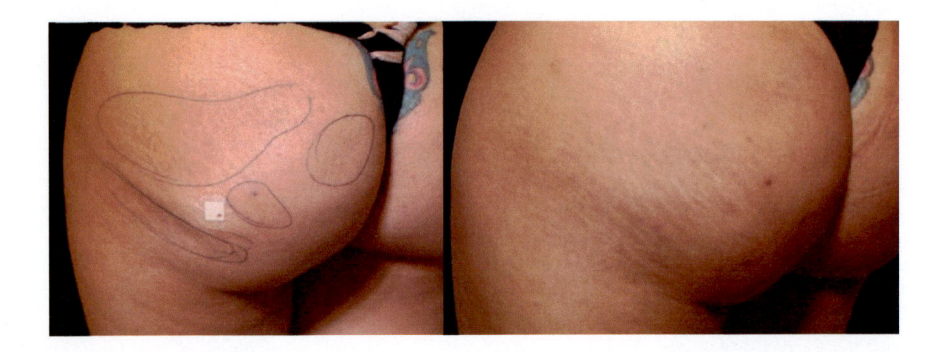

FIGURA 11.74 | Difícil mostrar na imagem pré-procedimento a realidade das irregularidades e eventuais acúmulos de gordura por lipoenxertia que acabam muitas vezes colaborando para um pior aspecto da pele, e o tratamento também se torna um pouco mais difícil.
   Paciente virgem de tratamento sem alteração por trauma, injeções ou infecções, tem um subcutâneo por igual em se tratando de células de gordura, entretanto com retrações septais que promovem o abaulamento e a herniação, com piora do aspecto clínico, e nessas pacientes, ao realizarmos o método Goldincision® e "descolarmos" os septos fibrosos, temos uma melhora de imediato tanto das irregularidades com visual de imediato e posteriormente com o passar de 3-4 meses o pico de resultado na qualidade geral da pele. Já pacientes pós-lipoescultura ou alterações cutâneas pós-infecção podem necessitar de correções volumétricas, seja para mais ou para menos, nesse subcutâneo, e precisamos ter muita cautela para abordar esses pacientes que eventualmente possam necessitar a realização de um miniaspirado local ou até um preenchimento, e aí precisa ser muito leve e em subcutâneo profundo para melhor naturalizada, a fim de repor esse volume perdido por algum motivo qualquer. Mas sempre esta é a última opção: repor algum volume em subcutâneo profundo quando no uso do PMMA, e com muita cautela e microcânula sempre em movimento, com produto concentração 10 ou 15%.
Fonte: acervo do autor.

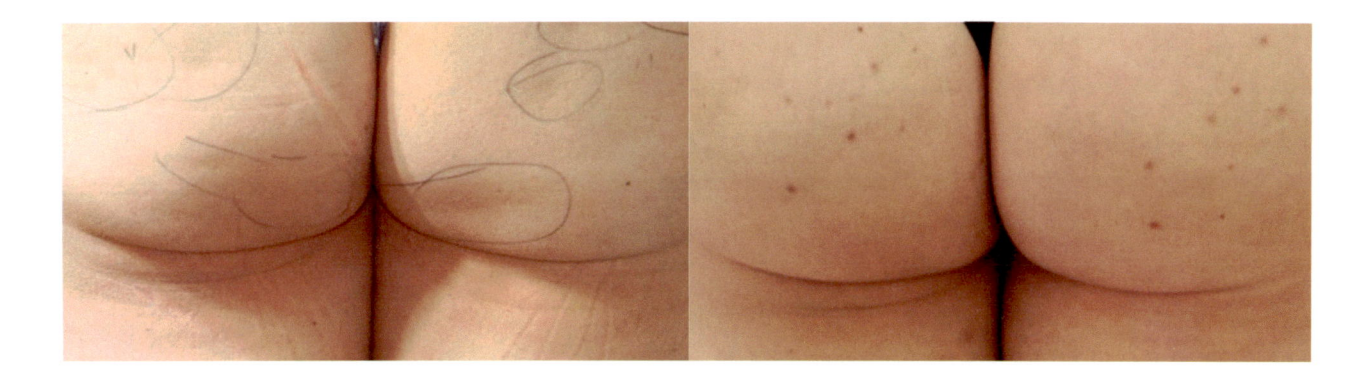

FIGURA 11.75 | Método Goldincision® realizado com sucesso em terço inferior do bumbum; percebam o nivelamento total da região, com melhora geral da pele. Resultado ainda precoce, com 45 dias após um único tratamento, sem equimose residual alguma; entretanto, neste caso, ainda alguns sinais pontuais de hiperpigmentaçao pós-inflamatória na entrada das agulhas que irão certamente clareando aos poucos, podendo ser prescritos tratamentos a *laser* como *q-yag* e/ou ácidos clareadores.
Fonte: acervo do autor.

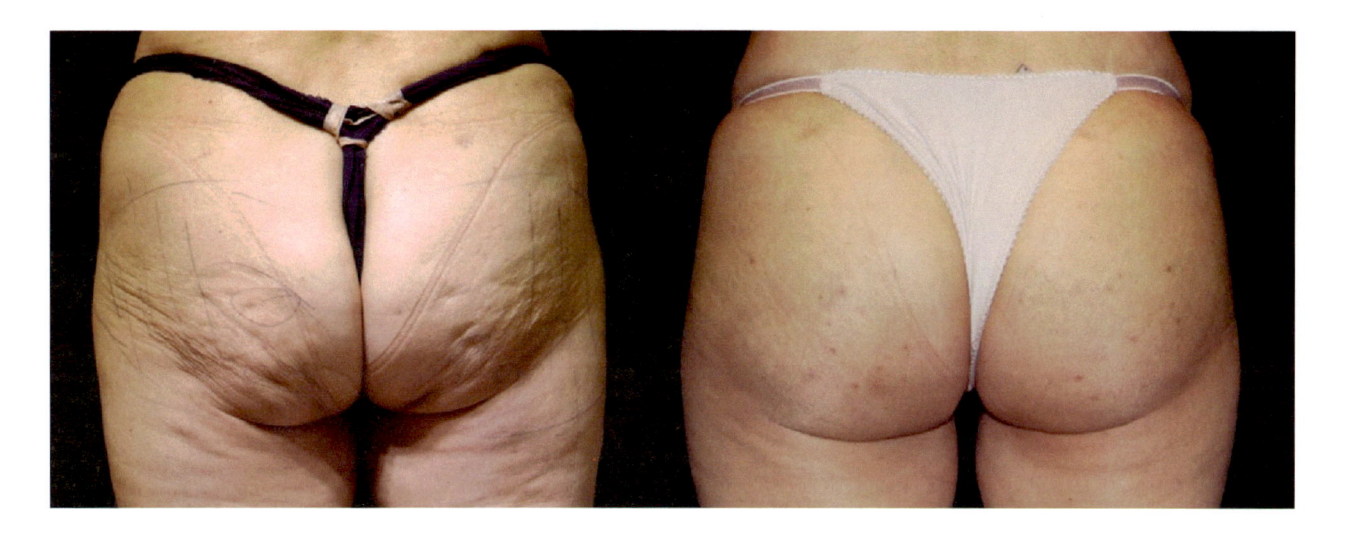

FIGURA 11.76 | Embora paciente com região contraída, coloquei esta foto, pois se percebe muito bem a qualidade geral da pele e a necessidade de a abordarmos como um todo, e é exatamente isso que fazemos com o método Goldincision®. Veja na foto à direita nivelamento total das irregularidades e uma excelente qualidade de pele pós-procedimento. Ainda há alguma mancha residual por depósito de ferro da equimose e alguns pontos pós-inflamatório da entrada da agulha (não se trata de cicatriz); o procedimento não provoca cicatriz, mas eventuais manchas devem ser tratadas com tecnologias ou clareadores, conforme descrito em outro capítulo deste livro.
Fonte: acervo do autor.

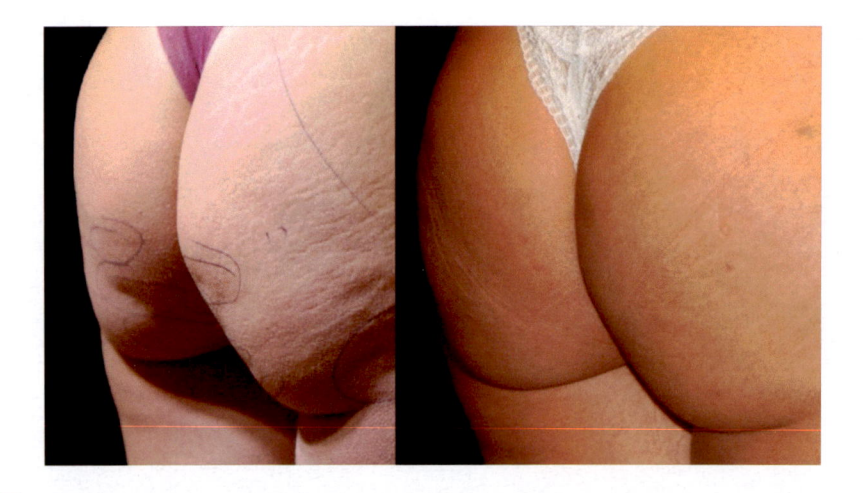

FIGURA 11.77 | "Irregularidades maiores" – descrevo aqui dessa forma, pois não são pontos específicos de retrações, mas que alteram a harmonia corporal e o formato do bumbum. Muitas vezes para alterar o formato do bumbum é preciso atuar em nível subcutâneo. Veja também imagem abaixo.

Fonte: acervo do autor.

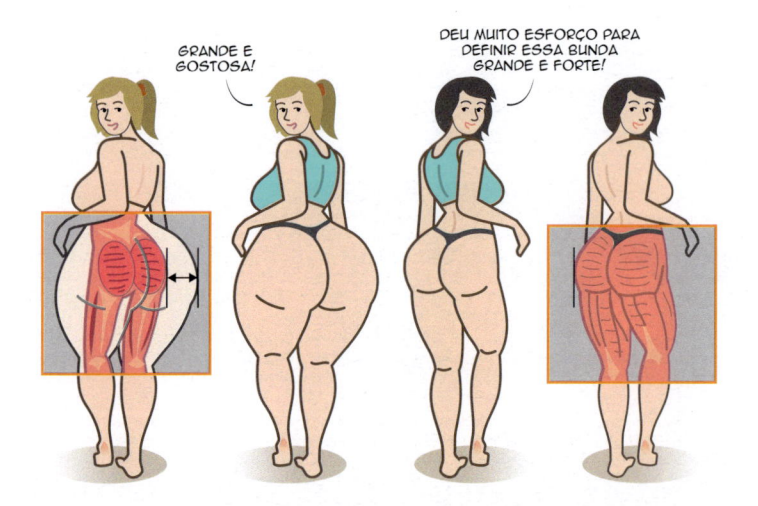

FIGURA 11.78 | É possível aumentar os glúteos e concomitantemente diminuir a bunda? A resposta é sim...

Com frequência recebo pacientes na minha prática diária em acompanhamento com médicos nutrólogos, atividade física regular, supersatisfeitas, com corpos perfeitos, abdome, coxas e braços definidos, mas com queixa de que a região glútea diminuiu.

Sim, mesmo que os glúteos aumentem (os músculos glúteos hipertrofiando), o seu ganho volumétrico pode ser menor que a perda de gordura local, e isso pode gerar uma insatisfação em relação a essa parte do corpo tão cobiçada.

Colegas médicos que já acompanharam dezenas ou até centenas de pacientes por todos esses 17 anos que já realizaram a reposição volumétrica comigo ou com minha equipe, depositam em nós da Clínica Leger a confiança de restabelecer a autoestima desses pacientes, e o ganho que oferecemos é não somente volumétrico, mas na qualidade da pele, pela propriedade de bioestimular.

Fonte: acervo do autor.

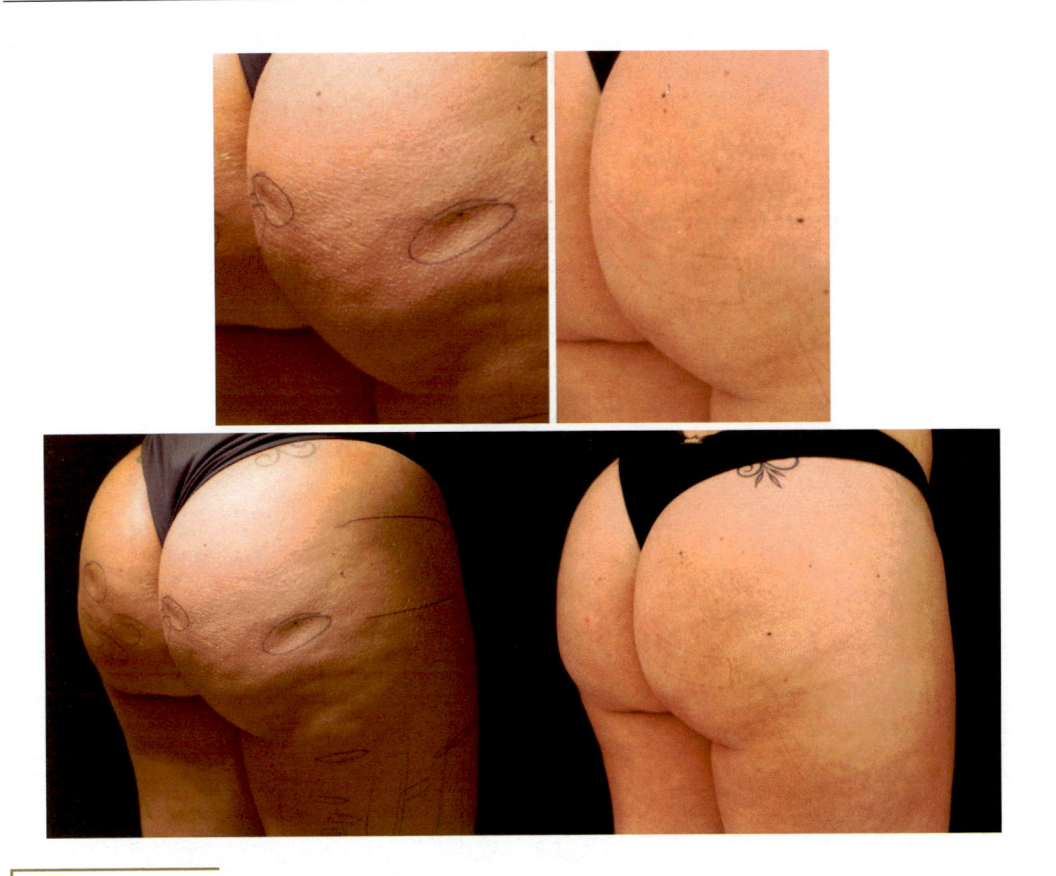

FIGURA 11.79 | Método Goldincision® com descolamento ponto a ponto e o bioestímulo melhorando a qualidade geral da pele.
Fonte: acervo do autor.

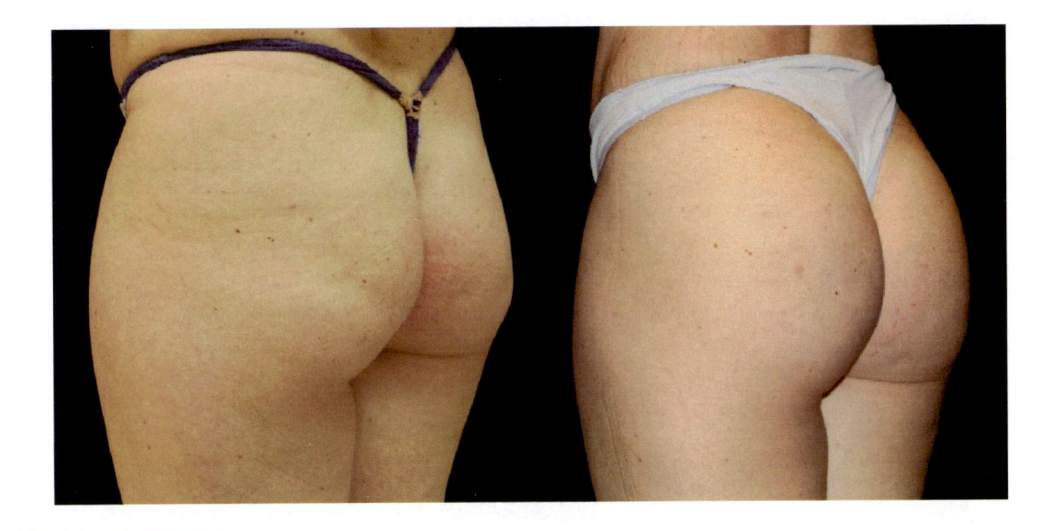

FIGURA 11.80 | Tratamento combinado de volumetria intramuscular com Biossimetric® 30% mais método Goldincision®. Foram 150 ml intramuscular em cada lado mais 15 ml 15% em cada bumbum como forma de bioestimular.
Fonte: acervo do autor.

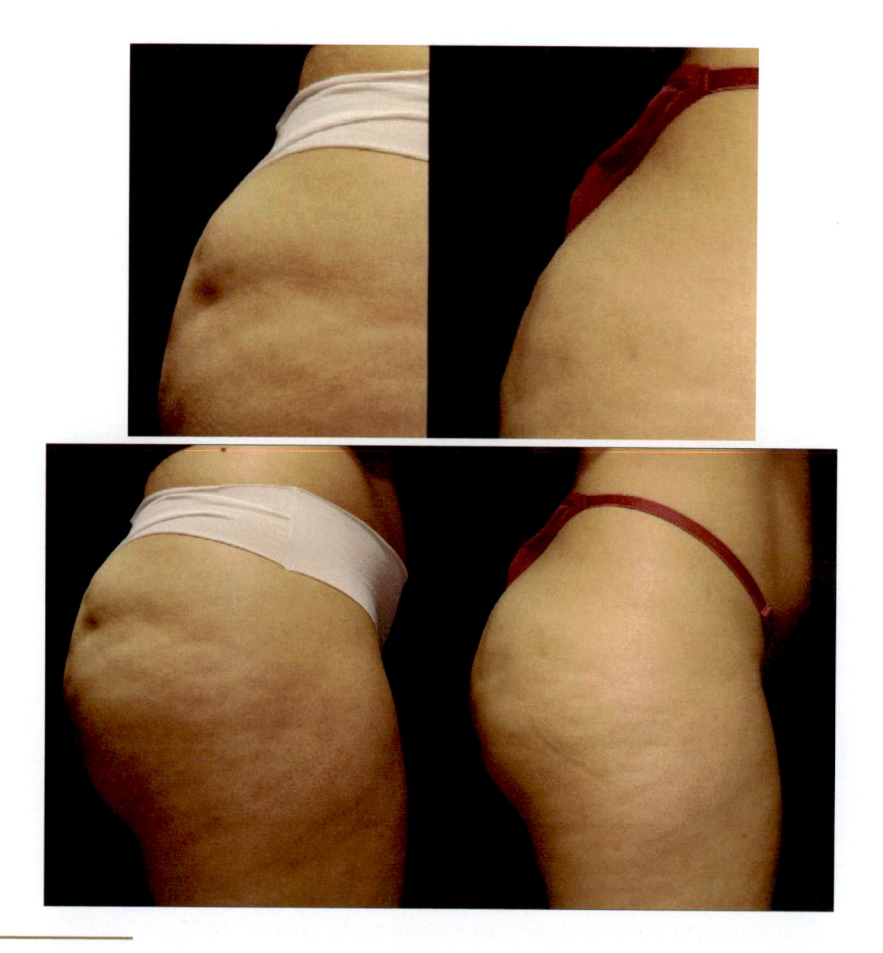

FIGURA 11.81 | Método Goldincision® com os mágicos resultados ponto a ponto mais a qualidade geral da pele com aumento do metabolismo geral, neovascularização e reestruturação do colágeno.
Fonte: acervo do autor.

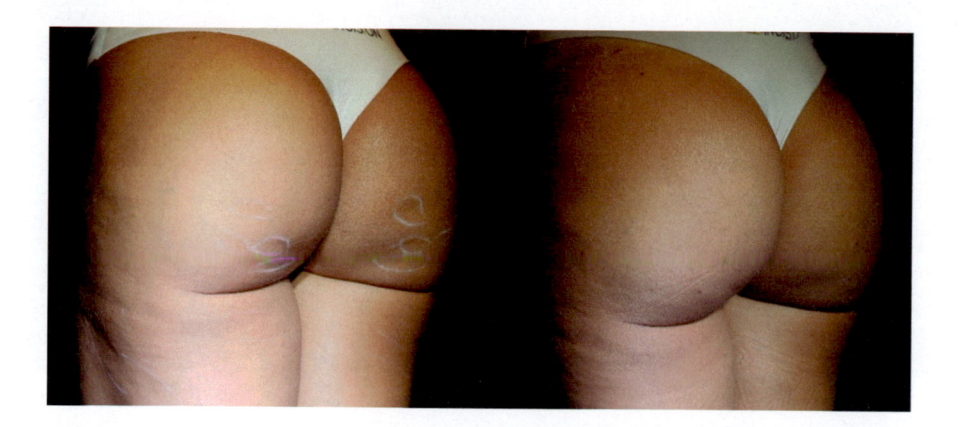

FIGURA 11.82 | Lindo resultado com Goldincision®; paciente jovem porém com irregularidades no terço inferior do bumbum.
Fonte: acervo do autor.

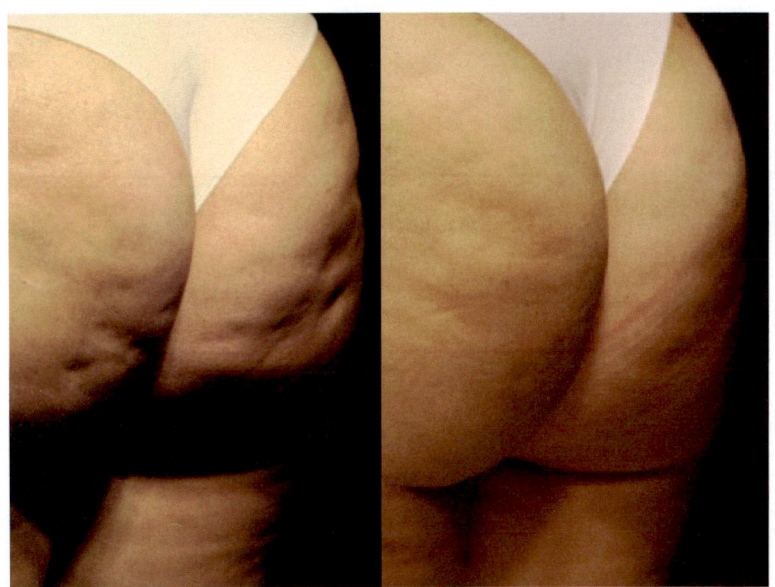

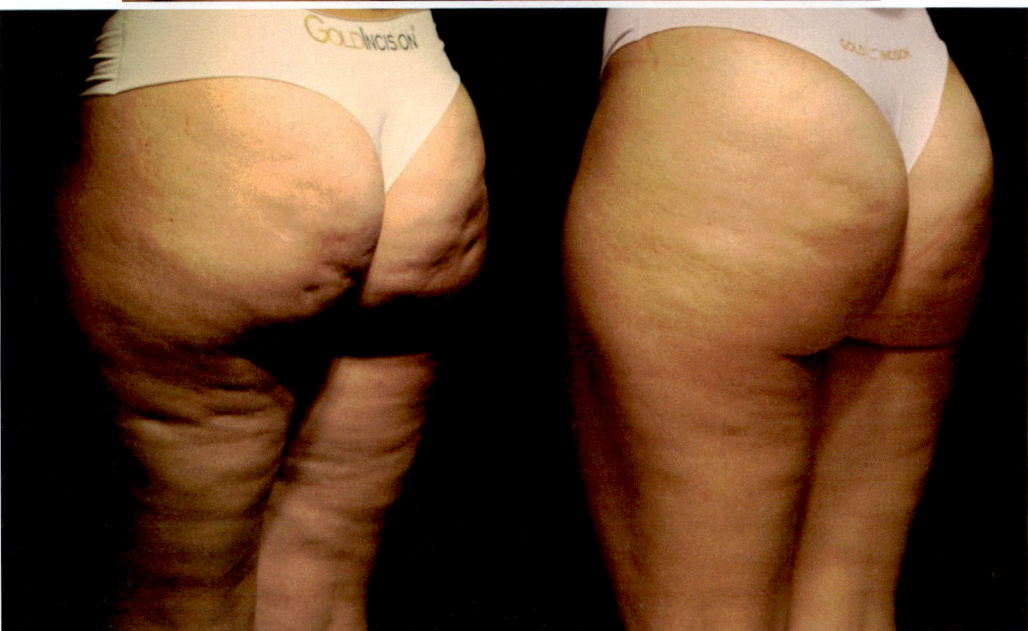

FIGURA 11.83 | Caso típico de lipedema com o glúteo relaxado.

São pacientes que geralmente chegam à consulta desacreditadas por tantas tentativas de tratamentos que já realizaram e sem melhora. Apesar de não conseguirmos 100% de resultado, notamos uma grande melhora geral da pele, que faz muitas pacientes se emocionarem, pois nunca tinham conseguido resultado algum ou muito discreto antes do método Goldincision®.

No caso acima, foram bioestimuladas as coxas 360 graus, mais região glútea, com total de 90 ml de 15% em subcutâneo. Foto realizada após 2 sessões com intervalo de 45 dias. Utilizada microcânula 10 cm x 1 mm sempre em movimento para bioestimular toda a região, sob forma tridimensional (toda espessura do subcutâneo) e muito bem distribuído, para evitar o risco de nódulos por acúmulo de produto.

Fonte: acervo do autor.

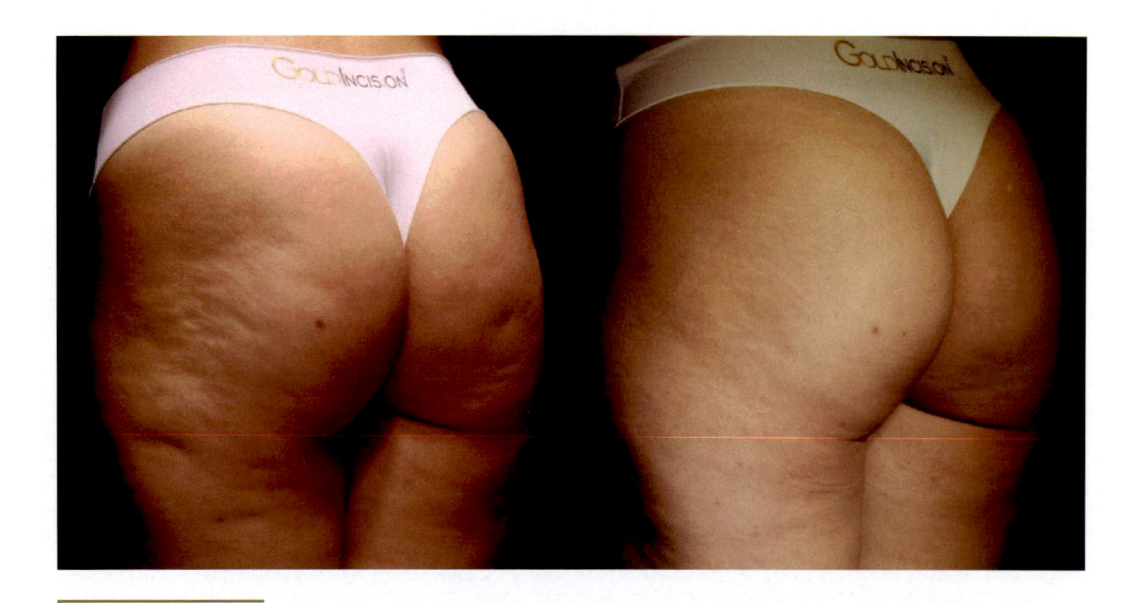

FIGURA 11.84 | Evidente resultado com método Goldincision®, demonstrando a eficácia não apenas ponto a ponto, mas na qualidade geral da pele.
Fonte: acervo do autor.

REFERÊNCIAS

Almeida MC, Serrano CS, Roldan JR et al. Etiologia da Celulite: uma revisão. JEADV, 2013;27 :273-278.

Andre P. Evaluation of the safety of a non-animal stabilized hyaluronic acid (NASHA –Q-Medical, Sweden) in European countries: a retrospective study from 1997 to 2001. J Eur Acad Dermatol Venereol 2004;18(4):422-5.

Avram MM. Cellulite: a review of its physiology and treatment. J Cosmet Laser Ther. 2004; 6(4):181-5

Chacur R, Menezes H, Bordin N et al. Gluteal Augmentation with Polymethyl Methacrylate: A10-year Cohort Study. Plastic and Reconstructive Surgery (2019). Doi: 10.1097/GOX.0000000000002193

Chacur R, Menezes H, Bordin N et al. Aesthetic correction of lesion by postliposuction corticoid infiltration using subcision, PMMA filling, and CO2 laser. Case Reports in Plastic Surgery and Hand Surgery (2019). Doi: 10.1080/23320885. 2019.1602837

Chacur R, Menezes H, Bordin N et al. Correction of Poland Syndrome (Chest Hypoplasia) Using Polymethylmethacrylate Implant. Biomedical Journal and of Scientific & Technical Research (2019). Doi: 10.26717.BJSTR.2019.14.002493

Chacur R, Menezes H, Bordin N et al. Replacement of gluteal implants by polymethyl methacrylate filler: case report. Case Reports in Plastic Surgery and Hand Surgery (2019). Doi:10.1080/23320885.2018.1549946

Christensen L, Breiting V, Janssen M et al. Adverse reactions to injectable soft tissue permanent fillers. Aesthetic Plast Surg, 2005; 29(1):34-48.

Draelos ZD, Marenus KD. Cellulite. Etiology and purported treatment. Dermatol Surg 1997;23:1177-1181.

Draelos ZD. The disease of cellulite. J Cosmet Dermatol. 2005; 4:221-211- Barbanti, V. J. Aptidão física – Um convite à saúde. São Paulo, Manole, 1990.

Elm CM, Wallander ID, Endrizzi B et al. Efficacy of a multiple diode laser system for body contouring. Lasers Surg Med, 2011; 43 . :114-121.

Ersek R. Bioplastique at 6 years: clinical outcome studies. Plast Reconst Surgery, 1997;1570-4.

Garcez CE, Implantes líquidos. In: Garcez CE, Arena-de-Souza R. Temas de Medicina Estética 2 ed Porto Alegre: Nova Prova, 2007. P.77-113.

Guirro ECO, Guirro RRJ. Fisioterapia Dermato funcional: Fundamentos, Recursos e Patologias. 3. ed. Revisada e ampliada, 2002.

Hexsel DM, Mazzuco R. Subcision: a treatment for cellulite. Int J Dermatol, 2000:39(7); 539-44.

Hexsel D, Mazzuco R. Subcision. In: Goldman M, Hexsel DM, Bacci PA, Leibashoff G. Cellulite: Pathophysiology and Treatment. Marcell-Dekker: New York, 2006.251-262.

Lotti T, Ghersetich I, Grappone C. Proteoglicanas na chamada celulite , Br J Dermatol, 1990; 29: 272-274.

McRae E, Boris J. Independent evaluation of low-level laser therapy at 635 nm for non invasive body contouring of the waist, hips, and thighs. Lasers Surg Med,2013;45:1-7.

Merlen JF, Curri SB. Anatomic-pathological causes of cellulite. J Mal Vasc 1984;9 Suppl A:53-4.

Mirrashed F, Sharp JC, Krause V et al. Tomanek Pilot study of dermal and subcutaneous fat structures by MRI in individuals who differ in gender, BMI, and cellulite grading. Skin and Research Tecnology, 2004; 10: 161 - 8.

Orentreich DS, Orentreich, N. Subcutaneous incisionless (Subcision®) surgery for the correction of depressed scars and wrinkles. Dermatol Surg.,1995; 21: 543-549.

Querleux B, Cornillon C, Jolivet O et al. Anatomy and physiology of subcutaneous adipose tissue by in vivo magnetic resonance imaging and spectroscopy: Relationships with sex and presence of cellulite. Skin Res Technol. 2002; 8(2):118-24.

Rao J, Glod MH, Goldman MP. A two-center, double-blinded, randomized trial testing the tolerability and efficacy of a novel therapeutic agent for cellulite reduction. J Cosmet Dermatol. 2005;4(2):93-102.

Rawlings AV. Cellulite and its treatment. Int J Cosmet Sci. 2006;28(3):175-90.

Rossi ABR, Vergnanini AL. Cellulite: a review. J Eur Acad Dermatol. Venereol 2000;14(4): 251-62.

Rossi ABR, Vergnanini AL. Celulite-uma revisão. JEAVD, 2000, 14;251-262.

Salles AG, Lotierzo PH, Gemperli R et al. Complications after polymethylmethacrylate injections: report of 32 cases. Plast Reconstr Surg, 2008;121(5):1811-20.

Sánchez CF, Tropper UP, Barceló R et al. Estudos anatomopatológico e termográfico da celulite. Rev Cosmiat Med Estet, 1994; 1 (II) :3-13.

Scherwaitz C, Braun-Falco O. So-called cellulite. J Dermatol Surg Oncol, 4: 230-234, 1978.

Smalls LK, Hicks M, Passeretti D et al. Effect of weight loss on cellulite: gynoid lypodystrophy. Plast Reconstr Surg. 2006;118(2):510-6.

Vargas AF, Amorim NG, Pintanguy I. Complicações tardias dos preenchimentos permanentes. Rev Bras Cir Plást, 2009;24(1):71-81.

12

MANCHAS PÓS-GOLDINCISION®

Dra. Manoela Fassina
Dr. Roberto Chacur

MANCHAS PÓS-GOLDINCISION®

Pele

A pele é um órgão complexo e dinâmico, constantemente variável. É responsável por aproximadamente 15% da superfície corporal de uma pessoa adulta e, além disso, regula a temperatura corporal e protege contra agentes físicos, químicos e biológicos. Consiste de três camadas principais: a epiderme, a derme e a hipoderme (camada subcutânea). Cada uma delas é composta por várias subcamadas. Os apêndices da pele, tais como folículos pilosos e glândulas sebáceas e sudoríparas, também desempenham uma função global.

Epiderme (camada mais externa)

Avascular e com função de barreira semipermeável, a epiderme é, de forma básica, um tecido epitelial estratificado, queratinizado, constituído de células epiteliais escamosas, que estão em constante processo

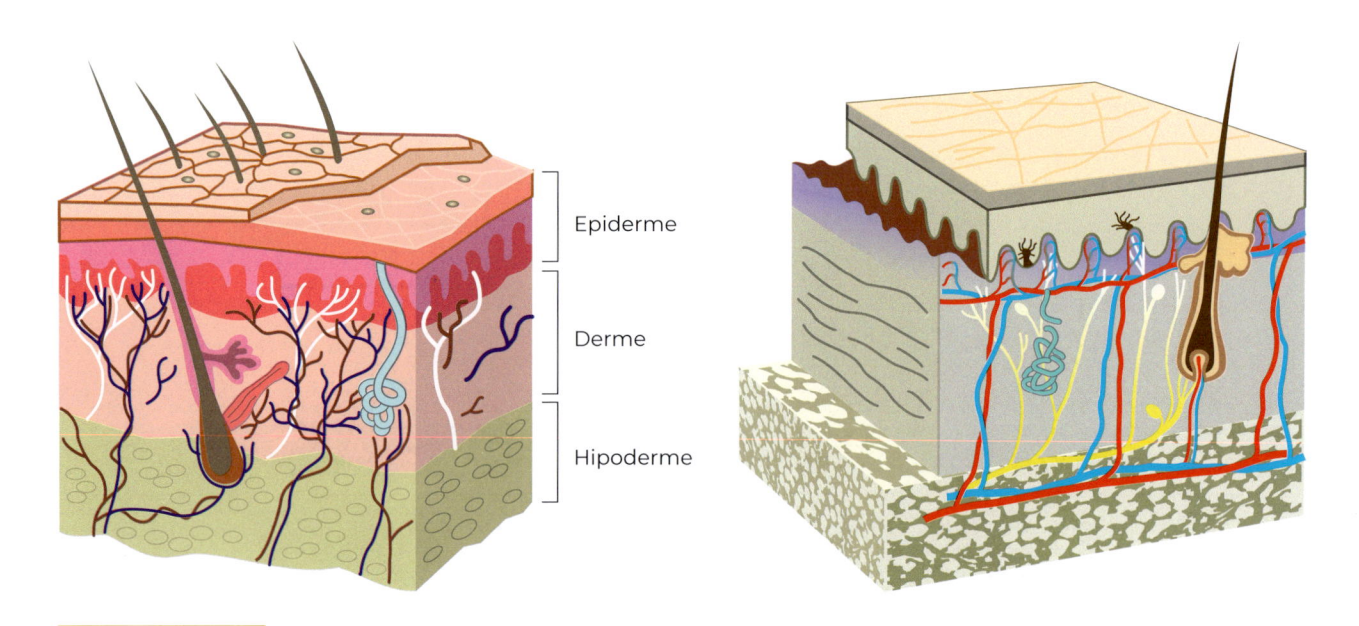

FIGURA 12.1 | Anatomia da pele.
Fonte: acervo do autor.

de renovação. As terminações nervosas e os corpúsculos sensoriais situam-se na camada basal.

Derme (camada intermediária)

A derme é a camada de tecido conjuntivo composta por um sistema integrado de estruturas fibrosas, filamentosas e amorfas, na qual estão os vasos sanguíneos, os nervos e os anexos epidérmicos. É na derme que estão localizados os folículos pilosos, os nervos sensitivos, as glândulas sebáceas, responsáveis pela produção de sebo, e as glândulas sudoríparas, responsáveis pelo suor (AZULAY, 2017; SBD, c2016).

Hipoderme (camada mais profunda)

A hipoderme é a camada mais profunda da pele, apresentando os lipócitos, colágenos com vasos sanguíneos, linfáticos e nervos.

O número de células presentes nessa camada difere nas diferentes partes do corpo. Além do mais, a distribuição de células adiposas também difere entre homens e mulheres, assim como a estrutura de outras partes da pele.

PIGMENTAÇÃO DA PELE

A pele é o mais visível aspecto do fenótipo humano, e sua cor é um de seus fatores mais variáveis. Pouco se conhece sobre as bases genéticas, evolutivas e os aspectos culturais relacionados ao estabelecimento dos padrões de cor da pele humana.

A síntese de vitamina D na pele, degradação de ácido fólico pela RUV, resistência à exposição solar direta e elementos culturais são argumentos sobre os quais tentam explicar a distribuição fenotípica da cor da pele em diferentes latitudes do planeta.

A cor da pele humana normal é principalmente influenciada pela produção de melanina, um pigmento castanho denso, de alto peso molecular, o qual assume o aspecto mais enegrecido quanto mais concentrado.

No entanto, pigmentos exógenos amarelos – os carotenoides – também contribuem para a coloração da pele, assim como o vermelho endógeno, da hemoglobina oxigenada nos capilares da derme e azul endógeno, da hemoglobina reduzida nas vênulas.

Em humanos, a pigmentação da pele e dos cabelos é dependente da atividade melanogênica, dentro dos melanócitos, da taxa de síntese de melanina, bem como do tamanho, número, composição e distribuição de partículas do citoplasma dos melanócitos, denominadas melanossomas, além da natureza química da melanina que elas contêm.

Os melanócitos e os melanossomas têm seu número relativamente constante em diferentes etnias.

Melanócitos

Os melanócitos são células que derivam da crista neural (melanoblastos) e migram durante a embriogênese para a pele. Esse processo começa entre a décima e a décima segunda semanas de desenvolvimento do feto para a derme, e duas semanas mais tarde para a epiderme, onde eles se diferenciam em melanócitos, os quais por volta do sexto mês da vida fetal se dispõem na junção dermo-epidérmica (HEARING; TSUKAMOTO, 1991). Várias citocinas e fatores de crescimento são aceitos como suporte para diferenciação de melanoblastos para melanócitos e sua migração.

A associação entre um melanócito com 36 queratinócitos constitui a unidade melano-epidérmica (DUVAL *et al.*, 2002). Os melanócitos alcançam sítios específicos, dentre eles: derme, epiderme, folículos pilosos, trato uveal do olho, vestíbulo e saco endolinfático do ouvido, leptomeninges do cérebro.

De acordo com HEARING; TSUKAMOTO (1991), os melanócitos sintetizam a melanina dentro de organelas, chamadas melanossomos, os quais podem variar em tamanho, número e densidade, sendo posteriormente transferidos para os queratinócitos e bulbos de cabelo. Os melanócitos são influenciados por uma variedade de fatores extracelulares determinantes para o início da síntese e o tipo de melanina a ser produzido. A síntese e a distribuição de melanina na epiderme envolvem vários passos: transcrição de proteínas necessárias para a melanogênese, biogênese de melanossomos, triagem de proteínas melanogênicas dentro de melanossomos, transporte de melanossomos para as bordas dos dendritos dos melanócitos e transferência de melanossomos para os queratinócitos (PARK *et al.*, 2008).

Dentro dos melanossomos há três enzimas que são absolutamente necessárias para sintetizar os vários tipos de melanina. Enquanto a ti-

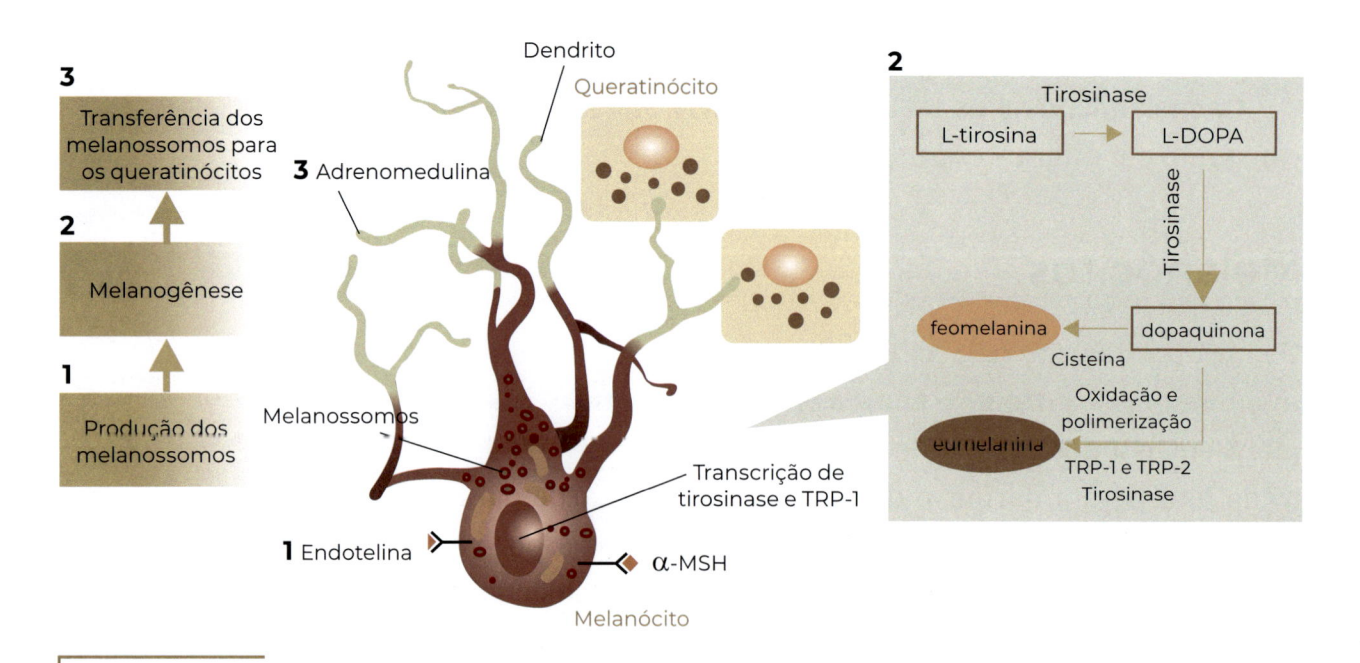

FIGURA 12.2 | Melanogênese.
Fonte: acervo do autor.

rosinase é responsável pela etapa crítica da melanogênese (passo limitante da biossíntese, hidroxilação da tirosina), a proteína relacionada à tirosinase-1 (TRP-1), e a dopacromo, a tautomerase (DCT) estão mais envolvidas com a modificação da melanina em diferentes tipos. Além dessas, os melanossomos contêm outras proteínas melanócito-específicas, que têm funções estruturais ou estão envolvidas na regulação do pH dentro dos melanossomos, como a proteína P ou a proteína transportadora associada à membrana (MATP) (COSTIN; HEARING, 2007).

Melanina

A pigmentação de pele, olhos e cabelo depende de uma grande variedade de fatores que influenciam a função de melanócitos em vários níveis. Há uma grande quantidade de genes que afetam todos os níveis da melanogênse, direta ou indiretamente. Muitos desses genes codificam proteínas que estão localizadas nos grânulos de melanina, que cumprem papel importante na estruturação e no funcionamento dessas organelas, tanto função catalítica na síntese de melanina como função estrutural na integridade dos melanossomos. Muitos desses genes têm sido implicados em diversas desordens de pigmentação herdadas geneticamente (HEARING, 2006).

O pigmento melanina tem vasta gama de importantes funções fisiológicas, como proteção dos tecidos subjacentes expostos à radiação ultravioleta (UV), controle de temperatura e produção de coloração adaptativa na pele (PROTA, 1980), seu papel principal na pele humana serve para atenuar a penetração de raios UV em proporções mais profundas, como em vasos sanguíneos da derme (SLOMINSKI *et al.*, 2004).

Além disso, é o maior determinante da coloração da pele humana, sintetizado a partir da L-tirosina. É composto por um pigmento que varia de marrom a preto, eumelanina, e outro que contém enxofre que varia de vermelho a amarelo, feomelanina (DUVAL *et al.*, 2002), já Slominski *et al.* (2004) propõem que há vários tipos de melanina, como eumelanina, feomelanina, neuromelanina e uma mistura de pigmentos melânicos, caracterizando-os como polimorfos e biopolímeros multifuncionais.

Eumelanina e feomelanina estão firmemente associadas a proteínas, porém exibem diferenças nas propriedades químicas e físicas na proteção contra a radiação UV. Eumelanina é considerada um polímero fotoestável, fotoprotetor, insolúvel na maioria dos solventes; ao contrário, a feomelanina é solúvel em álcalis, fotolábil, fotossensibilizadora, por produzir radicais superóxido e hidroxila e peróxido de hidrogênio após radiação solar (DUVAL et al., 2002; SLOMINSKI et al., 2004).

Os hormônios sexuais estrogênio e progesterona têm sido relatados por interagir com melanócitos, embora o mecanismo e a diferenciação não tenham sido esclarecidos. Acredita-se que o aumento da pigmentação frequentemente observada na gravidez é um efeito fenotípico da produção de estrogênio (HEARING, 2006).

Variações ambientais de temperatura podem influenciar a biologia da pele humana, consequentemente queratinócitos epidérmicos expostos ao calor, frio ou *stress* oxidativo, resultam na indução de inflamação cutânea; por exemplo, o aquecimento leva à formação de interleucinas 1-alfa, prostaglandinas E_2 (ALLAPPATT et al., 2000).

Muitos compostos químicos têm demonstrado efeitos inibitórios sobre a melanogênese pela inibição da atividade enzimática da tirosinase, mas efeitos relacionados com expressão gênica, degradação proteica, glicosilação, transferência de melanossomos e regulação de sinais celulares também foram reportados no controle da melanogênese (SOLANO et al., 2006).

DISTÚRBIOS DE PIGMENTAÇÃO (DISCROMIAS)

Dentro dessa ordem de colorações de pele, há desordens do sistema pigmentar, o que resulta em problemas de hiperpigmentação e hipopigmentação.

A hiperpigmentação da pele é a queixa mais comum entre pacientes que consultam dermatologista em busca de restabelecer uma cor homogênea da pele. Podem ser divididas em hiperpigmentação difusa e circunscrita, linear e reticulada.

FIGURA 12.3 | A ausência da inibição da tirosinase, que é a enzima que forma melanina, ocasiona o surgimento das manchas escuras.
Fonte: acervo do autor.

Alguns tipos de manchas hipercrômicas são: melasmas (Figura 12.4A), efélides (Figura 12.4B), cloasmas, melanoses solares (Figura 12.4C), lentigens senis (Figura 12.4D), melanose de Riehl, poliquilodermia de Civatte, melanodermatite por fotossensibilização, melanodermia residual, hiperpigmentação periorbital, hiperpigmentação pós-inflamatória.

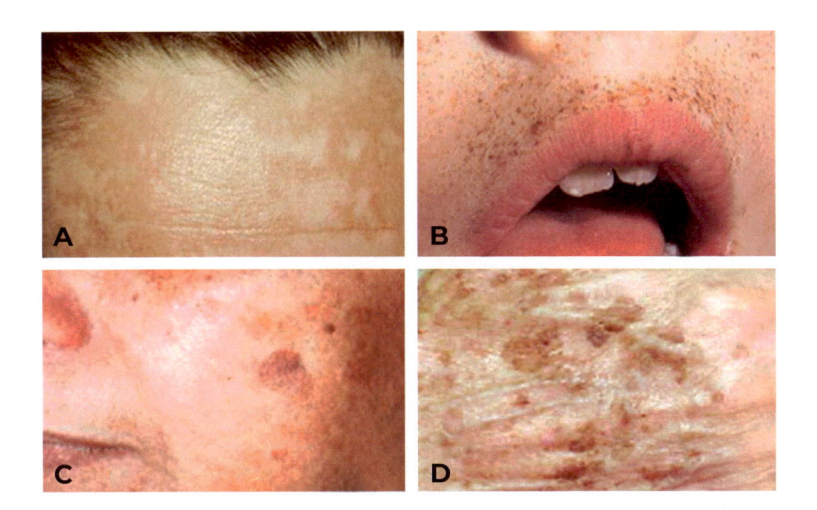

FIGURA 12.4 | Desordens de pigmentação – melasmas (A), efélides (B), melanoses solares (C), lentigens senis (D) (adaptado de LAPEERE et al., 1999; DERMATOLOGIA, 2010).
Fonte: acervo do autor.

A hiperpigmentação da pele pode ser resultante do aumento na quantidade de melanina, do aumento do tamanho dos melanossomos e do aumento no número dos melanócitos, que pode ocorrer devido a vários fatores, como envelhecimento, gravidez, distúrbios endócrinos, tratamento com hormônios sexuais e exposição ao sol em diferentes graus.

As epidérmicas ocorrem por aumento do número de melanossomos ou da taxa de melanogênese e apresentam-se com coloração mais amarronzada. Já as hiperpigmentações dérmicas ocorrem por aumento da deposição de melanina na derme, retida por macrófagos, ou pela elevação da produção de melanina nos melanócitos dérmicos e se apresentam com coloração cinza a azul-acinzentada. E, por fim, as hiperpigmentações mistas, que acometem a epiderme e a derme.

A hiperpigmentação pós-inflamatória é o tipo de hiperpigmentação adquirida mais comum. É mais recorrente em pessoas de fototipo mais alto e é resultante de uma inflamação que pode ter sido causada por qualquer evento inflamatório agudo que, por meio de vários mecanismos, dentre eles a estimulação direta de melanócitos por mediadores inflamatórios como a interleucina-1-α, endotelina-1 e espécies reativas de oxigênio, geradas pelo dano na pele.

Além disso, dano de células epidérmicas pode liberar indutores endócrinos de pigmentação, como o hormônio α-MSH. Todos esses fatores geram hiperpigmentação. A melanina produzida durante o evento inflamatório pode entrar na derme, gerando internalização pelos macrófagos desse excesso de pigmentação; sendo assim, os macrófagos ficam represados na derme por longos períodos (ORTONNE, BISSETT, 2008). As cores das lesões variam da cor marrom à cor negra e à cor cinzenta e, usualmente, seguem a distribuição da dermatose primária.

A hipercromia por deposição de hemossiderina decorre em função do rompimento dos vasos sanguíneos, que ocasiona o desenvolvimento de edema e o acúmulo de hemoglobina na região tratada. A porção férrica da hemoglobina se liga a uma parte proteica, formando a ferritina (porção de ferro disponível no organismo). A degradação da ferritina libera os íons férricos, que, desligados da parte proteica, tornam-se tóxicos, e reagem com o oxigênio, produzindo radicais livres; estes, após complexo processo, desestabilizam-se, gerando um processo oxidativo em cadeia e tornando-se reativos. A fim de evitar esse processo, o organismo se protege, formando a hemossiderina, que é uma espécie de armazenagem do íon ferro cristalizado acumulado nas células, principalmente do retículo endotelial. O resultado é a formação de um composto insolúvel, atóxico, que se deposita na derme. É constatável histologicamente 24 a 48 horas após o extravasamento de sangue, com pique entre o 4.º e 5.º dias.

Estudos histológicos demonstram que a pigmentação marrom-acastanhada é causada pela alteração da cor da derme pela hemossiderina. O pigmento fica predominantemente na derme superficial, podendo, às vezes, estar presente nas regiões periaxiais ou na derme média. Alguns autores acreditam que a oxidação do ferro presente nas lesões levaria à formação de radicais, que, por sua toxidade, estimulariam os melanócitos, piorando as lesões. Verificou-se que o ferro depositou-se na matriz extracelular entre as fibras de colágeno e dentro de grânulos das células de Langerhans, dando aspecto marrom à pele, característico da hemossiderina (QUEZADA GAÓN *et al.*).

O procedimento da Goldincision®, pela bioestimulação de colágeno e pelo rompimento do septo de fibrose; além de liberar a pele, o procedimento promove a formação de uma coleção de sangue (hematoma) pelo rompimento de pequenos vasos sanguíneos, abaixo da lesão trata-

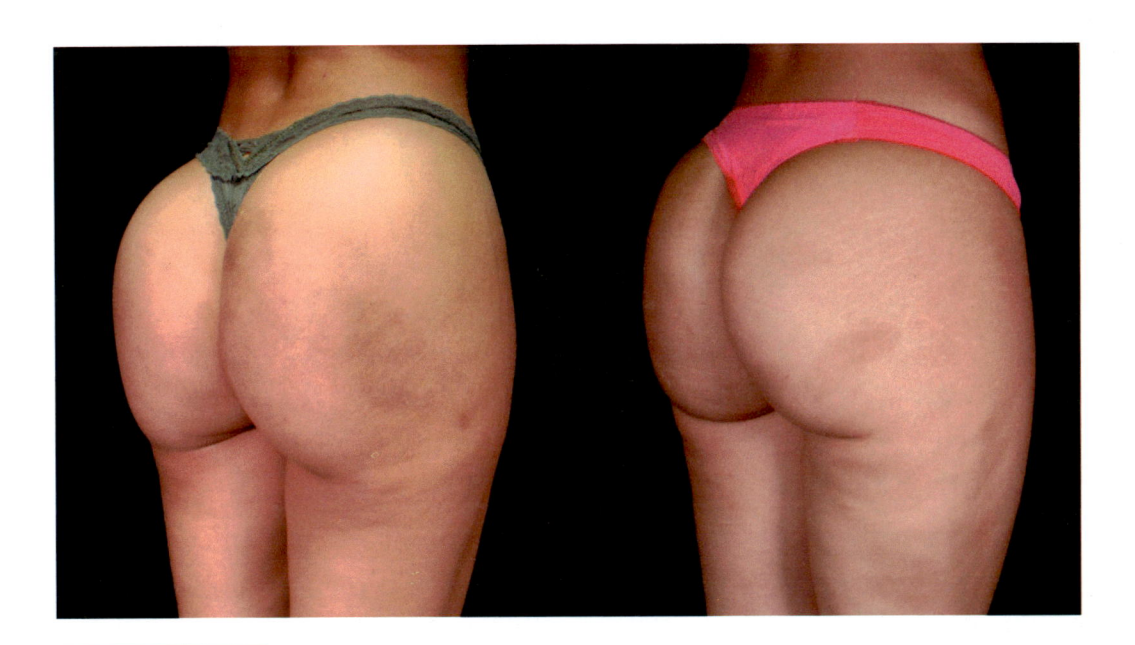

FIGURA 12.5 | Manchas pós-Goldincision® em que se observam variações de tonalidades dentro da própria hipercromia.
Fonte: acervo do autor.

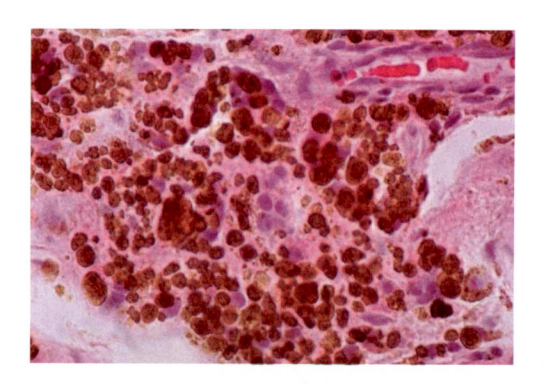

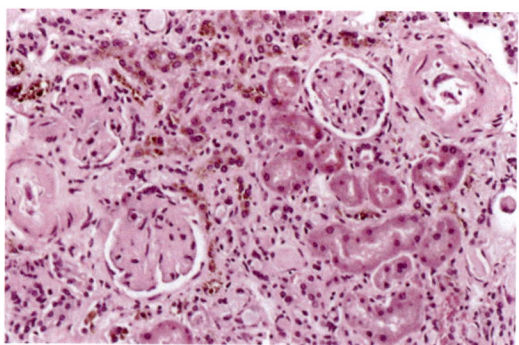

FIGURA 12.6 | Imagens microscópicas de tecido renal apresentando pigmento marrom-acastanhado, produzido pela degradação da hemoglobina e que contém ferro na sua forma trivalente. Apresenta-se normalmente como grumos refringentes no tecido fibroso, livres ou fagocitados por macrófagos. (H&E, 400x).
Fonte: https://anatpat.unicamp.br/nptcistrathke4.html
http://anatpat.unicamp.br/tahemossid.html

da. Esse hematoma, além do trauma e do processo inflamatório, vai ajudar na produção de um colágeno novo e mais bem organizado, colágeno que vai preenchendo o local tratado, dando aspecto de relevo mais uniforme à pele, além de ela ser mais firme. As máculas residuais são causa de angústia para muitos pacientes e que parecem ser resultado do depósito de hemossiderina associado à hiperpigmentação melânica, pois se acredita que haja ativação melanocítica secundária à deposição de pigmento férrico na derme.

FATORES DE ALERTA

Alguns fatores servem de alerta durante a anamnese para aqueles pacientes que terão chance maior de evoluir com as manchas.

Dentre eles pode-se citar a genética – fototipos mais altos tendem a manchar mais do que os fototipos mais baixos. O tabagismo, o álcool, o uso de medicamentos vasodilatadores, quimioterápicos e antipsicóticos são fatores que podem contribuir nesse processo pela estase dos vasos sanguíneos, favorecendo a mudança de cor na região.

A terapia de reposição hormonal e o uso de anticoncepcionais, assim como antibióticos da classe das tetraciclinas, podem levar ao aumento na produção de melanina. Já as doenças que cursam com retenção hídrica, como tireoidopatias, nefropatias, cardiopatias e pneumopatias, tendem a manter o hematoma por mais tempo no local, favorecendo a formação do pigmento de hemossiderina. E a deficiência de vitamina K também está relacionada ao aumento no tempo de sangramento.

Pacientes em uso de medicações contendo ferro, recomenda-se que evitem ingerir esses medicamentos, bem como reduzam a ingesta desse mineral 30 dias antes do procedimento.

O tratamento ideal deve incluir a suspensão de fatores desencadeantes quando identificados.

TRATAMENTOS

A notícia boa é que estudos mostraram que essas manchas se resolvem espontaneamente, sem ajuda de cremes, *laser* ou qualquer tratamento que seja. Estima-se que 80% das manchas desaparecem completamente após um período de 6 a 24 meses.

Entretanto, quanto mais cedo for instituída a terapêutica para a resolução do processo inflamatório, melhor e mais precoce será o resultado do tratamento das manchas.

A terapia de primeira linha consiste na utilização de agentes tópicos clareadores, podendo ser associadas tecnologias, incluindo fotoproteção, antes, durante e depois do processo terapêutico.

O tratamento para manchas muitas vezes é demorado, e os resultados podem variar de acordo com a intensidade da lesão. Diversos tratamentos são utilizados para tratar esse tipo de hipercromia, como, por exemplo, o uso de tópicos despigmentantes, indução percutânea de colágeno, o uso de *peelings* químicos, microagulhamento, tratamento com *laser* e luz intensa pulsada (BOMFIM et. al, 2022).

No entanto, é importante estar sempre atento ao potencial que o próprio tratamento tem de causar ou agravar a HPI, causando irritação.

Agentes clareadores

Os agentes clareadores possuem princípios ativos que atuam por meio de diferentes mecanismos de ação. Um ponto importante é que todos estão ligados à interferência na produção ou transferência de melanina,

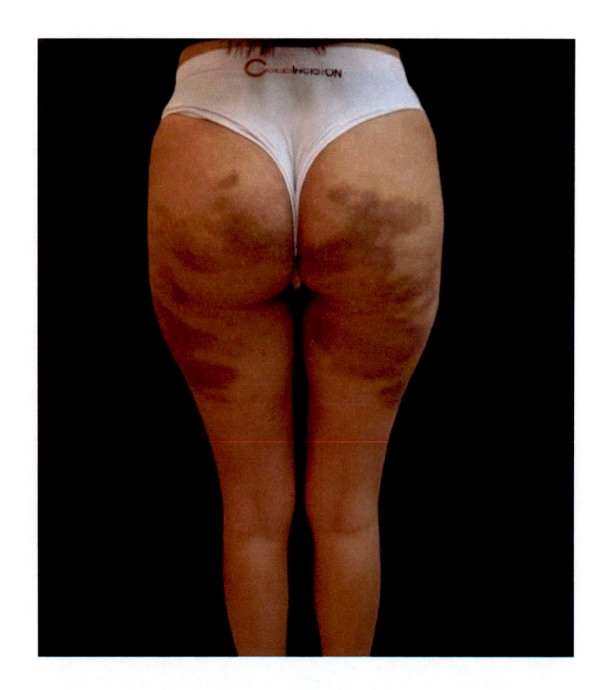

FIGURA 12.7 | Foto clínica de paciente no seu sétimo dia pós-procedimento – observam-se hematomas em diferentes fases nas regiões tratadas.
Fonte: acervo do autor.

seja inibindo a biossíntese de tirosina, inibindo a formação da melanina, interferindo no transporte dos grânulos de melanina, alterando quimicamente a melanina, destruindo seletivamente os melanócitos e inibindo a formação de melanossomas e alteração de sua estrutura.

Sendo assim, os tratamentos para clareamento das hiperpigmentações devem conter associações de dois ou mais agentes de diferentes mecanismos para produzir um efeito sinérgico. Além do seu mecanismo de ação, outros parâmetros relacionados com citotoxicidade, solubilidade, absorção cutânea, penetração e estabilidade dos agentes de tratamento devem ser considerados.

Sabe-se que o tratamento da pele discrômica é, de certa forma, difícil, pois muitos compostos efetivos no tratamento apresentam propriedades irritantes e podem, em certos casos, promover descamação. O resultado satisfatório não é conseguido imediatamente, pois a despigmentação é gradual.

- EXTRATO DE UVA-URSI: rico em Arbutin natural (Beta-Arbutin). Capaz de provocar a descoloração da melanina já formada e de inibir a formação de nova melanina. Inibe o processo de escurecimento, reduz efetivamente a pigmentação já existente, além de possuir a capacidade de inibir em 100% a tirosinase e degradar naturalmente a melanina presente na pele. A ação da uva-ursi é

MELAGÊNESE

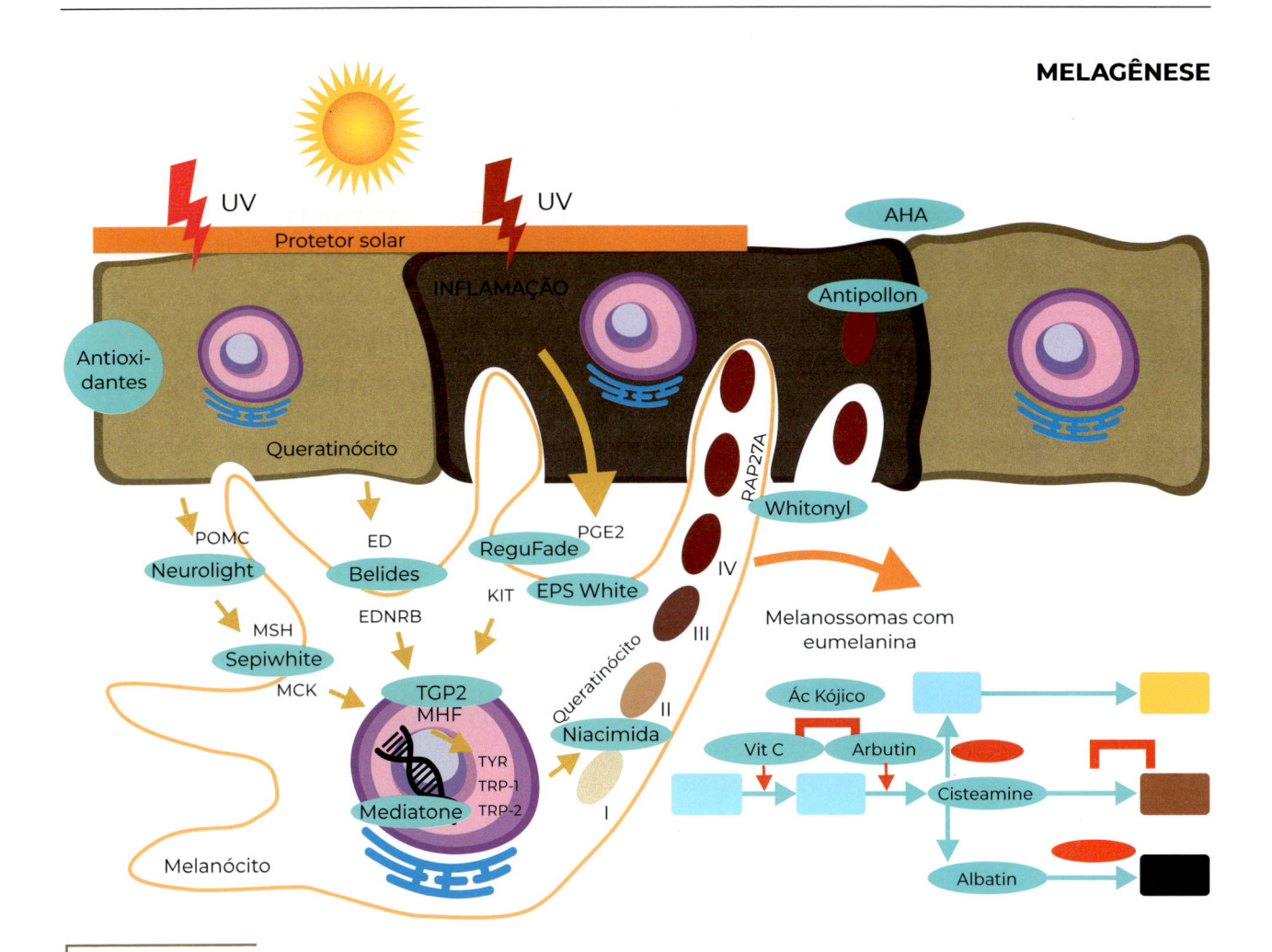

FIGURA 12.8 | Sítio de ação dos clareadores na cascata da melanogênese.
Fonte: acervo do autor.

um pouco mais lenta, porém acumulativa (não reversível) quando comparada com a hidroquinona, ou seja, ao conseguir o clareamento desejado, as manchas não irão reaparecer em seguida (FÁBIO BORGES).

- HALOXYL: é um ativo composto por matriquinas, que estimulam a síntese dos componentes da matriz extracelular (MEC). A crisina e o nhidroxi-succinimida agem como quelantes de bilirrubina e ferro, respectivamente, diminuindo a pigmentação local.
- ÁCIDO TIOGLICÓLICO: ou ácido mercapto acético, muito utilizado para o tratamento de hematomas persistentes. Sua afinidade pelo ferro e para o tratamento de hematomas persistentes é semelhante à apoferritina, tendo a capacidade de quelar o ferro

da hemossiderina, por apresentar um grupo tiólico (SH). É usado topicamente em domicílio na concentração de 5 a 10%. Orientar uma fina camada por 20 a 30 minutos e retirar em seguida.

- ARBUTIN: derivado natural e estável da hidroquinona, ligado a uma D-glicose (açúcar). Amplamente utilizado para o tratamento despigmentante de peles sensíveis, fototipos elevados e áreas sensíveis (VANZIN et al., 2011). Age bloqueando a ação da enzima tirosinase, impedindo a produção de melanina no ponto de aplicação. Apresenta menos probabilidade de provocar hiperpigmentação irreversível. A forma potencializada α-Arbutin causa efeito despigmentante de forma mais rápida, eficiente e também segura. A concentração usual de α-Arbutin varia de 0,2 a 2%.
- ÁCIDO KÓJICO: obtido a partir da fermentação do arroz. Tem efeito inibidor sobre a tirosinase, por quelação dos íons cobre e, consequentemente, diminuição da síntese de melanina. Induz, ainda, a redução da síntese de eumelanina em células hiperpigmentadas. É uma excelente alternativa despigmentante para o tratamento de fotótipos mais elevados, especialmente quando associado com ácido fítico. A concentração usual de ácido kójico pode variar de 1 a 5%.
- SEPIWHITE MSH: diminui a atividade da enzima tirosinase, reduz a produção e a fixação da eumelanina nos queratinócitos. Bloqueia receptores na ligação do hormônio melatropina. Esse hormônio está diretamente envolvido no estímulo da enzima tirosinase na síntese de melanina (em especial eumelanina), também é responsável por favorecer a fixação do pigmento formado nos queratinócitos, aumentando a luminosidade da pele (VANZIN et al.).
- ANTIPOLLON: é um despigmentante interessante, pois age na adsorção e eliminação da melanina já formada, podendo ser associada a outras substâncias, exceto os ácidos graxos. Pode ser indicado no tratamento despigmentante de gestante ou de pacientes intolerantes ao uso de despigmentante convencionais.
- ÁCIDO FÍTICO: é o hexafosfato de inositol, substância presente em cereais e exercem ação inibidora sobre a tirosinase. Tem também ações anti-inflamatória, antioxidante, hidratante e quelante.

Além da indicação para o tratamento de hipercromias decorrentes do depósito de melanina, devido à ação quelante que o ácido apresenta, é especialmente indicado para o tratamento de hipercromias causadas pelo depósito de hemossiderina, pela sua potente ação de quelante para o íon ferro.

- VITAMINA C: é o ácido ascórbico, que baixa a estabilidade química em soluções aquosas, oxidando facilmente em géis, géis creme ou emulsões óleo em água (PEYREFITTE, 1998). Investiu-se na obtenção de derivados da vitamina C que exercessem as mesmas funções, e em contrapartida possuíssem maior estabilidade química e penetração cutânea em níveis mais eficazes, a fim de que não ocorra comprometimento das funções farmacodinâmicas (GONÇALVES, 2002). Dessa forma, a vitamina C pode apresentar-se de várias formas em produtos com a finalidade clareadora, agindo na síntese de melanina (inibição da tirosinase), antioxidante, e na síntese de colágeno, melhorando a aparência da epiderme.
- BELIDES: *Belis perennis* é um ativo despigmentante cujo efeito ocorre antes mesmo de a melanina ser formada, pois diminui a ação de endotelina 1, um mediador inflamatório produzido nos queratinócitos e que ativa os melanócitos. Outro mecanismo é a diminuição da ligação de α-MSH (*melanocyte stimulating hormone*) nos melanócitos e consequente diminuição na produção da eumelanina. Reduz ainda a transferência dos melanossomas formados no melanócito para as células epidérmicas que estão ao seu redor, diminuindo sua pigmentação. É indicado no tratamento de hipercromias decorrentes do depósito de melanina, como único ativo despigmentante ou associado a outros produtos, como a hidroquinona. Sua concentração de uso é de 2,0 a 5,0%.
- VITAMINA K: a vitamina K é fundamental para a síntese de fatores da coagulação sanguínea. Encontra-se na lista de substâncias que não devem fazer parte da composição de produtos cosméticos desde 2010.
- ALGOWHITE: é um despigmentante que atua pela redução da atividade da endotelina 1 nos melanócitos e pela inibição da enzima tirosinase; acelera a diferenciação celular e tem efeito antioxidante.

- WHITESSENCI: esse extrato permite o clareamento de hipercromias derivadas de melanina pela diminuição da fogocitose de melanossomas, ou seja, diminui a fixação da melanina formada nos queratinócitos. Contém proteínas de ação clareadora, como *jacalin* e *artocapin*.
- HIDROQUINONA: composto fenólico que inibe a oxidação enzimática da tirosina e de outros processos metabólicos dos melanócitos. É um agente despigmentante de baixo custo e de rápida resposta clareadora. Devido aos efeitos colaterais, a hidroquinona é proibida em vários países.
- ÁCIDO AZELAICO: dispõe de vários mecanismos pelos quais despigmenta a pele, incluindo a inibição da tirosinase, bem como efeitos citotóxicos e antiproliferativos seletivos para melanócitos anormais por meio da inibição da síntese de DNA e enzimas mitocondriais. As formulações disponíveis incluem um gel de 15% ou creme a 20%.
- CISTEAMINE 5%: é um dos mais recentes produtos para clareamento da pele. Acredita-se que o efeito clareador da pele seja devido às suas propriedades antioxidantes inerentes, causando um efeito clareador na camada córnea. Há a hipótese de que a cisteamina reduz a produção de melanina ao inibir as principais enzimas melanogênica, tirosinase e peroxidase, bem como os íons de cobre quelantes necessários na melanogênese.
- NIACINAMIDA: derivado fisiologicamente ativo da vitamina B3 (niacina), diminui significativamente a transferência de melanossoma para os queratinócitos sem inibir a atividade da tirosinase ou a proliferação celular. Também pode interferir na via de sinalização celular entre os queratinócitos e os melanócitos para diminuir a melanogênese. Uma das vantagens da niacinamida é sua estabilidade não ser afetada por luz, umidade, ácidos, álcalis ou oxidantes. A niacinamida tópica de 2 a 5% mostrou alguma eficácia quando usada sozinha ou em combinação.
- ANTAGONISTA DA TIROSINASE: ativos que mimetizam estruturalmente a tirosina, ocupando o espaço na enzima tirosinase, impedindo sua ação. Ex.: arbutin, hidroquinona, uva ursi.

- ANTIOXIDANTES: dificultam o passo de oxidação da tirosina, diminuem o processo inflamatório, combatem os radicais livres, diminuem as agressões às membranas das células. Ex.: vitamina C, ácido ferúlico, vitamina E.
- QUELADORES DE ÍONS COBRE: a tirosinase é uma metaloproteína, portanto precisa de metais como cofator. O cobre é um metal fundamental para o funcionamento dessa enzima. Ao quelar esse metal a tirosinase tem dificuldades de atuação, diminuindo este passo da melanogênese. Ex.: ácido kójico, ácido fítico.
- BOOSTER DE GLUTATIONA: a glutationa é uma enzima antioxidante endógena importante para desviar a síntese de melanina para a formação da feomelanina (amarela), diminuindo a produção da eumelanina (marrom e preta). Ex.: NAC, cisteamina.
- INIBIDOR DA TRP-2: enzima responsável por acelerar o passo de formação da eumelanina preta. Ex.: albatin.
- INIBIDOR DA TRANSFERÊNCIA DO MELANOSSOMA PARA OS QUERATINÓCITOS: impede que o melanossoma cheio de melanina madura seja entregue ao queratinócitos para pigmentar seu citoplasma. Ex.: niacinamida, Whitessence.
- INIBIDOR DA RAB27A: essa glicoproteína é fundamental para transportar o melanossoma pelos filamentos de actína para ser transferido aos queratinócitos. Ex.: Whitonyl.
- ADSORVEDOR DE MELANINA FORMADA: dispersa e adsorve o pigmento de melanina formado nos queratinócitos. Ex.: Antipollon HT.
- ESFOLIANTES QUÍMICOS: removem o estrato córneo impregnado de melanina na camada mais externa da pele. Ex.: alfahidróxi-ácidos.
- INIBIDOR DA SÍNTESE DE TIROSINASE: inibição de genes que ativam a melanogênese via núcleo do melanócito. Ex.: Mediatone ou O.D.A White.
- INIBIDOR DO FATOR DE TRANSCRIÇÃO DERIVADO DA MICROFITALMIA MITF: fator de transcrição importante para iniciar a melanogênese. Ex.: TGP2 peptide, Whiteris G.
- ANTAGONISTA DO ALFA MSH: principal hormônio ativador da melanogênese. Ex.: Sepiwhite, IluminScan, Delentigo.

- **ANTAGONISTA DA ENDOTELINA**: a endotelina-1 é o principal mediador da melanogênese sensível à ativação por radiação UV. Ex.: Belides, AlgoWhite.
- **ANTAGONISTA DO SCF E GM-SCF**: os queratinócitos são capazes de estimular a melanogênese por meio de mediadores e fatores de estimulação de colônia. Ex.: Regu-Fade.
- **INIBIDOR DA PGE-2**: as prostaglandinas inflamatórias são estimuladoras eficazes da melanogênese, principalmente na hiperpigmentação pós-inflamatória. Ex.: EPS White, Physasun.
- **BLOQUEADOR DA POMC**: a pró-opiomelanocortina é um precursor do hormônio alfa-MSH, que ativa a melanogênese. Ex.: Neurolight.
- **PROTETOR SOLAR**: mais eficiente bloqueador da radiação UV na pele.

Peelings

O *peeling* químico está entre os procedimentos cosméticos mais comuns na prática médica e é usado há décadas devido a ser um procedimento simples e de baixo custo. É definida como a aplicação de agentes químicos, de força variável na pele, que resulta na destruição controlada da epiderme e da derme (CARRER *et al.*, 2008). A esfoliação induzida é seguida pela regeneração dérmica e epidérmica do epitélio adjacente e anexos cutâneos, o que resulta em melhora da textura superficial e da aparência da pele (BONFIM, 2022).

Os *peelings* químicos são classificados, com base na profundidade de penetração, em *peelings* superficiais (epiderme – derme papilar), médios (papilar à derme reticular superior) e profundos (derme reticular mediana). Nos distúrbios de pigmentação, normalmente utilizamos os *peelings* superficiais e os médios.

O ácido glicólico (AG) é utilizado como *peeling* superficial ou de média profundidade devido a ser um agente esfoliativo que causa epidermólise com descamação da pele por redução da adesão de corneócitos e obstrução de queratinócitos no estrato granuloso. Semelhante a outros α-hidroxiácidos, leva a um espessamento da epiderme e da derme, com aumento da síntese de colágeno e mucopolissacarídeo, e dispersão de melanina.

Os *peelings* de GA estão disponíveis em concentrações de 20 a 70%. A profundidade de penetração e a intensidade dos *peelings* de GA aumentam com concentrações e tempo de exposição. Esse agente deve ser neutralizado com uma solução alcalina, com bicarbonato de sódio ou solução salina normal, para interromper seus efeitos esfoliativos.

O ácido láctico (LA) é utilizado sozinho ou em combinação com outros *peelings*. Seus efeitos de clareamento na pele se dão em função de diminuir a síntese de melanina ao inibir diretamente a enzima tirosinase.

A solução de Jessner (JS) é um agente de *peeling* superficial comumente usado com outros *peelings* para aumentar sua penetração. Seus mecanismos de ação são específicos para cada ingrediente, mas geralmente é proposta a quebra de pontes entre os queratinócitos.

O ácido kójico (KA) é um agente quelante de cobre, e suas propriedades clareadoras estão na capacidade de inibir a enzima tirosinase. Disponível em concentrações de 1 a 4% e geralmente usado em combinação com GA ou outros agentes clareadores (arbutina, aloesina, extrato de soja, etc.) para aumentar a penetração e a eficácia. Pode ser usado antes e após o *peeling* para prevenir e tratar a hiperpigmentação pós-inflamatória.

O ácido tioglicólico (AT) em concentrações mais fortes, como 20%, é usado na forma de *peelings*, que devem ser repetidos quinzenalmente. O número de sessões necessárias varia geralmente entre 3 e 6 aplicações. A pele quase não descama, podendo permanecer avermelhadas nas primeiras 12 horas. O uso de protetor solar é imprescindível após as sessões.

Tecnologias

Os *lasers* e as fontes de luz podem ser um complemento eficaz à terapia de escolha ou uma alternativa para falhas no tratamento com os clareadores.

Vários *lasers* têm sido usados para tratar lesões pigmentares, sendo os principais o rubi (694 nm) e o alexandrite (755 nm). Fototipos mais altos são mais prováveis de desenvolverem reações adversas, especialmente PIH adicional após tratamento de *laser*.

O LASER Nd: YAG com comprimento de onda de 1.064 nm é mais efetivo para remoção de tatuagens de pigmentos ou tintas preta e azul. Também pode ter sua frequência dobrada, emitindo um comprimento de onda de 532 nm, o qual é mais absorvido pela melanina, sendo indicado para o tratamento de lesões vasculares superficiais (ROH; CHUNG, 2009; AGNE, 2009; HORIBE, 2000; ALAM; GLADSTONE; TUNG, 2010; CHAVANTES, 2009; GOLDBERG, 2007).

Segundo AGNE (2009) e CAMERON (2009), na laserterapia de baixa potência, predominam importantes efeitos terapêuticos, os quais podem ser observados clinicamente, em especial analgesia local, redução de edema, ação anti-inflamatória e estimulação da cicatrização de feridas de difícil evolução. Os efeitos diretos, desencadeados pela absorção da energia, limitam-se no ponto de aplicação, à profundidade de penetração e ao tempo que dura a aplicação (NUNES et al., 2013).

Indicado para tratamento de alterações vasculares e pigmentares superficiais, o *laser* Q-switch tem o comprimento de onda transmitido pela água, embora penetre superficialmente na pele, sendo absorvido numa distância menor que 0,1 mm na melanina e em 0,5 mm no sangue.

A luz intensa pulsada (LIP) se diferencia dos *lasers* em geral por possuir uma luz policromática que emite um espectro amplo de comprimento de onda, em geral na faixa de 400 a 1.200 nm e o fator de luz incoerente. A energia, que é emitida em todas as direções, espalha-se. A focalização e o direcionamento da luz são feitos por meio de superfícies espelhadas colocadas atrás das lâmpadas. Dessa forma, a aplicação é mais suave e de menor intensidade do que o *laser* (NUNO, 2009).

Os sistemas de LIP emitem pulsos simples, duplos ou triplos, com intervalos variáveis, permitindo o resfriamento do tecido de 2 a 25 milissegundos de duração. Os comprimentos maiores de onda penetram mais profundamente na pele, aumentando, assim, a destruição de vasos profundos, enquanto a duração de pulsos maiores aquece os vasos de maior calibre mais lentamente, evitando o rompimento vascular (KEDE, SABATOVICH, 2009; SAMPAIO; RIVITTI, 2000; ALAM; GLADSTONE; TUNG, 2010).

A tecnologia da LIP é utilizada de maneira eficaz para tratar uma variedade de disfunções vasculares e pigmentadas, além de outras indicações. Entretanto, uma das suas principais limitações, reside no tratamento de pacientes com fototipos mais altos, sendo necessário que o profissional determine a fluência de energia conforme a tabela de Fitzpatrick.

A expressão *light emitting diodes* (LED) remete a diodos semicondutores submetidos a uma corrente elétrica, que emitem a luz utilizada para fototerapia, com comprimento de onda que varia de 405 nm (azul) a 940 nm (infravermelho). A luz vermelha é mais apropriada para o tratamento de tecidos superficiais, a uma profundidade de 5 a 10 mm, como a pele e tecido subcutâneo. Os aplicadores que liberam luz azul são mais adequados para o tratamento de tecido mais superficial ainda, como a pele ou tecido mole exposto (JEDWAB, 2010; CAMERON, 2009).

Os emissores de LEDs produzem luz de baixa intensidade, que pode aparentar ser de uma só cor, mas não são coerentes nem monocromáticos. A luz emitida não é direcional e se espalha amplamente. Os LEDs fornecem uma luz mais difusa, que é mais adequada para tratar áreas maiores e mais superficiais, com maior faixa de frequência. São de baixa potência individualmente (CAMERON, 2009; NUNO, 2009; KALIL, 2011).

Sua ação se dá pela estimulação direta e intracelular, especificamente nas mitocôndrias, reorganizando as células, inibindo ações e estimulando outros resultados no chamado efeito da fotobioestimulação ou fotomodulação (JEDWAB, 2010). O LED azul tem efeito hidratante e pode ser utilizado para tratamento envolvendo hiperpigmentação por alteração vascular.

Tratamento oral

O tratamento das hipercromias ainda apresenta limitações e há algumas evidências que sustentam a eficácia da terapia oral.

- *Polypodium leucotomos*: propriedades benéficas atribuídas à presença de vários compostos com propriedades antioxidantes e fotoprotetoras. Por via oral, *P. leucotomos* fornece algum grau de proteção contra os efeitos nocivos da radiação ultravioleta, ajudando assim a minimizar os efeitos do fotoenvelhecimento da luz solar, incluindo hiperpigmentação e alterações texturais.

- Ácido tranexâmico: é um medicamento antifibrinolítico prescrito para tratar sangramento e também é usado *off-label* para tratar e/ou prevenir a HPI. É usado por via oral 500 mg por dia. É contraindicado em pacientes com condições hipercoaguláveis, insuficiência renal, distúrbios da visão, gravidez, amamentação, ou em terapias hormonais. O mecanismo exato do TXA na redução da melanogênese é desconhecido.
- Hidroxitirosol: o hidroxitirosol (Oli-Ola®) tem propriedades antioxidantes superiores às das vitaminas C e E. Apresenta efeitos quimiopreventivos aos danos causados pela radiação UV. É comercializado como *peeling* oral nas concentrações de 300 mg diários em terapias únicas ou em conjunto com outros agentes clareadores, com o intuito de diminuir a hiperpigmentação cutânea.
- *Pinus pinaster* (picnogenol): tem propriedades antioxidantes e anti-inflamatórias e, portanto, elimina os radicais livres. A sua atividade consiste na inibição da biossíntese da tirosinase, causando interferência na formação da melanina. Vem sendo utilizado devido ao seu efeito inibitório na pigmentação, com o intuito de melhorar a aparência da pele e agir na redução progressiva da área e na intensidade das hipercromias. Estudos comprovam ser mais potente que as vitaminas E e C, com capacidade de aumentar o sistema antioxidante endógeno, sendo comercializado nas concentrações de 75 a 100 mg.
- Extrato de semente de uva (proantocianidina): contém um poderoso antioxidante, e a sua ingestão oral, 67mg 3x ao dia, por 6 meses, foi considerada benéfica em pacientes com melasma, sendo necessários estudos adicionais sobre o benefício na HPI.
- Glutationa: é um composto produzido no corpo e atua como forte antioxidante. Tem atividade clareadora por meio de vários mecanismos: mudança na produção de feomelanina sobre eumelanina; inibição da tirosinase; e extinção de ROS e radicais livres, que influenciam a ativação da tirosinase. Em um estudo clínico, 50 mg de pastilha de glutationa mostrou aliviar ou reduzir moderadamente a hiperpigmentação em 90% dos indivíduos (HANDOG *et al.*, 2016). Embora a glutationa seja frequentemente comercializada como um tratamento seguro, faltam estudos sobre

seu uso para clareamento da pele, com a maioria dos estudos tendo limitações, incluindo pequenos tamanhos de amostra, curtas durações de estudo, curtos períodos de acompanhamento e a falta de biodisponibilidade. Além disso, o uso IV tem sido associado a várias complicações, incluindo síndrome de Stevens-Johnson, dor abdominal, disfunção renal, toxicidade cerebral e disfunção hepática.

- Arnica: dentre os medicamentos fitoterápicos e homeopáticos, a arnica montana é um dos mais empregados, visto sua potente atividade anti-inflamatória, sendo indicada, sobretudo, para redução do edema e alívio da dor decorrente de trauma tecidual. São também atribuídas as propriedades cicatrizante, antisséptica, antimicrobiana, fungicida, anti-histamínica, cardiotônica e anticoagulante.

Tratamentos alternativos

Alguns outros tratamentos podem ser associados para otimizar a resposta aos tratamentos convencionais. Entre eles:

- Carboxiterapia: o mecanismo de ação da carboxiterapia se dá de forma mecânica e farmacológica. O efeito mecânico ocorre pelo trauma da entrada da agulha e do gás, que gera um processo inflamatório, com a consequente migração de fibroblastos para o local, iniciando a síntese de colágeno, reparação desse tecido, aumento da troca de oxigênio no local, melhorando a irrigação e a nutrição celular (BORGES, 2010; ROH; CHUNG, 2009). São indicações da técnica de carboxiterapia, patologias que se beneficiam com o aumento da circulação e oxigenação. A carboxiterapia tem trazido bons resultados na maioria dos pacientes com queixas de hipercromia. Em pacientes que não obtêm um mínimo de melhora até a terceira sessão, o tratamento é suspenso. A aplicação é feita de forma a promover o deslocamento tecidual, com um fluxo de 80 ml/min a 150 ml/min e frequência mensal das sessões.
- Fototerapia: modifica a atividade celular, utilizando uma fonte de luz sem efeito térmico, *laser* e/ou LED, com o objetivo de melho-

rar as alterações pigmentares, removendo os pigmentos, aumentando a microcirculação e melhorando a eliminação de toxinas.

- Microcorrente: alternativa viável no tratamento da HP. Trata-se de um tipo de eletroestimulação. Os efeitos: revitalização cutânea, aumento da síntese de ATP e da produção de colágeno, clareamento da pele, estimulação da microcirculação cutânea, resultando em uma melhor nutrição e oxigenação tecidual, mobilização da linfa, melhorando a circulação local. Os resultados da microcorrente são de caráter acumulativo.
- Plasma rico em plaquetas (PRP): o PRP é um composto autólogo, cuja concentração plaquetária é de 3 a 5 vezes maior que a concentração plasmática normal. Além da alta concentração de plaquetas, é rico em fatores de crescimento, que são secretados pelas plaquetas e agem no processo de cicatrização. Segundo MEHRYAN *et al.*, em seus estudos, quando se trata da eficácia do uso de PRP para melhora da HPO, tem-se um resultado significativo na homogeneidade da cor.
- Uso da hialuronidase: pode ajudar a tratar os hematomas nas fases gelatinosa (coagulação) e de consolidação, reduzindo, assim, os riscos de complicações, o tempo de inatividade do paciente e o surgimento das manchas pós-hematomas.
- Técnica de indução percutânea de colágeno: também conhecida como microagulhamento, pode ser incluída em nosso arsenal terapêutico no tratamento das hipercromias, principalmente quando essa se mostrar resistente aos tratamentos convencionais. O número de sessões com intervalo de 30 dias depende da intensidade do HPI, não havendo limite para o número de intervenções. Além disso, cada intervenção oferece um ganho na redução do pigmento e melhora na qualidade da pele, ainda mais se associado ao *drug delivery*.
- Escleroterapia: o PMMA induz a neocolagênese e a neovascularização devido ao padrão inflamatório da reação tipo corpo estranho. Em alguns pacientes, pode-se observar a formação de pequenos vasinhos, as telangiectasias, que representam veias menores que 1 milímetro de diâmetro que se desenvolvem logo abaixo da pele e até mesmo da mancha, geralmente de coloração

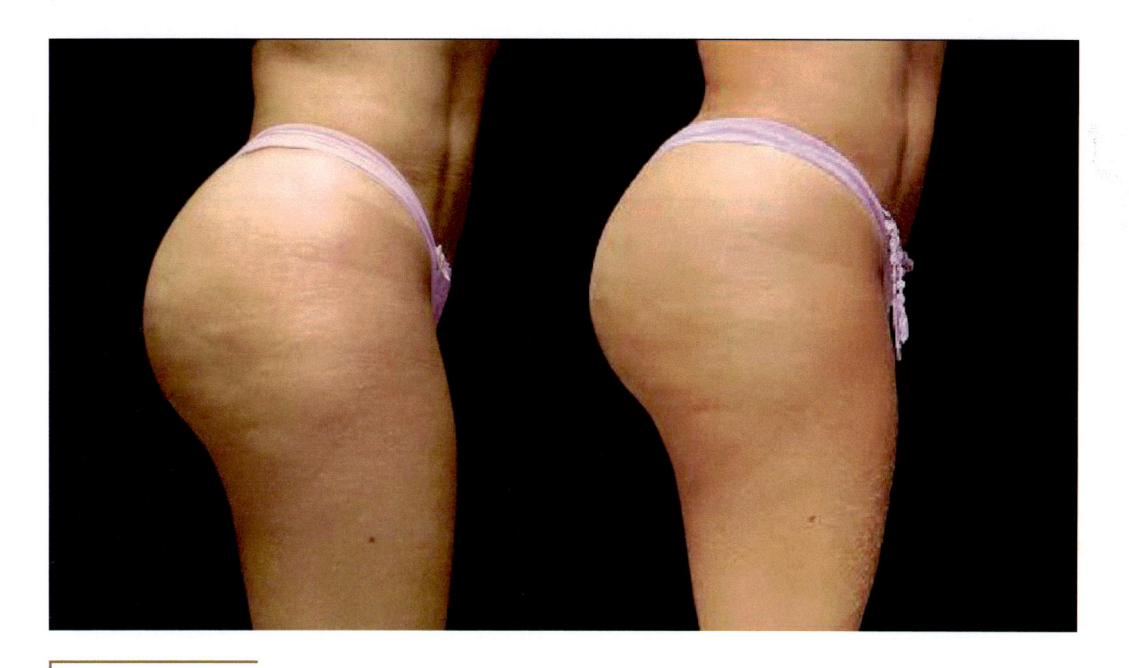

FIGURA 12.9 | Paciente realizou uso de clareadores tópicos e *laser* Nd YAG em baixas fluências.
Fonte: acervo do autor.

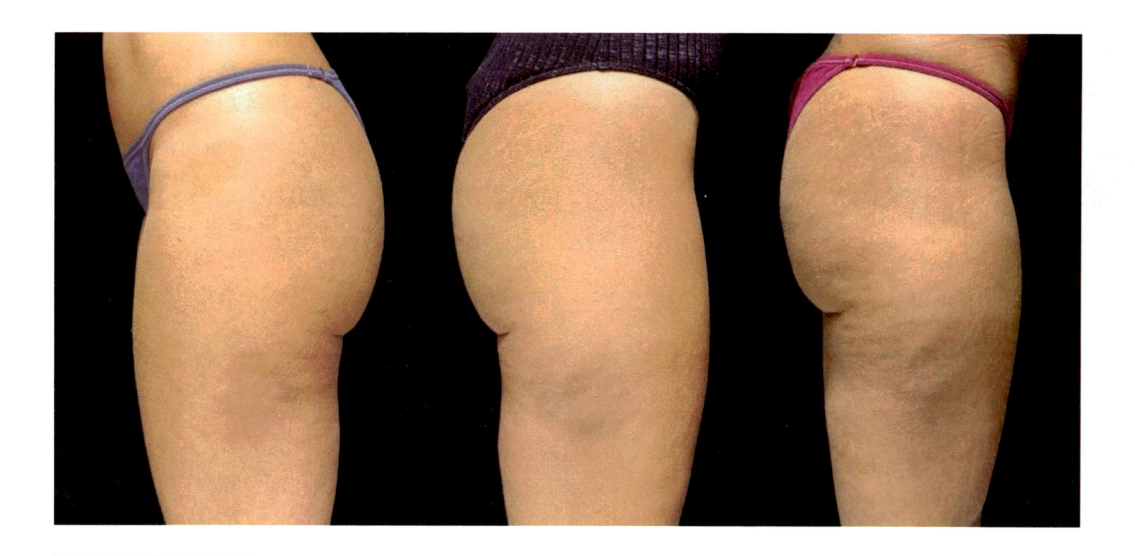

FIGURA 12.10 | Paciente após 3 sessões de ND Yag em baixas fluências.
Fonte: acervo do autor.

avermelhada ou arroxeada. Apesar de não representarem nenhuma ameaça à saúde do indivíduo, são indesejadas tanto por serem antiestéticas quanto por também estarem possivelmente associadas à própria mancha. O objetivo é causar destruição do endotélio, de modo que oblitere a luz dos próprios vasos e, dessa maneira, não passe mais sangue por ali. Com o tempo, o organismo reconhece esse vaso como não funcionante e o absorve, fazendo com que ele não seja mais visível.

Tratamentos promissores

A necessidade e a demanda por tratamentos mais novos, seguros e eficazes para os mais diversos distúrbios de hiperpigmentação estão sempre abrindo o caminho para que se explorem continuamente as opções de tratamento. Vários compostos e combinações estão atualmente sendo testados e mostraram resultados promissores nas fases iniciais dos ensaios clínicos e estão sendo considerados para avaliação posterior.

Nanopartículas lipídicas sólidas

Uma área que tem mostrado resultados promissores é o uso de veículos alternativos para administração de medicamentos.

O uso de nanopartículas lipídicas sólidas pode aumentar a biodisponibilidade e a estabilidade tópica dos medicamentos. Por exemplo, a hidroquinona, preparada para nanopartículas lipídicas sólidas mostrou eficácia melhorada quando comparada à hidroquinona tópica padrão. Além disso, outros veículos medicamentosos, como lipossomas e microemulsões, também mostraram resultados encorajadores (GHANBARZADEH et al., 2015; ÜSTÜNDAĞ OKUR et al., 2019; BANIHASHEMI et al., 2015)

As nanopartículas lipídicas sólidas foram exploradas como escolhas atraentes para entrega tópica, pois formam uma camada oclusiva na superfície da pele, levando à hidratação do estrato córneo e a aumento da penetração da droga. Além disso, elas oferecem muitas vantagens, como alta carga de medicamentos, maior estabilidade e biodisponibilidade.

Lipossomas

São vesículas microscópicas e esféricas compostas por uma bicamada concêntrica fosfolipídio e colesterol e podem incorporar a droga hidrofóbica e hidrofílica. Eles podem se fundir facilmente com a membrana celular e alterar a fluidez da membrana para fornecer efetivamente a droga e aumentar a penetração do estrato córneo. O microagulhamento foi sugerido para aumentar os efeitos ativos sobre a forma lipossomal.

Orais

- Pentoxifilina 1.200 mg/dia por 8 semanas: é um agente hemorreológico que promove a perfusão da microcirculação pela melhora da fluidez sanguínea e pelo desenvolvimento dos efeitos antitrombóticos.
- Ácido ascórbico 1.000 mg/dia por um período de 8 meses: é um eliminador de radicais antioxidantes e essencial para a síntese de colágeno.
- Mistura de agentes venoativos com flavonoides orais: Diosmin 450 mg, Hesperidina 50 mg e extrato de Euphorbia próstata 100 mg por dia durante 2 semanas. Diminui a permeabilidade capilar, inibe a produção de radicais livres de oxigênio e a peroxidação lipídica, diminui a síntese de prostaglandinas e tromboxano, e diminui a ativação endotelial e a viscosidade do sanguínea.
- Dobesilato de cálcio 500 mg por dia por 2 semanas: inibição da síntese de prostaglandinas e tromboxanos, relaxamento vascular devido à produção de óxido nitroso, redução da viscosidade do sangue e regulamentação negativa da expressão de VEGF.
- Colchicina 0,5 mg por 8 semanas: função imunomoduladora devido ao bloqueio da quimiotaxia de células T.

LACTOFERRINA LIPOSSOMADA

A lactoferrina (LF) é uma glicoproteína de ligação ao ferro com propriedades anti-inflamatórias, antivirais, antibacterianas, antifúngicas, antiparasitárias e imunomoduladoras. Tem sido investigada para tratar vários distúrbios. Apresenta dois lóbulos altamente homólogos, com capacidade de ligação de ferro estável e reversível. Sendo assim, possui propriedades quelantes não só dos íons de ferro, mas também de cobre e zinco, sendo utilizado em situações de discromias dermoepidérmicas.

PREVENÇÃO

Baseado em nossa prática clínica, listo algumas sugestões para prevenção das manchas a partir do controle do hematoma que surge após o procedimento.

1. Conferir as medicações de uso regular do paciente: como pontuado anteriormente, algumas medicações podem aumentar o tempo de sangramento ou interferir na produção de melanina.
2. Controle do trauma da subincisão: ser o mais preciso no corte do septo de fibrose reduz muito o trauma adjacente e, consequentemente, o hematoma.
3. Idealmente comprimir a região em sangramento por 5 a 10 minutos: isso irá reduzir o tempo de sangramento e consequentemente o hematoma.
4. Compressas de gelo – com cuidado: o gelo no pós-procedimento imediato e nos primeiros dias tem ação analgésica, além de diminuir o edema e a formação de hematomas.
5. Lavagem através do orifício com SF gelado: mesmo princípio do uso do gelo.
6. Curativo compressivo – micropore/tape; mantê-lo por 2-3 dias: favorece a reorganização do tecido cicatricial formado durante o processo de reparação. Também acelera a reabsorção das áreas equimóticas e minimiza o acúmulo de líquido.
7. Prescrição de ácido tranexâmico 250 mg – 2 cp. ao dia por 5-7 dias: em um estudo com ácido tranexâmico via oral, foi usado *off-label* para tratar e/ou prevenir PIH com sucesso em aproximadamente 82 pacientes de alto risco após lesões ou antes de procedimentos que rompem a epiderme. Pode-se utilizar o tratamento com TXA para todos os pacientes em risco profilaticamente antes de serem submetidos a microagulhamento, crioterapia, criolipólise, *peelings* químicos e tratamentos a *laser*. Entretanto, é contraindicado em pacientes com condições hipercoaguláveis, insuficiência renal, distúrbios da visão, gravidez, amamentação, ou em terapias hormonais.
8. Uso da bermuda por pelo menos 7 dias, sendo o ideal por 30 dias: ajuda a otimizar o tratamento, pois a força compressiva ge-

rada contribuirá para os benefícios da reabsorção equimótica e para minimizar o acúmulo de líquidos.
9. Retoque com mais de 45 dias de intervalo: ao estender o retorno, a cicatrização da pele tratada estará completa e o risco da hiperpigmentação também é reduzido por não abordar uma pele ainda em processo inflamatório/cicatricial.
10. Se for possível e viável, orientar o uso precoce de fórmula tríplice (tretinoina, corticoide e hidroquinona) ou de ácido glicólico em pacientes que têm a tendência a hiperpigmentar.
11. Evitar a exposição solar até a melhora das manchas e o uso de fotoprotetor.

CONSIDERAÇÕES

A hiperpigmentação pós-Goldincision® é um desafio por ainda não existir um tratamento definitivo e rápido. É uma alteração que pode afetar qualquer fototipo e que preocupa as pacientes que desejam uma solução e tratamento eficaz do problema.

Por tratar-se de uma discromia multifatorial, vários despigmentantes são usados no intuito de combater essa alteração, assim como a associação com outros tratamentos para uma solução mais rápida e efetiva do problema.

Oriento para que, sempre que possível, se planeje o tratamento levando em consideração todos os fatores que podem ser controlados, a fim de se evitarem as hipercromias.

REFERÊNCIAS

Abdel-Malek Z, Kadekaro A L, Swope VB. Stepping up melanocytes to the challenge of UV exposure. Pigment Cell Melanoma Research, v.23, p. 171– 186, 2010.

Abdel-Malek Z, Scott MC, Itaru S, Tada A, Im S, Lamoreux L, Ito S, Barsh G, Hearing VJ. The Melanocortin-1 Receptor is a Key Regulator of Human Cutaneous Pigmentation. Pigment Cell Research, v.13, supl. 8, p. 156-162, 2000.

ABIHPEC. Disponível em: <http://www.abihpec.org.br/conteudo/Panorama_do_setor_20092010_Portugues_12_04_10.pdf >. Acesso em: 10.10.2010

Agne JE. Eu sei eletroterapia. Santa Maria: Pallotti, 2009.

Alam M, Gladstone HB, Tung RC. Deramatologia Cosmética. Rio de Janeiro: Elsevier, 2010.

Alappatt C, Johnson CA, Clay KL, Travers JB. Acute keratinocyte damage stimulates platelet-activating factor production. Archives of Dermatological Research, v. 292, n.5, p. 256-259, 2000.

Alberts B, Bray D, Lewis J, Raff M, Roberts K, Watson JD. Fundamentos da Biologia Celular. 2.ed., Porto Alegre: Artmed, 2006.

An SM, Koh JS, Boo YC. p-coumaric acid not only inhibits human tyrosinase activity in vitro but also melanogenesis in cells exposed to UVB. Phytoterapy Research, v.24, p. 1175 – 1180, 2010.

Ancans J, Tobin DJ, Hoogduijn MJ, Smit NP, Wakamatsu K, Thody AJ. Melanosomal pH controls rate of melanogenesis, eumelanin/phaeomelanin ratio and melanosome maturation in melanocytes and melanoma cells. Experimental Cell Research, v. 268, p. 26–35, 2001.

Ando H, Kondoh H, Ichihashi M, Hearing VJ. Approaches to identify inhibitors of melanin biosynthesis via the quality control of tyrosinase. Journal of Investigative Dermatology, v.127, p. 751-761, 2007.

Andrade MS, Sampaio TS, Nogueira PCL, Ribeiro AS, Bittrich V, Amaral MCE. Volatile compounds from leaves and flowers of Garcinia macrophylla. Chemistry of Natural Compounds, v. 43, no2, p. 221-224, 2007.

Arks MS, Seabra MC. The melanosome: membrane dynamics in black and white. Nature Reviews Molecular Cell Biology, v. 2, p. 738 – 748, 2001.

Azulay RD, Azulay, L. Dermatologia. 7.ed. São Paulo: Guanabara-Koogan, 2017.

Banihashemi M, Zabolinejad N, Jaafari MR, Salehi M, Jabari A. Comparação dos efeitos terapêuticos do ácido tranexâmico lipossomal e da hidroquinona convencional no melasma. J Cosmet Dermatol. 2015;14(3):174–177. doi: 10.1111/JOCD.12152.

Barbosa W, Chagas EA, Martins L, Pio R, Tucci MLS, Artiolo FA. Germinação de sementes e desenvolvimento inicial de plântulas de achachairu. Revista Brasileira de Fruticultura, Jaboticabal – São Paulo, v.30, n.1, p.263-266, 2008.

Bernhard D, Schwaiger W, Crazzolara R, Tinhofer I, Kofler R, Csordas, A. Enhanced MTT-reducing activity under growth inhibition by resveratrol in CEM-C7H2 lymphocytic leukemia cells. Cancer Lett., v. 195, p. 193 – 199, 2003.

Berson JF, Harper DC, Tenza D, Raposo G, Marks MS. Pmel17 initiates premelanosome morphogenesis within multivesicular bodies. Mol. Cell Biol., v.12, p. 3451–3464, 2001.

Bertolotto C, Buscà R, Abbe P, Bille K, Aberdam E, Ortone JP, Ballotti R. Different cis-Acting Elements Are Involved in the Regulation of TRP1 and TRP2 Promoter Activities by Cyclic AMP: Pivotal Role of M Boxes (GTCATGTGCT) and of Microphthalmia. Mol. Cell Biol., v. 18, p. 694 – 702, 1998.

Bhatia SK, Yetter AB. Correlation of visual cytotoxicity ratings of biomaterials with quantitative in vitro cell viability measurements. Cell Biology and Toxicology, v. 24, p. 315-319, 2008.

Bomfim VVBS et al. Peeling químico no tratamento de hipercromia pós inflamatória decorrente de acne. Research, Society and Development, v. 11, n. 7, e32611728745, 2022. DOI: http://dx.doi.org/10.33448/rsd-v11i7.28745

Borges FS. Modalidades terapêuticas nas disfunções estéticas. 2.ed. São Paulo: Phorte, 2010.

Borkow G. et al. Improvement of facial skin characteristics using copper oxide containing pilloecases: a double-blind, placebo-controlled, parallel, randomized study.International Journal of Cosmetic Science, p. 1-7, 2009.

Botta B, Mac-Quhae MM, Delle Monache G, Delle Monache F, Demello JF. Chemical investigation of the genus Rheedia. V: Biflavonoids and xanthochymol. Journal of Natural Products, v. 47, p.1053, 1984.

Braz Filho R, Cavalcante de Magalhães G, Gottlieb OR. Xanthones of Rheedia gardneriana. Phytochemistry, v. 9, p. 673, 1970.

Briganti S, Camera E, Picardo M. Chemical and instrumental approaches to treat hyperpigmentation. Pigment Cell Research, v. 16, p. 101-110.

Buscà R, Ballotti R. Cyclic AMP a Key Messenger in the Regulation of Skin Pigmentation. Pigment Cell Research, v.13, p. 60 – 69, 2000.

Cameron M. Agentes físicos na reabilitação. 3 ed. Rio de Janeiro: Elsevier, 2009.

Campos PM. Avaliação da atividade inibitória de melanogênese do extrato hidroalcoólico da Garcinia gardneriana (Planchon & Triana) Zappi. UFPR – Curitiba, 2019.

Castardo JA. Avaliação da atividade do extrato hidroalcoólico bruto da Garcinia gardneriana (Planchon & Triana) Zappi em modelos experimentais de inflamação aguda em camundongos. 136 f. Dissertação (Mestrado em Farmacologia) – Setor de Ciências Biológicas, Universidade Federal do Paraná. Curitiba, 2007.

Castardo JA et al. Anti-inflammatory effects of hydroalcoholic extract and two biflavonoids from Garcinia gardneriana leaves in mouse paw oedema. Journal of Ethnopharmacology, Irlanda, v. 118, p. 405 – 411, 13 de agosto de 2008.

Catania AS et al. Vitaminas e minerais com propriedades antioxidantes e risco cardiometabólico: controversas e perspectivas. Arq Bras Endocrinol Metab. v. 3, p. 53-5, 2009.

Caymanchem. Disponível em: www.caymanchem.com. Acesso 02.11.2010.

Cechinel Filho V et al. I3-naringenina-II8-4_-OMe-eriodictyol: a new potential analgesic agent isolated from Rheedia gardneriana leaves. Zeitschrift für Naturforschung, v. 55, p. 820–823, 2000.

Chang TS. An Updated Review of Tyrosinase Inhibitors. International Journal of Molecular Sciences, v.10, p. 2440-2475, 2009.

Chavantes MC. Laser em bio-medicina: princípios e prática: guia para iniciantes, pesquisadores e discentes na área da saúde e exatas. São Paulo: Atheneu, 2009.

Chawla S, Delong MA, Visscher MO, Wicket RR, Manga P, Boissy RE. Mechanism of tyrosinase inhibition by deoxyArbutin and its second- generation derivatives. British Journal of Dermatology, v. 159, p. 1267-1274, 2008.

Chemblink. Chemical Listing of Kojic acid. Disponivel em: http://www.chemblink.com/products/501-30-4.htm. Acesso 01.11.2010.

Chemistry. Disponível em: www.chemistry.about.com. Aceso 02.11.2010

Chen LG, Chang WL, Chia JL, Lee TL, Chwen MS, Wang CC. Melanogenesis inhibition by gallotannins from chinese galls in B16 mouse melanoma cells. Biological Pharmaceutical Bulletin, v. 32, p. 1447-1452, 2009.

Choi W, Miyamura Y, Wolber R, Smuda C, Reinhold HL, Kolbe L, Hearing VJ. Regulation of human skin pigmentation in situ by repetitive UV exposure: molecular characterization of responses to UVA and/or UVB. Journal of Investigative Dermatology, v.130, p. 1685-1696, 2010.

Chu D. Development and structure of skin. In: WOLF, K. et al. Fitzpatrick's Dermatology in General Medicine. New York: McGraw-Hill, 2008, p. 57-73.

Costin, GE, Hearing, VJ. Human skin pigmentation: melanocytes modulate skin color in response to stress. Faseb J. 2007;2:976-94.

Costin GE, Hearing VJ. Human skin pigmentation: melanocytes modulate skin color in response to stress. The FASEB Journal, v. 21, p. 976-994, 2007.

Cymbalista NC, Garcia R, Bechara SJ. Classificação etiopatogênica de olheiras e preenchimento com ácido hialurônico: descrição de uma nova técnica utilizando cânula. Surgical Cosmetic Dermatology, v.4, n.4, p. 315-21, 2012.

Daguano JKMF, Santos C, Rogero SO. Avaliação da citotoxicidade de biocerâmicas desenvolvida para uso em sistemas de implantes. Revista Matéria, v. 12, n. 11, p. 134-139, 2007.

Decker H, Schweikardt T, Tuczek F. The first crystal structure of tyrosinase: all questions answered? Angew Chem Int Ed Engl., v. 45, p. 4546-4550, 2006.

Delle Monache G et al. Minor xanthones from Rheedia gardneriana. Phytochemistry, v. 23, p. 1757-1759, 1984.

Delle Monache G, Botta B. Chemical investigation of the genus Rheedia, IV.Three new xanthones from Rheedia brasiliensis. Journal of Natural Products, v.47, p. 620-625, 1984.

Delle Monache G, Delle Monache F, Bettolo GBM. Chemical investigation of the genus Rheedia. II. Prenylated xanthones fromRheedia gardneriana. Journal of Natural Products, v. 46, p. 655-659, 1983.

DERMATOLOGIA. Disponível em: http://www.dermatologia.net/novo/base/atlas/melanoses_solares2.shtml, http://www.dermatologia.net/novo/base/atlas/fotoenvelhec.shtml. Acesso em 01.11.2010.

Ding HY, Chou TH, Liang CH. Antioxidant and antimelanogenic properties of rosmarinic acid methyl ester from Origanum vulgare. Food Chemistry, v. 123, p. 254-262, 2010.

Doyle A, Griffiths JB. Cell and Tissue Culture: Laboratory Procedures in 1Biotechnology. John Wiley & Sons Ltd: Chichester, 1998.

Draelos ZD. Cosmecêuticos. 2.ed. Rio de Janeiro: Elsevier, 2009.

Draelos ZD. Skin lightening preparations and the hydroquinone controversy. Dermatologic Therapy, v. 20, p. 308-313, 2007.

Duval C, Smit NPM, Kolb AM, Re´gnier M, Pavel S, Schmidt, R. Keratinocytes control the pheo/eumelanina ratio in cultured normal human melanocytes. Pigment Cell Research, UK, v.15, supl. 6, p. 440-446, 2002.

Eberlin S et al. Effects of a Brazilian herbal compound as a cosmetic eyecare for periorbital hyperchromia ("dark circles"). Journal of Cosmetic Dermatology. v. 8, p. 127-35, 2009.

Eller MS, Gilchrest BA. Tanning as part of the eukaryotic SOS response. Pigment Cell Research, v. 13, p. 248-252, 2000.

Elwing A, Sanches O. Drenagem linfática manual. São Paulo: Senac, 2010. Guirro E, Guirro R. Fisioterapia dermato-funcional: fundamentos, recursos, patologias. 3.ed. Barueri: Manole, 2010.

Espín JC, Wichers HJ. Effect of captopril on mushroom tyrosinase activity in vitro. Biochim. Biophys. Acta, v. 1544, p. 289-300, 2001.

Fisher AA. Leukoderma from bleaching creams containing 2% hydroquinone. Contact Dermatitis, v. 8, p. 272–3, 1982.

Forslind B. The skin: upholder of physiological homeostasis. A physiological and (bio) physical study program. Thrombosis Research, v.80, n.1, p. 1-22, 1995.

Freeberg I. Keratinocytes. Disponível em:< http://www.aad.org/education/students/Keratinocytes.htm>. Acesso em: 15 setembro, 2010.

Fuller BB, Spaulding DT, Smith DR. Regulation of the catalytic activity of preexisting tyrosinase in black and Caucasian human melanocyte cell cultures. Experimental Cell Research, v. 262, p. 197-208, 2001.

Garcia ES. Biodiversity, biotechnology and health. Cad. Saúde Públ., Rio de Janeiro, 11(3): 495-500, Jul/Sep, 1995.

Gartner LP, Hiatt JL. Tratado de Histologia. Rio de Janeiro: Editora Guanabara Koogan S.A., 2.ed., p 265-276, 2001.

Ghanbarzadeh S, Hariri R, Kouhsoltani M, Shokri J, Javadzadeh Y, Hamishehkar H. Maior estabilidade e entrega dérmica de hidroquinona usando nanopartículas lipídicas sólidas. Coloides Surf B Biointerfaces. 2015;136:1004–1010. doi: 10.1016/J.COLSURFB.2015.10.041.

Gilchrest BA, Park HY, Mark MS, Yaar M. Mechanism of ultraviolet light - induced pigmentation. Photochemistry and Photobiology, v. 63, n. 1, p. 1-10, 1996.

Goldberg D J. Laser em Dermatologia. São Paulo: Livraria Santos, 2007.

Gomes RK, Damazio MG. Cosmetologia: descomplicando os princípios ativos. 3.ed. São Paulo: Livraria Médica Paulista, 2009.

Gonchoroski DD, Correa GM. Tratamento de hipercromia pós-inflamatória com diferentes formulações clareadoras. Informa, v.17, n. 3/4, 2005.

Guimarães CL, Otuki MF, Beirith A, Cabrini DA. Uma revisão sobre o potencial terapêutico da Garci0nia gardneriana-NA. Dynamis Revista Tecno- Científica, v. 12, p. 6-12, 2004.

Haake A, Holbrook K. The structure and development of skin. In: Fitzpatrick TB et al. Fitzpatrick's Dermatology in General Medicine. New York: McGraw-Hill, 1999, p. 70-114.

Hanamura T, Uchida E, Aoki H. Skin-lightening effect of a polyphenol extract from acerola (Malpighia emarginata

DC) fruit on UV-induced pigmentation. Bioscience Biotechnological Biochemistry, v. 72, n. 12, p. 3211-3218, 2008.

Handog EB, FPDS, Datuin SL, Singzon IA. An open-label, single-arm trial of the safety and efficacy of a novel preparation of glutathione as a skin-lightening agent in Filipino women. International Journal of Dermatology, vol. 55, no. 2, p. 153-157, 2016.

Hearing VJ, Yamaguchi Y. Melanocyte distribution and function in human skin: Effects of ultraviolet radiation. In: Hearing VJ, Leong SPL. From Melanocytes to Melanoma: The Progression to Malignancy. New Jersey: Humana Press, 2006, p. 101-115.

Hearing VJ, Jimenez M. Mammalian tyrosinase – the critical regulatory control point in melanocyte pigmentation, Int. J. Biochem., v. 19, p. 1141-1147, 1987.

Hearing VJ. The regulation of melanin formation. In: NORDLUND, J.J. et al. The Pigmentary System: Physiology and Pathophysiology. Massachussets: Blackwell Publishing, 2006, 2a edição, p. 191-212.

Hearing VJ, Tsukamoto K. Enzimatic control of pigmentation in mamals. The FASEB Journal. , v.5, p. 2902-2909, 1991.

Hernandez M, Fresnel MM. Manual de Cosmetologia. 3.ed. Rio de Janeiro: Revinter, 1999.

Horibe EK. Estética Clínica & Cirúrgica. Rio de Janeiro: Revinter, 2000. Jedwab SK. Laser e outras tecnologias na dermatologia. São Paulo: Santos, 2010.

Hosoi AJ, Suda KT. Regulation of melanin synthesis of B16 mouse melanoma cells by 1a,25-dihydroxyvitamin D3 and retinoic acid. Cancer Res., v. 45, p. 1474-1478, 1985.

Hu ZM, Zhou Q, Lei TC, Ding SF, Xu SZ. Effects of hydroquinone and its glucoside derivatives on melanogenesis and antioxidation: Biosafety as skin whitening agents. Journal of Dermatological Science, v. 55, p. 179-184, 2009.

Ito S, Wakamatsu K, Ozeki H. Chemical analysis of melanins and its application to the study of the regulation of melanogenesis. Pigment Cell Res., v.13, n. 8, p. 103-109, 2000.

Itoh K, Hirata N, Masuda M, Naruto S, Murata S, Wakabayashi K, Matsuda H. Inhibitory effects of Citrus hassaku extract and its flavanone glycosides on melanogenesis. Biol. Pharm. Bull., v. 32, no3, p. 410-415, 2009.

Jablonski NG, Chaplin G. The evolution of human skin coloration. J Hum Evol. 2000;39:57-106.

Jedwab SKK. Laser e outras tecnologias na dermatologia. São Paulo: Santos, 2010.

Junqueira LC, Carneiro J, Abrahamsohn P. Histologia básica: texto e atlas. 13.ed. Rio de Janeiro: Guanabara Koogan, 2017.

Kalil CLPV. Laser e outras fontes de luz na dermatologia. Rio de Janeiro: Elsevier, 2011. Kede MPV, Sabatovich O. Dermatologia Estética. 2.ed. São Paulo: Atheneu, 2009.

Katsambas AD, Stratigos AJ. Depigmenting and Bleaching Agents: Coping with Hyperpigmentation. Clinics in Dermatology, v.19, p. 483-489, 2001.

Kessel, RG. Histologia Médica Básica: A biologia das células, tecidos e órgãos. Rio de Janeiro: Editora Guanabara Koogan, 2001, p. 318-331.

Kim DS, Jeong YM, Park IP, Hahn HG, Lee HK, Kwon SB, Jeong JH, Yang SJ, Sohn UD, Park KC. A new 2-imino-1,3-thiazoline derivative, KHG22394, inhibits melanin synthesis in mouse B16 melanoma cells. Biol. Pharm. Bull., v. 30, supl. 1, p. 180-183, 2007.

Kim DS, Park SH, Kwon SB, Joo YH, Youn SW, Sohn UD, Park KC. Temperature Regulates Melanin Synthesis in Melanocytes. Archives Pharmacal Research, v. 26, no 10, p. 840-845, 2003.

Kim YJ, No JK, Lee JS, Kim MS, Chung HY. Antimelanogenic activity of 3,4 – dihydroxyacetophenona: inhibition of tyrosinase and MITF. Bioscience Biotechnological Biochemistry, v. 70, p. 532-534, 2006.

Kim YJ, No JK, Lee JH, Chung HY. 4,4'- Dihydroxybiphenyl as a new potent tyrosinase inhibitor. Biol. Pharm. Bull., v.28, p. 323-327, 2005.

Kim YM, Yun J, Lee CK, Lee H, Min KR, Kim Y. Oxyresveratrol and hydroxystilbene compounds. Inhibitory effect on tyrosinase and mechanism of action. J. Biol. Chem. v. 277, p. 16340-16344, 2002.

Klabunde T, Eicken C, Sacchettini JC, Krebs B. Crystal structure of a plant catechol oxidase containing a dicopper center. Nat. Struct. Biol., v. 5, p. 1084-1090, 1998.

Kushimoto T, Basrur V, Valencia JL, Matsunaga J, Vieira WD, Ferrans VJ, Muller J, Appella E, Hearing VJ. A model for melanosome biogenesis based on the purification and analysis of early melanosomes. Proc. Natl. Acad. Sci. U. S. A. v.98, p. 10698-10703, 2001.

Land EJ, Ramsdem CA, Riley PA, Stratford MR. Evidence consistent with the requirement of cresolase activity for suicide inactivation of tyrosinase. Tohoku J Exp Med, v . 216, p. 231–238, 2008.

Lapeere H et al. Hypomelanoses and hypermelanoses. In: Fitzpatrick, T. B. et al. Fitzpatrick's Dermatology in General Medicine. New York: McGraw-Hill, p. 622- 640, 1999.

Le Mellay-Hamon V, Criton M. Phenylethylamide and Phenylmethylamide Derivatives as New Tyrosinase Inhibitors. Biological & Pharmaceutical Bulletin, v.32, n. 2, p. 301-303, 2009.

Leduc A, Leduc O. Drenagem linfática: teoria e prática, 3 ed. São Paulo: Manole, 2008.

Lee J, Jung E, Lee J, Huh S, Boo YC, Kim YS, Park D. Mechanism of melanogenesis inhibition by 2,5-dimethyl-4-hydroxy-3 (2H)-furanone. British Journal of Dermatology, v. 157, p. 242-248, 2007.

Lee MY, Kim JH, Choi JN, Kim J, Hwang GS, Lee CH. The melanin synthesis inhibition and radical scavenging activities of compounds isolated from the aerial part of Lespedeza cyrtobotrya. Journal of Microbiology and Biotechnology, v.20, no. 6, p. 988-994, 2010.

Lee YS, Kim HK, Lee KJ, Jeon HW, Cui S, Lee YM, Moon BJ, Kim YH. Inhibitory effect of glyceollin isolated from soybean against melanogenesis in B16 melanoma cells. BMB reports., v. 43, p. 461-467, 2010.

Lehninger AL, Nelson DL, Cox MM. Lehninger Princípios de Bioquímica. 4.ed., São Paulo: Ed. Sarvier, 2006.

Li XC, Joshi AS, Tan B, Ehsohly HN, Walker LA, Zjawiony JK, Ferreira D. Absolute configuration, conformation, and chiral properties of flavanone-(3→8")-flavone biflavonoids from Rheedia acuminata. Tetrahedrom, v. 58, p. 8709-8717, 2002.

Li X, Guo L, Sun Y, Zhou J, Gu Y, Li Y. Baicalein inhibits melanogenesis through activation of the ERK signaling pathway. International Journal of Molecular Medicine, v. 25, p. 923-927, 2010.

Lim JT. Treatment of melasma using kojic acid in a gel containing hydroquinone and glycolic acid. Dermatologic Surgery, v. 25, no4, p. 282-284, 1999.

Lim YJ, Lee EH, Kang TH, Ha SK, Oh MS, Kim SM, Yoon TJ, Kang C, Park JH, Kim SY. Inhibitory effects of arbutin on melanin biosynthesis of α- melanocyte stimulating hormone – induced hyperpigmentation in cultured brownish guinea pig skin tussues. Archives of Pharmacal Research, v. 32, n. 3, p. 367-373, 2009.

Lin JY, Fisher DE. Melanocyte biology and skin pigmentation. Nature. 2007; 445:843-50.

Lin HC, Shieh BH, Lu MH, Chen JY, Chang LT, Chao CF. A method for quantifying melanosome transfer efficacy from melanocytes to keratinocytes in vitro. Pigment Cell Melanoma Research, v. 21, p. 559-564, 2008.

López-Machado A, Díaz-Garrido N, Cano A, Espina M, Badia J, Baldomà L, Calpena AC, Souto EB, García ML, Sánchez-López E. Development of Lactoferrin-Loaded Liposomes for the Management of Dry Eye Disease and Ocular Inflammation. Pharmaceutics. 2021 Oct 15;13(10):1698. doi: 10.3390/pharmaceutics13101698. PMID: 34683990; PMCID: PMC8539938.

Luvizon AC. Modulação fenotípica induzida por guanosina em modelo de melanoma murino (B16F10). 83 f. Dissertação (Mestrado em Microbiologia).

Luzzi R, Guimaraes CL, Verdi LG, Simionatto EL, Delle Monache F, Yunes RA, Floriani AEO, Cechinel Filho V. Isolation of biflavonoids with analgesic activity from Rheedia gardneriana leaves. Phytomedicine, v. 4, p. 139-142, 1997.

Maeda K, Naitou T, Umishio K, Fukuhara T, Motoyama A. A novel melanin inhibitor: hidroperoxy traxastane-type triterpe0ne from flowers of Arnica Montana. Biological & Pharmaceutical Bulletin, v. 30, supl. 5, p. 873-879, 2007.

Maeda K, Fukuda M. Arbutin: mechanism of its depigmenting action in human melanocyte culture. The Journal of Pharmacology and Experimental Therapeutics. v. 276, supl. 2, p. 765-769, 1996.

Maeda K, Fukuda M. In vitro effectiveness of several whitening cosmetic components in human melanocytes. Journal of the society of cosmetics scientists, v. 42, p. 361-368, 1991.

Marcio G. Mecanismo de ação dos Despigmentantes. https://marcioguidoni.com.br/cosmetologia/mecanismo-de-ação-dos-despigmentantes/

Martinez M, Rittes P. Beleza sem Cirurgia. Tudo que você pode fazer para adiar a plástica. 2.ed. São Paulo: Senac, 2003.

Masuda T et al. Screening for tyrosinase inhibitors among extracts of seashore plants and identification of potent inhibitor from Garcinia subelliptica. Bioscience, Biotechnology, and Biochemistry, Japão, v.69, p. 197-201, 2005.

Merchant D, Kahn R, Murphy W. Handbook of cell and organ culture. Burgess Publishing, Broken Arrow. 1964.

Miot LDB, Miot HA, Silva MG, Marques MEA. Estudo comparativo morfofuncional de melanócitos em lesões de melasma. An Bras Dermatol. 2007;82:529-64.

Miot, LDB et al. Fisiopatologia do melasma. Anais Brasileiros de Dermatologia [online]. 2009, v. 84, n. 6 [Acessado 7 Julho 2022], p. 623-635. Disponível em: <https://doi.org/10.1590/S0365-05962009000600008>. Epub 25 Fev 2010. ISSN 1806-4841. https://doi.org/10.1590/S0365-05962009000600008.

Miyazaki SF. Utilização do chá-verde em cosmética. Cadernos de Prospecção. v. 1, n. 1, p. 10-3, 2008. NUNO, O. Laser em dermatologia: conceitos básicos e aplicações. 2.ed. São Paulo: Roca, 2009.

Miyazawa M, Tamura N. Inhibitory Compound of Tyrosinase Activity from the Sprout of Polygonum hydropiper L. (Benitade). Biological & Pharmaceutical Bulletin, v. 30, n. 3, p. 595-597, 2007.

Momtaz S, Mapunya BM, Houghton PJ, Edgerly C, Hussein A, Naidoo S, Lall N. Tyrosinase inhibition by extracts and constituents of Sideroxylon inerme L. stem bark, used in South Africa for skin lightening. Journal of Ethnopharmacology, v.119, p. 507-512, 2008.

Morimura K, Hiramatsu K, Yamazaki C, Hattori Y, Makabe H, Hirota M. Daedalin A, a metabolite of Daedalea dickinsii, inhibits melanin synthesis in an in vitro human skin model. Bioscience Biotechnology Biochemistry, v. 73, n. 3, p. 627-632, 2009.

Mosher DB, Fitzpatrick TB, Ortonne JP, Hori Y. Normal skin color and General Considerations of Pigmentary Disorders. In: Fitzpatrick TB, Eisen AZ, Wolff K, Freedberg IM, Austen KF. Dermatology in General Medicine. v. 1. New York: Mcgraw-Hill; 1999. p. 936-44.

Nakagawa M, Kawai K, Kawai K. Contact allergy to kojic acid in skin care products. Contact Dermatitis, v.32, p.9-13, 1995.

Nakajima M, Shinoda I, Fukuwatari Y, Hayasawa H. Arbutin increases the pigmentation of cultured human melanocytes through mechanism other than the induction of tyrosinase activity. Pigment Cell Res., v.11, p. 12-17, 1998.

Nappi AJ, Vass E. Hydrogen peroxide generation associated with the oxidations of the eumelanogennic precursors 5,6 – dihydroxyindole and 5,6 – dihydroxyindole-2- carboxylic acid. Melanona Research, v. 6, p. 341-349, 1996.

Narayanan DL, Saladi RN, Fox J. L.,Ultraviolet radiation and skin cancer. International Journal of Dermatology, v. 49, 978–986, 2010.

Nesterov A, Zhao J, Minter D, Hertel C, Ma W, Abeysinghe P, Hong M, Jia Q. 1-(2,4-Dihydroxiphenyl)-3-(2,4-dimethoxy-3- methylphenyl)propane, a novel tyrosinase inhibitor with strong depigmenting effects. Chemical Pharmaceutical Bulletin, v. 56, supl. 9, p. 1292-1296, 2008.

Nicoletti MA, Orsine EMA, Duarte ACN, Buono GA. Hipercromias: aspectos gerais e uso de despigmentantes cutâneos. Cosmetics & Toiletries (edição em português), São Paulo, v. 14, p. 46-51, mai-jun/2002.

Obolskiy D, Pischel I, Siriwatanametanon N, Heinrich M. Garcinia mangostana L.: A Phytochemical and Pharmacological Review. Phytotherapy Research, v. 23, p. 1047-1065, 2009.

Ohshima H et al. Effects of vitamin C on dark circles of the lower eyelids: quantitative evaluation using image analysis and echogram. Skin Research and echnology. v. 15, p. 214.

Ohshima H, Takiwaki H. Evaluation of dark circles of the lower eyelid: comparison between reflectance meters and image processing and involvement of dermal thickness in appearance. Skin Research and Technology. v. 14, p. 135-41, 2008.

Okunji C, Komarnytsky S, Fear G, Poulev A, Ribnicky DM, Awachie PI, Ito Y, Raskin I. Preparative isolation and identification of tyrosinase inhibitors from the seeds of Garcinia kola by high-speed counter-current chromatography. Journal of Chromathography A, v. 1151, supl. 1-2, p.45-50, 2007.

Ortonne JP [homepage on the Internet]. Skin color variations in humankind: an explanation? Nice: Pigmentary Disorders Academy; 2005 [cited 2009 Jun 23]. Available from: http://www.pigmentarydisordersacademy.org/guest_editorials_ortonne_skincolorjsp.

Ortonne JP, Bissett DL. Latest insights into skin hyperpigmentation. Journal of Investigative Dermatology Symposium Proceedings, v. 13, p. 10-14, 2008.

Pandya AG, Guevara IL. Disorders of Hyperpigmentation. Dermatologic Clinics. Dallas, Texas, v.18, supl.1, p. 91-98, jan/2000.

Park HY, Kosmadaki M, Yaar M, Gilchrest BA. Cellular mechanism regulating human melanogenesis. Cellular and Molecular Life Sciences, Birkhäuser, vol. 66, no. 9, p. 1493-1506, 2009.

Park HY, Pongpudpunth M, Lee J, Yaar M. Disorders of melanocytes. In: Wolff K, Goldsmith LA, Katz SI, Gilchrest BA, Paller AS, Leffell DJ. Fitzpatrick's Dermatology in General Medicine. 7.ed. New York: Mc Graw Hill Medical, p. 591-608, 2008.

Parolin MB, Reason IJM. Apoptose como mecanismo de lesão nas doenças hepatobiliares. Arquivos Gastroenterologia, v. 38, n. 2, p. 138-144, 2001.

Parvez S, Kang M, Chung HS, Bae H. Naturally occurring tyrosinase inhibitors: mechanism and applications in skin health, cosmetics and agriculture industries. Phytotherapy Research, v. 21, p. 805-816.

Patologia: Processos Gerais – Andrade Netto Brito Montenegro. Editora Atheneu. 3.ed.

Perluigi M, De Marco F, Foppoli C, Coccia R, Blarzino C, Marcante ML, Cini C. Tyrosinase protects human melanocytes from ROS – generating compounds. Biochemical and Biophysical Research Communication, v. 305, p. 250-256, 2003.

Pinto AC, Silva DHS, Bolzani VS, Lopes PN, Epifanio RA. Produtos naturais: atualidade, desafios e perspectivas. Química Nova, São Paulo, v.25, supl.1, p.45-61, 2002.

Prota G. Recent Advances in the Chemistry of Melanogenesis in Mammals. The Journal of Investigative Dermatology, v. 75, p. 122-127, 1980.

Quezada GN, Romero, W. Dermatoscopia na hiperpigmentação periorbital: uma ajuda no diagnóstico do tipo clínico. Artigo capturado às 20h23min do dia 19/04/2015 de http://portalbiocursos.com.br/ohs

Reid K, Nishikawa S, Barlett PF, Murphy M. Steel factor directs melanocyte development in vitro through selective regulation of the number of c-kit+ progenitors. Developmental biology, v.169, p. 568–579, 1995.

Relethford JH. Hemispheric difference in human skin color. Am J Phys Anthropol.1997;104:449-57.

Ribeiro CJ. Cosmetologia aplicada a dermocosmética, 2 ed. São Paulo: Pharmabook, 2010.

Rodrigues CA, Oliveira AE, Willain FR, Cechinel Filho CL, Guimaraes CL, Yunes RA, Delle Monache F. Separation of biflafonoids from Rheedia gardneriana using chitin-Fe complex as stationary phase. Pharmazie, v. 55, p. 699-700, 2000.

Roh MR, Chung KY. Infraorbital Dark Circles: Definition, Causes, and Treatment Options. Dermatol Surg v. 35, n.2, p. 1163-1171, 2009.

Roméro C, Aberdam E, Larnier C, Ortonne JP. Retinoic acid as modulator of UVB-induced melanocyte differentiation involvement of the melanogenic enzymes expression. Journal of Cell Science, v. 107, p. 1095-1103, 1994.

Rumjanek VM, Trindade GS, Wagner-Souza K, De-Oliveira MC, Marques-Santos LF, Maia RC, Capella MA. Multidrug resistance in tumour cells: characterization of the multidrug resistant cell line K562-Lucena 1. Anais da Academia Brasileira de Ciências, v.73, n.1, p.57-69. 2001.

Sampaio S, Rivitti EA. Dermatologia. 3.ed. São Paulo: Artes Médicas, 2008. Trajano RW. Laserterapia: manual LED ultra blue. DMC. São Paulo, 2011.

Sampaio SAP, Rivitti EA. Dermatologia. 4.ed. Porto Alegre: Artes Médicas, 2018.

Sato K, Morita M, Ichikawa C, Takahashi H, Toriyama M. Depigmenting mechanisms of all-trans retinoic acid and retinol on B16 melanoma cells. Bioscience Biotechnology Biochemistry, v. 72, supl. 10, p. 2589-2597, 2008.

Sato K, Takahashi H, Iraha R, Toriyama M. Down-regulation of tyrosinase expression by acetylsalicylic acid in murine B16 melanoma. Biological & Pharmaceutical Bulletin, v.31, supl. 1, p. 33-37, 2007.

Schroterova L, Kralova V, Voracova A, Haskova P, Rudolf E, Cervinka M. Antiproliferative effects of selenium compounds in colon cancer cells: Comparison of different cytotoxicity assays. Toxicology in vitro, v. 23, p. 1406-1411, 2009.

Schwahn DJ, Xu W, Herrin AB, Bales ES, Medrano EE. Tyrosine levels regulate the melanogenic response to α – melanocyte – stimula0ting hormone in human melanocytes: implications for pigmentation and proliferation. Pigment Cell Research, v. 14, p. 32-39, 2001.

Seiji M, Shimao K, Birbeck, MS, Fitzpatrick TB. Subcellular localization of melanin biosynthesis. Annals of New York Academy Science, v.100, p. 497-533, 1963.

Serra-Baldrich E, Tribó MJ, Camarasa JG. Allergic contact dermatitis from kojic acid. Contact Dermatitis, v. 39, no 2, p. 86-87, 1998.

Shin NH, Ryu SY, Choi EJ, Kang SH, Chang IM, Min KR, Kim Y. Oxyresveratrol as the potent inhibitor on dopa oxidase activity of mushroom tyrosinase. Biochem. Biophys. Res. Commun., v. 243, p. 801-803, 1998.

Silva EC. Desenvolvimento e avaliação da estabilidade de formulações contendo arbutina, associada ou não com ácido glicólico, 181 f., (Tese de doutorado – Faculdade de Ciências Farmacêuticas – USP), São Paulo, 1998.

Silva TMA, Aoyama H, Haun M, Ferreira CV. Citotoxicidade do promotor de tumor e sua ação mitogênica sobre os linfócitos humanos. Revista Brasileira de Análises Clínicas, v. 36(4), p. 237-239, 2004.

Simões CMO, Schenkel EP. A pesquisa e a produção brasileira de medicamentos a partir de plantas medicinais: a necessária interação da indústria com a academia. Revista Brasileira de Farmacognosia, João Pessoa, v. 12, n.1, p. 35-40, 2002.

Slominski A, Desmond JT, Shigeki S, Wortsman J. Melanin pigmentation in mammalian skin and its hormonal regulation. Physiological reviews. v. 84, p. 1155-1228, 2004.

Solano F, Briganti S, Picardo M, Ghanem G. Hypopigmenting agents: an updated review on biological, chemical and clinical aspects. Pigment Cell Research, v. 19, supl. 6, p. 550-571, 2006.

Spellberg B. The cutaneous citadel: a holistic view of skin and immunity. Life Sciences, v. 67, p. 477-502, 2000.

Spigariolo CB, Giacalone S, Nazzaro G. Dermatoses Púricos Pigmentados: Uma Revisão Narrativa Completa. J Clin Med. 25 de maio de 2021; 10(11):2283. doi: 10.3390/jcm10112283. PMID: 34070260; PMCID: PMC8197337.

Suh KS, Baek JW, Kim TK, Lee JW. The inhibitory effect of phytoclear- EL1 on melanogenesis. Annals of Dermatology, v. 2, n. 4, p. 369-375, 2009.

Sulaimon SS, Kitchell BE. The biology of melanocytes. Vet Dermatol. 2003;14: 57-65.

Sulaimon SS, Kitchell BE. The biology of melanocytes. Veterinary Dermatology, v. 14, p. 57-65, 2003.

Sulem P, Gudbjartsson DF, Stacey SN, Helgason A, Rafnar T, Magnusson KP, et al. Genetic determinants of hair, eye and skin pigmentation in Europeans. Nat Genet. 2007;39:1443-52.

Thompson JE. A prática farmacêutica na manipulação de medicamentos. 1.ed. Porto Alegre: Artmed, 2006.

TRADE TERMS. Disponível em: <http://www.amlinkint.com/English/resources/trade- term-exw.html>. Acesso em: 21/07/2009.

Turk B, Turk V. Lysosomes as "suicide bags" in cell death: myth or reality? The Journal of Biological Chemistry, v. 284, n.33, p. 21783-21787, 2009.

Üstündağ Okur N, Çağlar EŞ, Pekcan AN, Okur ME, Ayla Ş. Preparação, otimização e avaliação anti-inflamatória in vivo de formulações de microemulsão carregadas com hidroquinona para tratamento de melasma. J Res Pharm. 2019;23(4):662–670. doi: 10.12991/JRP.2019.174.

Van den Berg ME. Revisão das espécies brasileiras do gênero Rheedia L. (Guttiferae). Acta Amazônica, Manaus. v.9, n.1, p.43-74. 1979.

Verdia LG, Pizzolattia MG, Montanhera ABP, Brightentea IMC, Smania Jr A, Smania EFA, Simionatto EL, Monache FD. Antibacterial and brine shrimp lethality tests of biflavonoids and derivatives of Rheedia gardneriana. Fitoterapia, v. 75, p. 360-363, 2004.

Virador VM, Kobayashi N, Matsunaga J, Hearing VJ. A standardized protocol for assessing regulators of pigmentation. Analytical Biochesmistry, v. 270, p. 207-219, 1999.

Weiner H. Enzimas: classificação, cinética e controle. In: Devlin TM et al. Manual de bioquímica com correlações clínicas. São Paulo: Edgar Blucher, 2007, p. 374 – 391.

Wikipedia. Disponível em: http: www.pt.wikipedia.org/wiki/Garcinia_gardneriana. Acesso em: 04.11.2010.

Wolk K, Witte K, Sabat R. Interleukin-28 and Interleukin-29: Novel Regulators of Skin Biology. Journal of Interferon & Cytokine Research, v.30, no 8, p. 617-628, 2010.

Worfel PR. Análise da viabilidade e níveis de glutationa de células de melanoma murino tratadas com flavonóides e oxigênio singlete. 86 f. Dissertação (Mestrado em Ciências – Bioquímica) – Setor de Ciências Biológicas, Universidade Federal do Paraná. Curitiba, 2009.

Yang H, Figueroa M, To S, Baggett S, Jiang B, Basile MJ, Weinstein BI, Kennelly EJ. Benzophenones and biflavonoids from Garcinia livingstonei fruits. Journal of Agricultural and Food Chemistry, v.26, 2010.

Yokota T, Nishio H, Kubota Y, Mizoguchi MM. The inhibitory effect of glabridin from licorice extracts on melanogenesis and inflammation. Pigment Cell Research, v. 11, p. 355-361, 1998.

Zhang X, Hu X, Hou A, Wang, H. Inhibitory effect of 2,4,2',4'-tetrahydroxy-3- (3-methyl-2-butenyl)- chalcone on tyrosinase activity and melanin biosynthesis. Biological Pharmaceutical Bulletin. v.32, no1, p. 86-90, 2009.

Zuidhoff HW, Rijsbergen JM van. Whitening efficacy of frequently used whitening ingredients. Cosmetics & Toiletries, v. 116, no1, p. 53-59, 2001.

13

EFEITOS ADVERSOS E INTERCORRÊNCIAS NA GOLDINCISION®

Dr. Roberto Chacur
Dra. Manoela Fassina

Os poucos eventos adversos (EA) e intercorrências decorrem da inexperiência do profissional, utilização de técnica incorreta ou inerente até mesmo ao produto, levando em consideração suas diferentes formulações e concentrações.

Seguem as mais comuns:

- Hematoma
- Seroma
- Hemossiderose cutânea
- Descolamento muito superficial – relacionado a manchas crônicas (mais de 3 meses)
- Não temos nódulos em Goldincision®
- Não temos reação alérgica ao PMMA
- Eventual farmacodermia pelo uso do antibiótico e anti-inflamatórios
- Intoxicação vitamina D em alguns raros casos, mas quando volumetria significativa.

ASPIRAÇÃO DE SEROMA

O seroma ocorre principalmente quando descolamos uma área ou uma aderência maior, ou quando não atuamos tão seletivamente no septo fibroso. Ademais, esse quadro apresenta grande influência no modo como prosseguir no acompanhamento da paciente, com curativo bem compressivo por pelo menos 24 h e bermuda modeladora por sete dias. No entanto, o seroma acontece com certa frequência e diminui conforme a curva de aprendizado. Seu manejo deve ser feito o quanto antes e não se deve aguardar a revisão do procedimento, que deve ser realizada no mínimo com 40 dias de intervalo, objetivando o não encapsulamento do seroma e o menor índice de recidiva. Quanto antes aspirar o conteúdo, mais minimizada será a recidiva. Seja ele seroma ou hematoma, cada vez mais precocemente aplico algum corticoide de depósito na região, com a mesma agulha, no mesmo plano da cápsula do seroma.

Conforme pontuado anteriormente, mantemos nas clínicas um aparelho de ultrassom que pode ser muito útil em alguns casos. Na Figura 13.2, observa-se o controle por ultrassonografia da drenagem de 33 ml de hematoma.

No hematoma, realizamos o mesmo processo, mas sem necessidade de infiltração de corticoides, pois se resolve aspirando e com compressão local. No entanto, em alguns pacientes, o hematoma pode virar um

FIGURA 13.1 | Protocolo de tratamento de seroma/hematoma.
Fonte: acervo do autor.

- Intervenção cirúrgica? NOSSA EXPERIÊNCIA NÃO É BOA !!!
- Prevenção com compressão imediata e curativo compressivo; se possível, duas assistentes para comprimir de imediato.
- Bermuda compressiva por 7 dias.
- Evitar atividade física por 7 dias.

TRATAMENTO
- Aspiração local com agulha rosa mediante botão anestésico e manter compressão; se seroma, considerar corticoide injetável, Diprospan ½ ampola na loja do seroma (intracapsular), após aspiração por completo.
- Aguardar revisão para corrigir possível irregularidade; se paciente perceber abaulado, retornar o quanto antes (geralmente não tem recidiva).

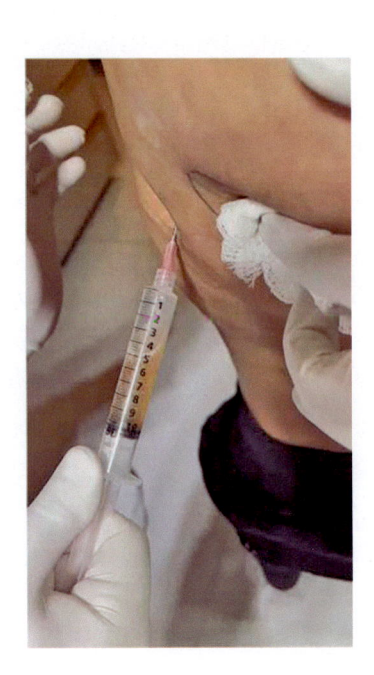

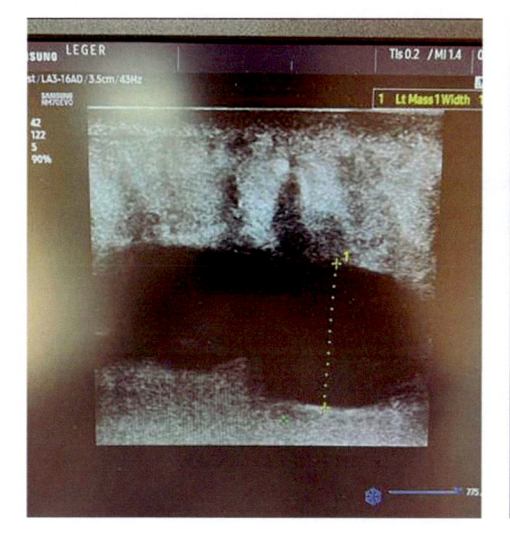

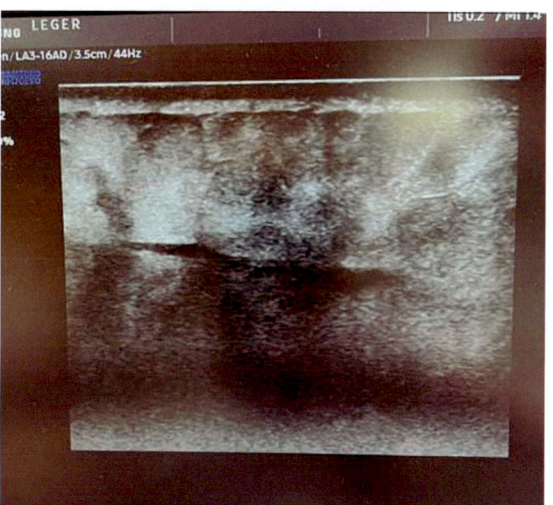

FIGURA 13.2 | Imagem ultrassonográfica de controle antes e depois da aspiração do hematoma.
Fonte: acervo do autor.

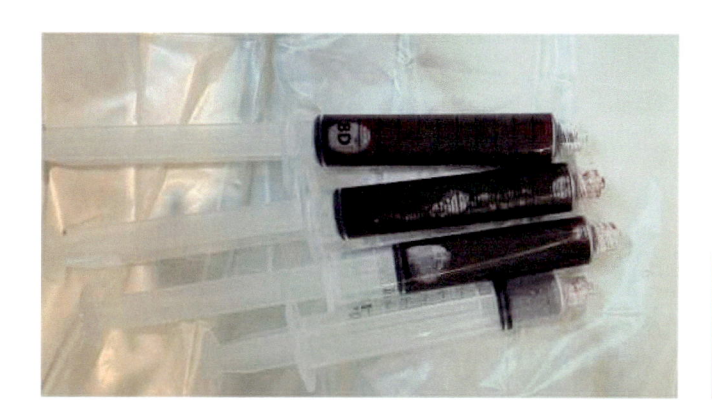

FIGURA 13.3 | Quantidade total aspirada após ultrassonografia.
Fonte: acervo do autor.

seroma, com aspiração não mais de conteúdo sanguinolento, mas seroso. Nesse caso, procede-se como no manejo do seroma.

Tanto em um quanto em outro, deve-se aguardar a resolução total, em no mínimo 45 dias, sem presença de líquido, para realizar um procedimento complementar na mesma região.

Já tivemos pacientes, principalmente pós-retirada de prótese de silicone, que evoluíram com aspiração semanal de seroma por muitos meses, assim como já manejamos pacientes com implantação de dreno Portovac e dreno Penrose, e os resultados não foram satisfatórios. Portanto, recomendamos aspiração semanal com infiltração de corticoide injetável, sempre respeitando uma dose adequada para não termos efeitos sistêmicos pelo seu uso em demasia.

A pressão local é a opção mais eficaz de prevenção. Uma bandagem compressiva é usada nas primeiras 24 horas em cada uma das áreas onde foi realizado o descolamento fibroso. Uma malha elástica de compressão deve estar prontamente disponível na clínica para uso imediato e deve ser usada por no mínimo sete dias. Quando o curativo é retirado em casa, 24 horas após o procedimento, deve-se usar uma pomada para tratar a equimose e continuar usando a vestimenta por uma semana.

Durante o procedimento, alguns vasos sanguíneos próximos aos septos podem ser seccionados, resultando na formação de equimoses transitórias, com risco de hematoma e seroma, os quais são evitados com compressão local durante as primeiras 24 horas.

O paciente deve usar a bermuda compressiva fornecida no dia do procedimento, suspender atividades físicas e fazer massagens locais por sete dias, utilizando os produtos cosméticos também fornecidos pelos profissionais que realizam o método.

NÓDULOS

Uma outra intercorrência inerente à técnica deficiente é a formação de nódulos e pápulas, que têm como causa o acúmulo de produto por erro de técnica, que inclui o depósito em *bolus* e a superficialização dele.

A aplicação com a microcânula deve ser realizada e mantida em movimentação durante a retoinjeção, pois reduz a chance da formação desses nódulos com qualquer um dos produtos, tanto com hidroxiapatita de cálcio com PMMA e com ácido polilático.

Entretanto, pode ser uma queixa no paciente cujo objetivo for ganho volumétrico, pois o produto é infiltrado em maior quantidade, com o dobro de concentração e eventualmente como produto líquido, principalmente na primeira semana. Com esforço do paciente, ele pode ser parcialmente expulso do intramuscular, concentrando-se em pequena quantidade no orifício de entrada da microcânula.

O tratamento dos nódulos deve seguir os seguintes passos. É importante deixar claro para o paciente que talvez seja necessária mais de uma sessão para a resolução completa.

1. Localizar e delimitar o nódulo a ser tratado.
2. Assepsia da região.

3. "Preencher" o nódulo com anestésico injetável até ele ficar bem mais palpável, e até mesmo visível, com auxílio de uma agulha 30 G x 13 mm.
4. Com o auxílio de uma agulha 40 G x 16 mm, acoplada a uma seringa de 10 ml, realizar uma pressão negativa enquanto fragmenta em vários pedaços o nódulo. Irá perceber que na seringa aparecerão os fragmentos, conforme for realizado o movimento de vai e vem.
5. Após o término dessa etapa, aplicar uma pequena dose – 0,2 ml de triocinolona profundamente.
6. Orientar o paciente a retornar após 30 dias para nova avaliação.

PRODUTOS EM GÉIS

Quando se trata de paciente com procedimentos prévios em bumbum, sugerimos a realização de uma ressonância magnética laudada por um profissional qualificado, objetivando a verificação da existência de géis ou de outros produtos.

Vale lembrar que pacientes que usaram previamente géis como silicone líquido, hidrogéis (Aqualift) e até ácido hialurônico não devem submeter-se à técnica Goldincision®, pois sempre teremos uma equimose, que, misturada nos géis, pode promover alterações de longa duração. Ademais, alguns géis podem infeccionar e inflamar com muita facilidade.

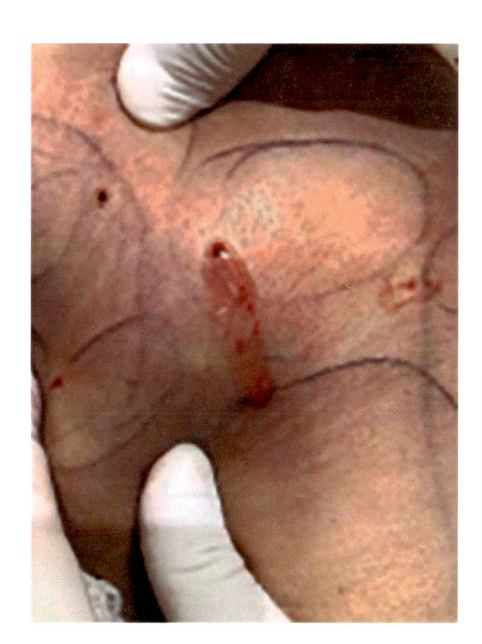

FIGURA 13.4 | Saída de silicone líquido em paciente que apresentava preenchimento prévio. Paciente procurou o tratamento da Goldincision® e apresentou a saída de silicone líquido.
Fonte: acervo do autor.

A paciente da Figura 13.4 tinha passado por um exame ultrassonográfico realizado por uma médica radiologista experiente em implantes líquidos, a qual me certificou que seria PMMA. Fora do Brasil utilizam muitos produtos clandestinos, mas dificilmente PMMA. Ao início da Goldincision®, veja como escorria silicone líquido. Resumo: passei a confiar mais em minha experiência e em meus instintos.

O Aqualift (Figura 13.7) aplicado há oito anos (durabilidade prevista em bula e pela ANVISA de 5 anos). Verificamos que esse tipo de produto teve comportamento mais fluido, deslocando-se com frequência para planos mais superficiais, com alteração de relevo. Muitas dessas pacientes tiveram complicações (infeccionaram) quando resolveram retirar o produto e quando se submeteram a algum procedimento (mexeram no que estava quieto). Por isso, recomendo não mexer em pacientes com produtos géis em glúteo.

FIGURA 13.5 | Paciente que fez uso de hidrogel previamente – drenagem manual para a retirada.
Fonte: acervo do autor.

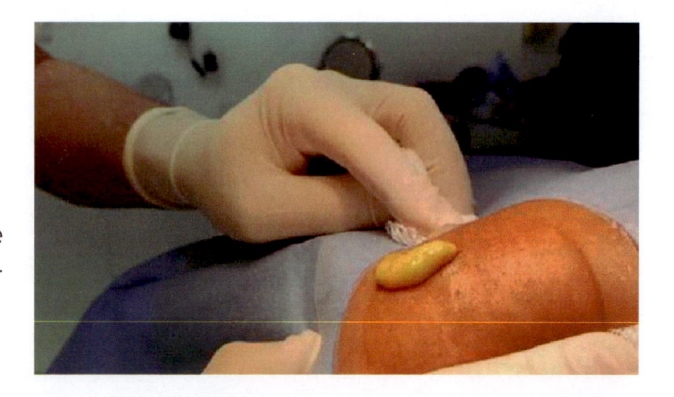

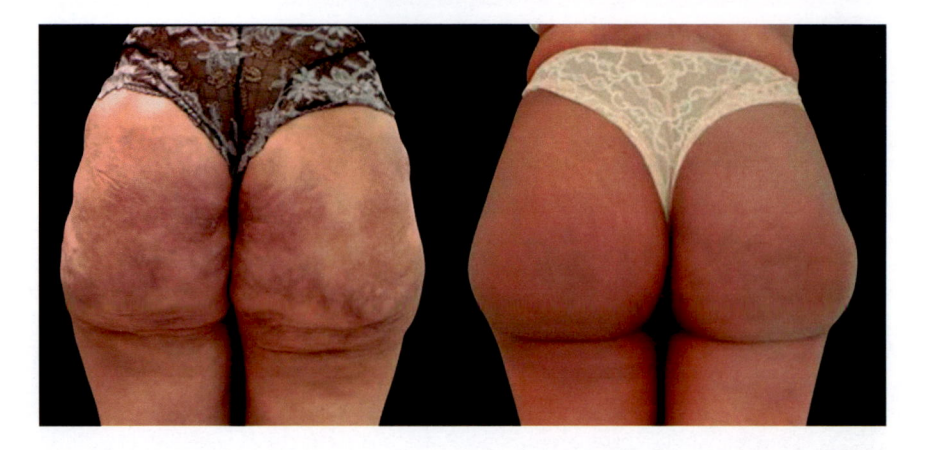

FIGURA 13.6 | Duas diferentes pacientes com géis (silicone líquido) infiltrados, uma com importante reação tecidual e outra demonstrando nitidamente a migração do produto, que, muitas vezes, superficializa, promovendo alterações de relevo.
Fonte: acervo do autor.

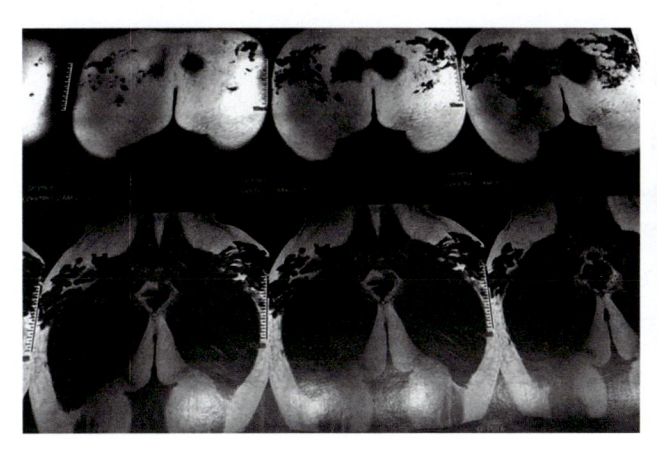

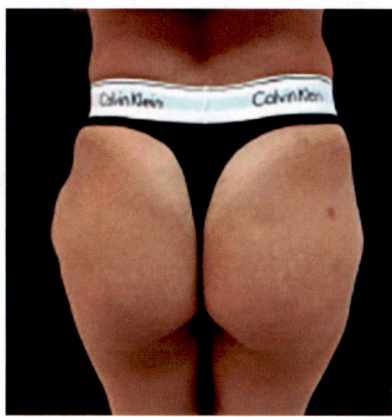

FIGURA 13.7 | Produto Aqualift aplicado há oito anos (durabilidade prevista em bula e pela ANVISA é de 5 anos).
Fonte: acervo do autor.

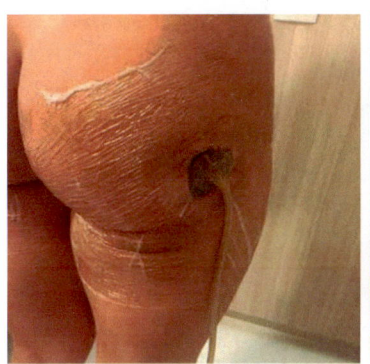

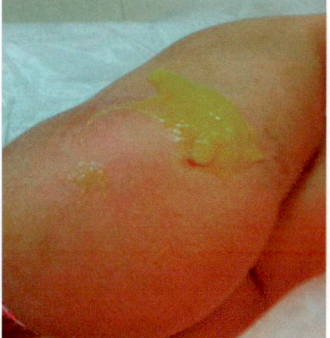

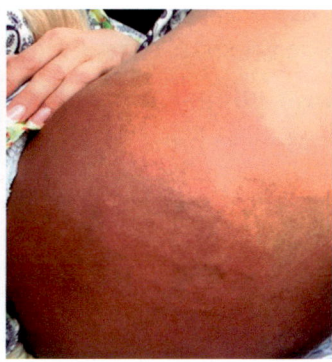

FIGURA 13.8 | Paciente da esquerda e centro com retirada de Aqualift e paciente da direita com reação inflamatória crônica em demasia, com alteração cutânea, por produto clandestino. Muitos evoluem para a retirada cirúrgica do produto.
Fonte: acervo do autor.

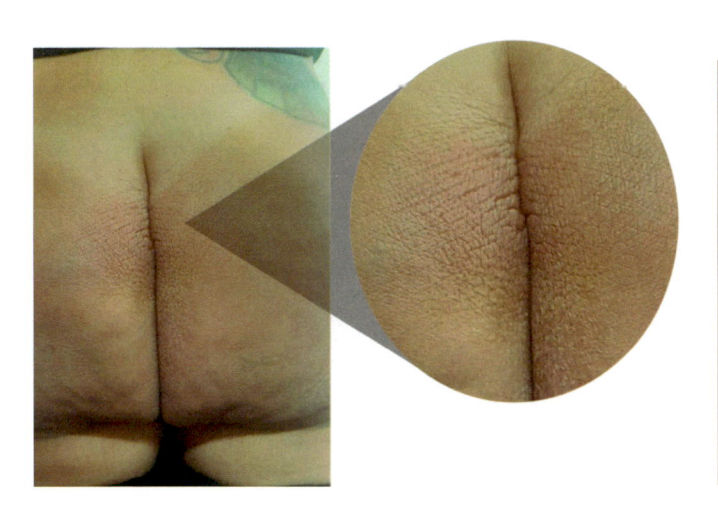

FIGURA 13.9 | "Sinal de Teixeira". Pacientes submetida a infiltração de silicone líquido apresentam com frequência estas "arestas – quinas que se formam em consequência da superficialização do produto associado ao linfedema". Sinal descrito pelo Prof de Cirurgia Plástica da Unirio Dr. Eduardo Costa Teixeira, referência no manejo de pacientes com infiltração de produtos clandestinos.
Fonte: cortesia Prof. Eduardo Costa Teixeira.

CASO EXTRA
Isquemia tecidual

Muito comum nos treinamentos os médicos tenderem a descolar muito superficialmente no local das celulites. **Enfazatizamos que o descolamento deve ser realizado o mais profundo e mais seletivo possível.** Devemos identificar e descolar apenas o septo causador da depressão e não a área como um todo.

Em muitos casos, a identificação da área como isquemia não é identificada precocemente pelo profissional, que inadvertidamente recomenda o uso de compressas frias ou gelo, pela presença da equimose. Essa conduta atua de forma negativa na evolução da doença, que deve ser manejada com calor local, câmara hiperbárica, antibiótico enquanto progressão para evitar uma infecção secundária, corticoide para diminuir edema, antiagregante plaquetário, cremes cicatrizantes e vasodilatadores, sendo discutível vasodilatador sistêmico.

Abaixo um exemplo de complicação isquêmica tecidual pós-tentativa de *subcision* convencional realizada por colega médico, que não realizou o treinamento da Goldincision®, o qual autorizou a publicação.

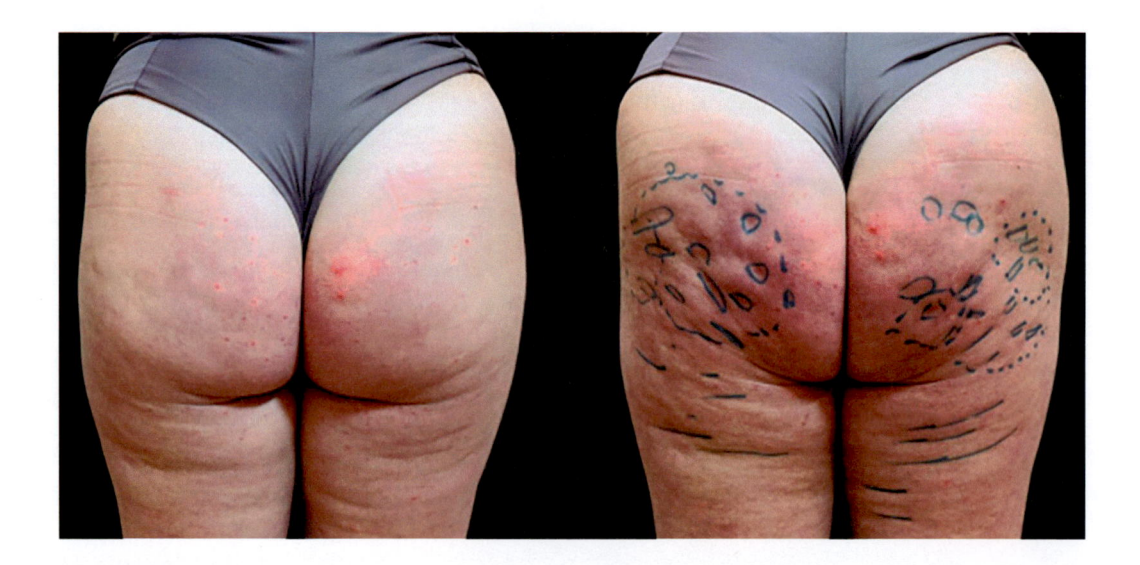

FIGURA 13.10 | Paciente de 45 anos, professora, sem comorbidades, que nega procedimento prévio. Percebe-se irregularidade leve no estado relaxado e uma marcação não apenas pontual, mas na região como um todo.
Fonte: acervo do autor.

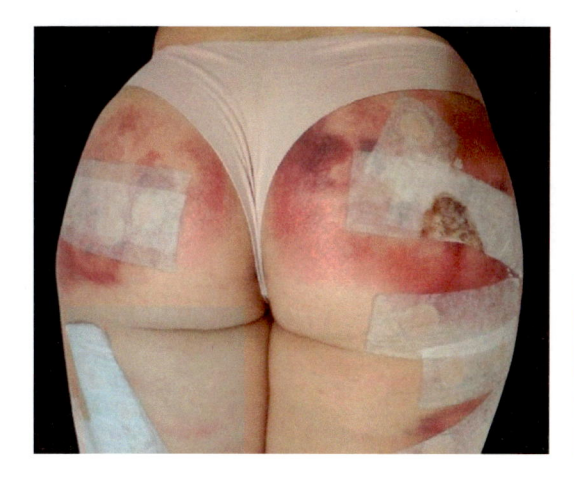

FIGURA 13.11 | 10 PO, foto encaminhada pela paciente por presença de alguma secreção leve em um dos orifícios.
Fonte: acervo do autor.

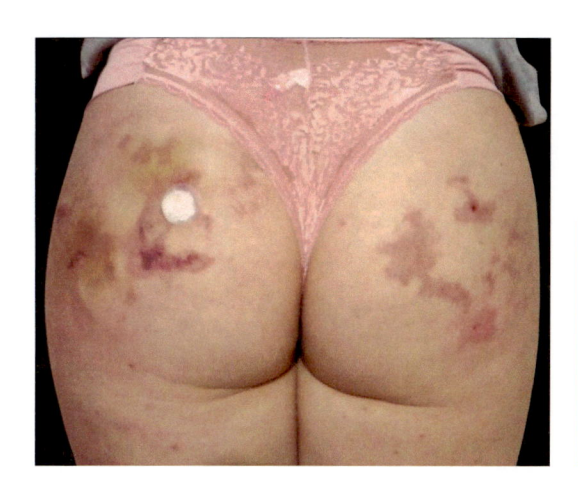

FIGURA 13.12 | 12 PO encaminhado pela paciente por retirada do micropore sem sinal flogístico significativo, com leve secreção em local do curativo, com delimitação de área com lesão eritemato-cianótica pós-*subcision* de região ampla e muito superficial.
Fonte: acervo do autor.

FIGURA 13.13 | Acima 12 e 15 dias pós-procedimento com áreas de necrose, sendo delimitada por sofrimento isquêmico. Evidente epidermólise pós-*subcision* convencional consequente de um descolamento de uma área descontínua muito ampla e de forma superficial, onde a lesão vascular ocasionou a falta de suprimento sanguíneo e consequente necrose.
Fonte: acervo do autor.

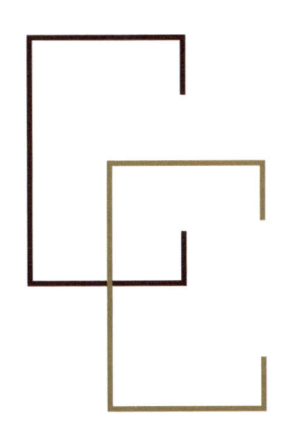

ÍNDICE ALFABÉTICO

Adiponectina e sua influência na celulite, 185
Adiponectina, função e estrutura da, 185
Anatomia da celulite, 116
Anatomia da região dos glúteos, 55-70
Anatomia vascular dos glúteos, 65

Celulite e a teoria anatômica, 19
Celulite e a teoria inflamatória, 23
Celulite e a teoria microcirculatória, 22
Celulite, a influência da adiponectina na, 185
Celulite, anatomia da, 116
Celulite, causas da, 193
Celulite, definição, história e nomenclatura, 13-26
Celulite, fatores predisponentes, 15-19
    Estilo de vida, 16
    Gordura corporal e flacidez da pele, 18
    Hormônios, 16
    Sexo feminino, 15
    Tecido adiposo, 19
Celulite, formação da, 192
Celulite, influência dos hormônios na, 175-190
Celulite, novas descobertas, 24
"Celulite", origem e uso do termo, 192
Celulite, questionário *on-line* para classificação de, 27-33
Celulite, tratamentos injetáveis. Ver Tratamentos injetáveis para celulite.
Celulite, tratamentos não invasivos. Ver Tratamentos não invasivos para celulite.
Classificação da celulite, questionário *on-line* para, 27-33
Colágeno, 117
Colágeno, estímulo por calor, 118

Defesa contra materiais estranhos injetados, mecanismos de, 166

Efeitos bioestimuladores de injeções de microesferas em estruturas de pele sobrejacentes, 153-173
Elasticidade da pele e "celulite", perda de, 167
Estruturas de pele sobrejacentes, efeitos bioestimuladores de injeções de microesferas em, 153-173

Glúteos, anatomia da região dos, 55-70
Glúteos, anatomia vascular dos, 65
Glúteos, inervação, musculatura e vascularização da região dos, 58
Glúteos, modelamento de, 71-99
Glúteos, musculatura, vascularização e inervação da região dos, 58
Glúteos, preenchimento com PMMA, 77
Glúteos, vascularização, inervação e musculatura da região dos, 58
Goldincision® com resultados comentados, 233-252
Goldincision®, efeitos adversos e intercorrências na, 291-299
    Antes e depois do método Goldincision®, com resultados comentados, 233-252
    Aspiração de seroma, 292
    Caso extra: isquemia tecidual, 298
    Nódulos, 294
    Produtos em géis, 295
Goldincision®, manchas pós-. Ver Manchas pós-Goldincision®.
Goldincision®, método, 195-253
    Anestesia local, 195
    Antes e depois do método Goldincision®, com resultados comentados, 233-252
    Aspectos gerais sobre os preenchedores, 205
    Bioestimulação: lipoestimulação, 197

    Como surgiu o Goldincision®, 213
    Produtos bioestimuladores, 198
    Protocolo Goldincision®, 215
    Subcision™, 211
Goldincision®: uma abordagem multifatorial no tratamento da celulite, 191-253

Hormônios na celulite, influência dos, 175-190

Inervação da nádega, 69
Influência dos hormônios na celulite, 175-190
Injeções de microesferas em estruturas de pele sobrejacentes, efeitos bioestimuladores de, 153-173

Laser-tipo: tecnologia invasiva, 115-128
Lipedema, achados clínicos do, 38
Lipedema, características gerais do, 36
Lipedema, descrição, diagnóstico e tratamento do, 35-53
Lipedema, diagnóstico do, 43
Lipedema, estágios do, 40
Lipedema, etiologia e patogênese do, 41
Lipedema, impactos psicológicos do, 39
Lipedema, tratamento do, 47

Manchas pós-Goldincision®, 255-289
    Agentes clareadores, 265
    Distúrbios de pigmentação (discromias), 260
    Fatores de alerta, 264
    Lactoferrina lipossomada, 281
    Melanina, 259
    Melanócitos, 257
    Peelings, 272
    Pele, 255
    Pigmentação da pele, 257
    Prevenção, 282
    Tecnologias, 273
    Tratamento oral, 275
    Tratamentos alternativos, 277
    Tratamentos promissores, 280
    Tratamentos, 265
Materiais estranhos injetados, mecanismos de defesa contra, 166
Mecanismos de defesa contra materiais estranhos injetados, 166
Modelamento de glúteos, 71-99
Morpheus 8: Radiofrequência microagulhada, 121

Nádega, inervação da, 69

Perda de elasticidade da pele e "celulite", 167

Preenchimentos dérmicos particulados, 156-170
    Ellansé®, 160
    PMMA – Microesferas, 163
    Radiesse®, 158
    Sculptra®, 156

Quadril, visão lateral do, 68
Questionário *on-line* para classificação da celulite, 27-33

Radiofrequência microagulhada: Morpheus 8, 121
Região dos glúteos, anatomia da, 55-70
Região dos glúteos, musculatura, vascularização e inervação da, 58
Renuvion, 126

Seroma, aspiração de, 292
Subcutâneo, tratamento das irregularidades do, 70

Tecnologia invasiva: *laser*-tipo, 115-128
Teoria anatômica e celulite, 19
Teoria inflamatória e celulite, 23
Teoria microcirculatória e celulite, 22
Tratamentos cirúrgicos para celulite, 148-150
    Goldincision®, 150
    Laser-lipólise ou lipoaspiração a *laser*, 148
    Lipoaspiração superficial com lipoenxertia autóloga, 149
    Subcision®, 150
Tratamentos injetáveis para celulite, 101-113
    Ácido deoxicólico, 103
    Alcachofra, 109
    Benzopirona, 107
    Cafeína, 104
    Colagenase *Clostridium histolyticum*-AAES, 110
    Crisina, 108
    Fosfatidilcolina, 102
    Ginkgo biloba, 109
    Hialuronidase e colagenase, 110
    Iombina, 106
    L-arginina, 104
    L-carnitina, 103
    Pentoxifilina, 108
    Procaína, 111
    Siloxanetriol alginato de cafeína, 105
    Tiratricol, 106
    Tripeptídeo-41, 107
    Trissilinol – silício orgânico, 105
    Vitaminas, 110
Tratamentos minimamente invasivos para celulite, 145-148

Bioestimuladores de colágeno injetáveis, 147
Carboxiterapia, 145
Mesoterapia ou intradermoterapia, 146
Tratamentos não invasivos para celulite, 130-145
    Aparelhos e tecnologias, 138
    CoolSculpting®, 142
    Corrente-russa, 140
    Criofrequência, 140
    Drenagem linfática, 138
    Freeze®, 144
    LED infravermelho, 139
    Luz intensa pulsada, 138
    Manthus®, 143
    Microcorrentes, 140
    Radiofrequencia, 143
    Terapia por ondas acústicas, 139
    Tratamentos orais, 130
    Tratamentos tópicos, 130
    Ultrassom, 141
    VelaShape III®, 140